实用临床护理技术规范与操作

宋广超 甘 琳 赵 旭◎主编

中国纺织出版社有限公司

图书在版编目（CIP）数据

实用临床护理技术规范与操作 / 宋广超，甘琳，赵旭主编. -- 北京：中国纺织出版社有限公司，2024.11 -- ISBN 978-7-5229-2230-0

Ⅰ. R472-65

中国国家版本馆CIP数据核字第2024CW0965号

责任编辑：樊雅莉　　责任校对：王蕙莹　　责任印制：王艳丽

中国纺织出版社有限公司出版发行

地址：北京市朝阳区百子湾东里A407号楼　邮政编码：100124

销售电话：010—67004422　传真：010—87155801

http://www.c-textilep.com

中国纺织出版社天猫旗舰店

官方微博 http://weibo.com/2119887771

三河市宏盛印务有限公司印刷　各地新华书店经销

2024年11月第1版第1次印刷

开本：787×1092　1/16　印张：14.5

字数：337千字　定价：88.00元

包　莹	哈尔滨医科大学附属第一医院
姜　程	哈尔滨医科大学附属第一医院
王欣娜	哈尔滨医科大学附属第一医院
陈小玉	哈尔滨医科大学附属第一医院
刘晓庆	哈尔滨医科大学附属第一医院
王　伟	哈尔滨医科大学附属第一医院
李　涛	哈尔滨医科大学附属第一医院
葛　鑫	哈尔滨医科大学附属第一医院
魏显华	哈尔滨医科大学附属第一医院
刘　通	哈尔滨医科大学附属第一医院
汤然钧	哈尔滨医科大学附属第一医院
王　睿	哈尔滨医科大学附属第一医院
王　妍	哈尔滨医科大学附属第一医院
张　洋	哈尔滨医科大学附属第一医院
张晓宁	哈尔滨医科大学附属第二医院
郝谦依	哈尔滨医科大学附属第一医院
董　卓	哈尔滨医科大学附属第一医院
何会超	哈尔滨医科大学附属第一医院
杜　妍	哈尔滨医科大学附属第一医院
王　晗	哈尔滨医科大学附属第一医院
张　丹	哈尔滨医科大学附属肿瘤医院
张聪慧	哈尔滨医科大学附属第二医院
王冠南	哈尔滨医科大学附属第一医院
刘　欣	哈尔滨医科大学附属第一医院

前　言

　　护理学是研究维护和恢复人类健康的护理理论、知识、技能及其发展规律的综合性应用科学。随着医学科技的进步与发展以及生活水平的提高，人民对医护服务的要求在不断提升，对护理学科的发展而言，正是机遇与挑战并存的时刻。护理学的相关理论基础以及更多人性化的护理方法及护理技术层出不穷，目的是更好地服务患者。本书编委会鉴于护理学近年来的进展，为了更好地提高临床医护人员的护理水平，特编写此书，为广大临床医护人员提供参考。

　　本书从临床护理实践入手，分为内科篇与外科篇。内科篇对神经内科、呼吸内科、消化内科和血液内科常见病及多发病的护理技术分别进行详细介绍；外科篇对普外科、胸外科、心外科和泌尿外科常见病及多发病的护理技术进行系统论述。书中不仅病种涵盖较为全面，还包括当下最新的护理理论和技术，实用性强，可供临床护理工作者阅读。希望通过我们的努力，让更多临床护理人员受益，共同促进医疗护理事业的发展。

　　由于各位编者的学识和经验有限，书中难免存在疏漏或欠妥之处，敬请广大护理人员提出宝贵意见和建议。

编　者

2024 年 9 月

目　录

内科篇

外科篇

内科篇

第一章　神经内科护理

第一节　缺血性脑卒中

缺血性脑卒中又称脑梗死,是指由于脑供血障碍引起脑缺血、缺氧,使局部脑组织发生不可逆性损害,导致脑组织缺血、缺氧性坏死。临床常按发病机制,将脑梗死分为脑血栓形成、脑栓塞、脑分水岭梗死、脑腔隙性梗死等。下面重点介绍脑血栓形成和脑栓塞。

一、脑血栓形成

脑血栓形成是脑梗死中最常见的类型,是指由于脑动脉粥样硬化等原因导致动脉管腔狭窄、闭塞或血栓形成,引起急性脑血流中断,脑组织缺血、缺氧、软化、坏死,又称动脉粥样硬化血栓形成性脑梗死。

(一)病因和发病机制

最常见的病因是动脉粥样硬化,其次为高血压、糖尿病、高脂血症等。血黏度增高、血液高凝状态也可以是脑血栓形成的原因。

神经细胞在完全缺血、缺氧后十几秒即出现电位变化,随后大脑皮质、小脑、延髓的生物电活动也相继消失。脑动脉血流中断持续 5 分钟,神经细胞就会发生不可逆性损害,出现脑梗死。急性脑梗死病灶由缺血中心区及其周围的缺血半暗带组成。其中,缺血中心区由于严重缺血、细胞能量衰竭而发生不可逆性损害;缺血半暗带由于局部脑组织还存在大动脉残留血液和(或)侧支循环,缺血程度较轻,仅功能缺损,具有可逆性,故在治疗和神经功能恢复上具有重要作用。

(二)临床表现

好发于中老年人。多数患者有脑血管病的危险因素,如冠心病、高血压、糖尿病、血脂异常等。部分患者有前驱症状,如肢体麻木、头痛、眩晕、短暂性脑缺血(TIA)反复发作等。多在安静状态下或睡眠中起病,如晨起时发现半身不遂。症状和体征多在数小时至1~2天达高峰。患者一般意识清楚,但当发生基底动脉血栓或大面积脑梗死时,病情严重,可出现意识障碍,甚至有脑疝形成,最终导致死亡。

临床症状复杂多样,取决于病变部位、血栓形成速度及大小、侧支循环状况等,可表现为运动障碍、感觉障碍、语言障碍、视觉障碍等。

1.颈内动脉系统受累

可出现三偏征(对侧偏瘫、偏身感觉障碍、同向性偏盲),优势半球受累可有失语,非优势半球病变可有体像障碍;还可出现中枢性面舌瘫、尿潴留或尿失禁。

2.椎—基底动脉系统受累

常出现眩晕、眼球震颤、复视、交叉性瘫痪、构音障碍、吞咽困难、共济失调等,还可出现延髓背外侧综合征、闭锁综合征等各种临床综合征。如基底动脉主干严重闭塞导致脑桥广泛梗死，可表现为四肢瘫、双侧瞳孔缩小、意识障碍、高热，常迅速死亡。

(三)辅助检查

(1)头颅 CT 扫描：发病 24 小时内图像多无改变，24 小时后梗死区出现低密度灶。对超早期缺血性病变，脑干、小脑梗死及小灶梗死显示不佳。

(2)头颅 MRI 扫描：发病数小时后，即可显示 T_1 低信号、T_2 长信号的病变区域。与 CT 相比，还可以发现脑干、小脑梗死及小灶梗死。功能性 MRI[弥散加权成像(DWI)及灌注加权成像(PWI)]可更早发现梗死灶，为超早期溶栓治疗提供了科学依据。目前认为弥散—灌注不匹配区域为半暗带。

(3)DSA、磁共振血管成像(MRA)、CT 血管成像(CTA)、血管彩超及经颅多普勒超声等检查：有助于发现血管狭窄、闭塞、痉挛的情况。

(4)血液化验、心电图及经食管超声心动图等常规检查：有助于发现病因和危险因素。

(5)脑脊液检查：一般正常。大面积脑梗死时，脑脊液压力可升高，细胞数和蛋白可增加；出血性梗死时可见红细胞。目前由于头颅 CT 扫描等手段的广泛应用，脑脊液已不再作为脑卒中的常规检查。

(四)诊断

中老年患者，有动脉粥样硬化等危险因素，病前可有反复的 TIA 发作；安静状态下起病，出现局灶性神经功能缺损，数小时至 1～2 天内达高峰；头颅 CT 在 24～48 小时内出现低密度灶；一般意识清楚，脑脊液正常。

(五)治疗

1.急性期治疗

重视超早期(发病 6 小时以内)和急性期的处理，溶解血栓和脑保护治疗最为关键。但出血性脑梗死时，禁忌溶栓、抗凝、抗血小板治疗。

(1)一般治疗。①早期卧床休息，保证营养供给，保持呼吸道通畅，维持水、电解质平衡，防治肺炎、尿路感染、压疮、深静脉血栓、上消化道出血等并发症。②调控血压：急性期患者会出现不同程度的血压升高，处理取决于血压升高的程度和患者的整体状况。但血压过低对脑梗死不利，会加重脑缺血。因此，当收缩压低于 24 kPa(180 mmHg)或舒张压低于 14.67 kPa(110 mmHg)时，不需降压治疗。以下情况应当平稳降压：收缩压大于 29.33 kPa(220 mmHg)或舒张压大于 16 kPa(120 mmHg)，梗死后出血，合并心肌缺血、心衰、肾衰和高血压脑病等。

(2)超早期溶栓治疗：目的是通过溶栓使闭塞的动脉恢复血液供应，挽救缺血半暗带的脑组织，防止发生不可逆性损伤。治疗的时机是影响疗效的关键，多在发病 6 小时内进行，并应严格掌握禁忌证：①有明显出血倾向者；②近期有脑出血、心肌梗死、大型手术病史者；③血压高于 24/14.67 kPa(180/110 mmHg)；④有严重的心、肝、肾功能障碍者。溶栓的并发症可能有梗死后出血、身体其他部位出血、溶栓后再灌注损伤、脑组织水肿、溶栓后再闭塞。美国 FDA 及欧洲国家均已批准缺血性脑卒中发病 3 小时内应用重组组织型纤溶酶原激活剂(rt-PA)静脉溶栓治疗，不仅显著减少患者死亡及严重残疾的危险性，而且大大改善了生存者的生活质量。我国采用尿激酶(UK)对发病6小时内、脑CT扫描无明显低密度改变且意识清楚的急性脑卒中患者进行静脉溶栓治疗是比较安全、有效的。现有资料不支持临床采用链激酶溶栓治疗。动脉溶栓较静脉溶栓治疗有较高的血管再通率,但其优点被耽误的时间所抵消。

(3)抗血小板、抗凝治疗:阻止血栓的进展,防止脑卒中复发,改善患者预后。主要应用阿司匹林50~150 mg/d或氯吡格雷(波立维)75 mg/d。

(4)降纤治疗:降解血中纤维蛋白原,增强纤溶系统活性,抑制血栓形成。主要药物有巴曲酶、降纤酶、安克洛酶和蚓激酶。

(5)抗凝治疗:急性期抗凝治疗虽已广泛应用多年,但一直存在争议。常用普通肝素及低分子肝素等。

(6)使用脑保护剂如胞二磷胆碱、钙通道阻滞剂、自由基清除剂、亚低温治疗等。

(7)脱水、降颅压:大面积脑梗死时,脑水肿严重,颅内压会明显升高,应进行脱水降颅压治疗。常用药物有甘露醇、呋塞米、甘油果糖等。

(8)中医中药治疗:可以降低血小板聚集、抗凝、改善脑血流、降低血黏度、保护神经。常用药物有丹参、三七、川芎、葛根素及银杏叶制剂等,还可以使用针灸治疗。

(9)介入治疗:包括颅内外血管经皮腔内血管成形术及血管内支架置入术等。

2.恢复期治疗及预防措施

(1)康复治疗:患者意识清楚、生命体征平稳、病情不再进展48小时后,即可进行系统康复治疗,包括运动、语言、认知、心理、职业与社会康复等。

(2)二级预防:积极寻找并去除脑血管病的危险因素,适当应用抗血小板聚集药物,降低脑卒中复发的危险性。

(六)护理评估

1.病史

(1)病因和危险因素:了解患者有无颈动脉狭窄、高血压、糖尿病、高脂血症、TIA病史,有无脑血管疾病的家族史,有无长期高盐、高脂饮食和烟酒嗜好,是否进行体育锻炼等。详细询问TIA发作的频率与表现形式,是否进行正规、系统的治疗。是否遵医嘱正确服用降压、降糖、降脂、抗凝及抗血小板聚集药物,治疗效果及目前用药情况等。

(2)起病情况和临床表现:了解患者发病的时间、急缓及发病时所处状态,有无头晕、肢体麻木等前驱症状。是否存在肢体瘫痪、失语、感觉和吞咽障碍等局灶定位症状和体征,有无剧烈头痛、喷射性呕吐、意识障碍等全脑症状和体征及其严重程度。

(3)心理—社会状况:观察患者是否存在因疾病所致焦虑等心理问题;了解患者和家属对疾病发生的相关因素、治疗和护理方法、预后、如何预防复发等知识的认知程度;患者家庭条件与经济状况及家属对患者的关心和支持度。

2.身体评估

(1)生命体征:监测血压、脉搏、呼吸、体温。大脑半球大面积脑梗死患者因脑水肿导致高颅压,可出现血压和体温升高、脉搏和呼吸减慢等生命体征异常。

(2)意识状态:有无意识障碍及其类型和严重程度。脑血栓形成患者多无意识障碍,如发病时或病后很快出现意识障碍,应考虑椎—基底动脉系统梗死或大脑半球大面积梗死。

(3)头颈部检查：双侧瞳孔大小、是否等大及对光反射是否正常；视野有无缺损；有无眼球震颤、运动受限及眼睑闭合障碍；有无面部表情异常、口角歪斜和鼻唇沟变浅；有无听力下降或耳鸣；有无饮水呛咳、吞咽困难或咀嚼无力；有无失语及其类型；颈动脉搏动强度，有无杂音。优势半球病变时常出现不同程度的失语，大脑后动脉血栓形成可致对侧同向偏盲，椎—基底动脉系统血栓形成可致眩晕、眼球震颤、复视、眼肌麻痹、发音不清、吞咽困难等。

（4）四肢脊柱检查：有无肢体运动和感觉障碍；有无步态不稳或不自主运动。检查四肢肌力、肌张力，注意有无肌萎缩或关节活动受限；皮肤有无水肿、多汗、脱屑或破损；括约肌功能有无障碍。大脑前动脉血栓形成可引起对侧下肢瘫痪，颈动脉系统血栓形成主要表现为病变对侧肢体瘫痪或感觉障碍。如为大脑中动脉血栓形成，瘫痪和感觉障碍限于面部和上肢；后循环血栓形成可表现为小脑功能障碍。

3.实验室及其他检查

（1）血液检查：血糖、血脂、血液流变学和凝血功能检查是否正常。

（2）影像学检查：头部 CT 和 MRI 扫描有无异常及其出现时间和表现形式；DSA 和 MRA 是否显示有血管狭窄、闭塞、动脉瘤和动静脉畸形等。

（3）经颅多普勒超声（TCD）检查：有无血管狭窄、闭塞、痉挛或侧支循环建立情况。

（七）常用护理诊断合作性问题

（1）躯体活动障碍：与运动中枢损害致肢体瘫痪有关。

（2）语言沟通障碍：与语言中枢损害有关。

（3）吞咽障碍与意识障碍：或与延髓麻痹有关。

（八）护理目标

（1）患者能掌握肢体功能锻炼的方法并主动配合进行肢体功能的康复训练，躯体活动能力逐步增强。

（2）能采取有效的沟通方式表达自己的需求，能掌握语言功能训练的方法并主动配合康复活动，语言表达能力逐步增强。

（3）能掌握恰当的进食方法，并主动配合进行吞咽功能训练，营养需要得到满足，吞咽功能逐渐恢复。

（九）护理措施

1.加强基础护理

保持环境安静、舒适。加强巡视，及时满足日常生活需求。指导和协助患者洗漱、进食、如厕或使用便器、更衣及沐浴等，更衣时注意先穿患侧、先脱健侧。做好皮肤护理，帮助患者每2小时翻身一次，瘫痪一侧受压时间间隔应更短，保持床单位整洁，防止压疮和泌尿系感染。做好口腔护理，防止肺部感染。

2.饮食护理

根据患者具体情况，给予低盐、低脂、糖尿病饮食。吞咽困难、饮水呛咳者，进食前应注意休息。稀薄液体容易导致误吸，故可给予软食、糊状的黏稠食物，放在舌根处喂食。为预防食管反流，进食后应保持坐立位半小时以上。有营养障碍者，必要时可给予鼻饲。

3.用药护理

使用溶栓、抗凝药物时应严格注意药物剂量,监测凝血功能,注意有无出血倾向等不良反应;口服阿司匹林患者应注意有无黑便情况;应用甘露醇时警惕肾脏损害;使用血管扩张药尤其是尼莫地平时,监测血压变化。同时,应积极治疗原发病,如冠心病、高血压、糖尿病等,尤其要重视对 TIA 的处理。

4.康复护理

康复应与治疗并进,目标是减轻脑卒中引起的功能缺损,提高患者的生活质量。在急性期,康复主要是抑制异常的原始反射活动,重建正常运动模式,然后才是加强肌肉力量的训练。

(1)指导体位正确摆放:上肢应注意肩外展、肘伸直、腕背伸、手指伸展;下肢应注意用沙袋抵住大腿外侧以免髋外展、外旋、膝关节稍屈曲,足背屈与小腿成直角。可交替采用患侧卧位、健侧卧位、仰卧位。

(2)保持关节处于功能位置,加强关节被动和主动活动,防止关节挛缩变形而影响正常功能。注意先活动大关节,后活动小关节,在无疼痛状况下,应进行关节最大活动范围的运动。

(3)指导患者床上翻身、移动、桥式运动的技巧,训练患者的平衡和协调能力,及进行自理活动和患肢锻炼的方法,并教会家属如何配合协助患者。

(4)康复过程中要注意因人而异、循序渐进的原则,逐渐增加肢体活动量,并预防废用综合征和误用综合征。

5.安全护理

为患者提供安全的环境,床边要有护栏;走廊、厕所要装扶手;地面要保持平整干燥,防湿、防滑,去除门槛或其他障碍物。呼叫器应放于床头患者随手可及处;穿着防滑的软橡胶底鞋;护理人员行走时不要在其身旁擦过或在其面前穿过,同时避免突然呼唤患者,以免分散其注意力;行走不稳或步态不稳患者,可选用三角手杖等合适的辅助工具,并保证有人陪伴,防止受伤。夜间起床时要注意三个半分钟,即"平躺半分钟、床上静坐半分钟、双腿下垂床沿静坐半分钟",再下床活动。

6.心理护理

脑血栓形成的患者,因偏瘫致生活不能自理、病情恢复较慢、后遗症较多等问题,常易产生自卑、消极、急躁等心理。护理人员应主动关心和了解患者的感受,鼓励患者做力所能及的事情,并组织病友之间进行交流,使之积极配合治疗和康复。

(十)护理评价

(1)患者掌握肢体功能锻炼的方法,并在医护人员和家属协助下主动活动,肌力增强,生活自理能力提高,无压疮和坠积性肺炎等并发症。

(2)能通过非语言沟通表达自己的需求,主动进行语言康复训练,语言表达能力增强。

(3)掌握正确的进食或鼻饲方法,吞咽功能逐渐恢复,未发生营养不良、误吸、窒息等并发症。

(十一)健康教育

1.疾病预防指导

对有发病危险因素或病史者,指导进食高蛋白、高维生素、低盐、低脂、低热量的清淡饮食,多食新鲜蔬菜、水果、谷类和豆类,保持能量供需平衡,戒烟、限酒;遵医嘱服用控制血压、血糖、血脂和抗血小板聚集的药物;告知改变不良生活方式,坚持每天进行 30 分钟以上的慢跑、散步等运动,合理休息和娱乐;对有 TIA 发作史的患者,指导在改变体位时应缓慢,避免突然转动颈部,洗澡时间不宜过长,水温不宜过高,外出时有人陪伴,气候变化时注意保暖,防止感冒。

2. 疾病知识指导

告知患者和家属疾病发生的基本病因和主要危险因素、早期症状和及时就诊的指征;指导患者遵医嘱正确服用降压、降糖和降脂药物,定期复查。

3. 康复指导

告知患者和家属康复治疗的知识和功能锻炼的方法,帮助分析和消除不利于疾病康复的因素,落实康复计划,并与康复治疗师保持联系,以便根据康复情况及时调整康复训练方案。如吞咽障碍的康复方法包括:唇、舌、颜面肌和颈部屈肌的主动运动和肌力训练;先进食糊状或胶冻状食物,少量多餐,逐步过渡到普通食物;进食时取坐位,颈部稍前屈(易引起咽反射);软腭冰刺激;咽下食物练习呼气或咳嗽(预防误咽);构音器官的运动训练(有助于改善吞咽功能)。

4. 鼓励患者生活自理

鼓励患者从事力所能及的家务劳动,日常生活不过度依赖他人;告知患者和家属功能恢复需经历的过程,使患者和家属克服急于求成的心理,做到坚持锻炼,循序渐进。嘱家属在物质和精神上对患者提供帮助和支持,使患者体会到来自多方面的温暖,树立战胜疾病的信心。同时,也要避免患者产生依赖心理,增强自我照顾能力。

(十二)预后

脑血栓形成的急性期病死率为 5%～15%,存活者中致残率约为 50%。影响预后的最主要因素是神经功能缺损程度,其他还包括年龄、病因等。

二、脑栓塞

脑栓塞是指血液中的各种栓子,随血液流入脑动脉而阻塞血管,引起相应供血区脑组织缺血坏死,导致局灶性神经功能缺损。

(一)病因和发病机制

脑栓塞栓子按来源分为以下 3 类。

1. 心源性栓子

心源性栓子为脑栓塞最常见病因,约占 95%。引起脑栓塞的心脏疾病有心房颤动、风湿性心脏病、心肌梗死、心肌病、感染性心内膜炎、先天性心脏病、心脏手术等,其中心房颤动是引起心源性脑栓塞最常见的原因。

2. 非心源性栓子

可见于主动脉弓和颅外动脉的粥样硬化斑块及附壁血栓脱落,还可见脂肪滴、空气、寄生虫卵、肿瘤细胞等栓子或脓栓。

3. 来源不明栓子

少数虽经检查仍未明确栓子的来源者。

(二)临床表现

任何年龄均可发病,风湿性心脏病、先天性心脏病等以中青年为主,冠心病及大动脉病变以老年为主。一般无明显诱因,也很少有前驱症状。脑栓塞是起病速度最快的脑卒中类型,症状常在数秒或数分钟内达高峰,多为完全性卒中。起病后多数患者有意识障碍,但持续时间常较短。临床症状取决于栓塞部位、大小及侧支循环的建立情况,表现为局灶性神经功能缺损。发生在颈内动脉系统的脑栓塞约占80%。脑栓塞发生出血性梗死的机会较脑血栓形成多见。

(三)辅助检查

(1)头颅CT、MRI检查可显示脑栓塞的部位和范围。

(2)常规进行超声心动图、心电图、胸部X线等检查,以确定栓子来源。

(3)脑血管造影、MRA、CTA、血管彩超、经颅多普勒超声等检查,有助于发现颅内外动脉的狭窄程度和动脉斑块。

(4)脑脊液检查显示压力正常或升高,蛋白质常升高。感染性栓塞时白细胞增加;出血性栓塞时可见红细胞。

(四)诊断

任何年龄均可发病,以青壮年较多见;病前有心房颤动、风湿性心脏病、动脉粥样硬化等病史;突发偏瘫、失语等局灶性神经功能缺损症状,数秒或数分钟内症状达高峰;头颅CT、MRI等检查有助于明确诊断。

(五)治疗

1.脑部病变的治疗

与脑血栓形成的治疗大致相同,尤其主张抗凝、抗血小板聚集治疗,防止形成新的血栓,预防复发。但出血性梗死、感染性栓塞时,禁用溶栓、抗血小板、抗凝治疗。

2.原发病治疗

目的是根除栓子来源,防止复发。如心源性脑栓塞容易再发,急性期应卧床休息数周,避免活动,并积极治疗心房颤动等原发心脏疾病。感染性栓塞时应积极应用抗生素。脂肪栓塞时可用5%碳酸氢钠等脂溶剂。

(六)护理评估/诊断/目标及措施

参见本书第5页脑血栓形成护理评估的相关内容。

(七)健康教育

告知患者和家属本病的常见病因和控制原发病的重要性;指导患者遵医嘱长期抗凝治疗,预防复发;在抗凝治疗中定期门诊复诊,监测凝血功能,及时在医护人员指导下调整药物剂量。

(八)预后

脑栓塞急性期病死率为5%～15%,多死于严重脑水肿引起的脑疝、肺部感染和心衰。栓子来源不能消除者容易复发,复发者病死率更高。

三、急性缺血性脑卒中溶栓技术

(一)急性脑卒中患者溶栓绿色通道的建设

急性缺血性脑卒中(AIS)是最常见的脑卒中类型,占全部脑卒中的60%～80%。脑卒中已成为我国城市和农村人口居第一位的致残和死亡原因,严重威胁着人们的健康和生命。超早期的溶栓治疗已经成为急性缺血性脑卒中患者最重要和最关键的治疗方法,是能够改善患者临床结局、降低病死率和致残率的有效手段。目前,早期血管再通的治疗方法有静脉溶栓、动脉溶栓、非支架机械取栓、支架机械取栓等。但目前急性缺血性脑卒中溶栓治疗的比例仍然很低,近期研究显示约 20% 的患者于发病 3 小时之内到达急诊室,12.6% 的患者适合溶栓治疗,只有 2.4% 的患者进行了溶栓治疗,其中使用 rt-PA 静脉溶栓治疗为 1.6%。开展急性缺血性脑卒中超早期溶栓治疗的一个主要难点是,大多数患者没有及时送达医院或各种原因导致的院内延迟。减少院内延迟,在溶栓时间窗内尽可能缩短患者到达医院后至开始溶栓治疗的时间(DNT)是国内外相关指南的共识。美国《急性缺血性脑卒中患者早期处理指南》中指出,DNT 的时间应≤1 小时,<1 小时的静脉溶栓患者病死率较>1 小时的患者降低 20%,溶栓后颅内出血率前者也显著低于后者。

1.急性缺血性脑卒中溶栓绿色通道建设的背景

为给予患者行超早期溶栓治疗,美国及其他西方发达国家已经进行了医疗改革,包括完善院外急救网络,组建院内脑卒中急救小组,开通绿色通道,建立卒中中心和建立卒中中心认证体系等,目的是使患者快速送达有能力的卒中中心,缩短患者 DNT,获得有效规范的静脉溶栓治疗。为了建立科学的急性心脑血管疾病区域协同医疗救治体系,最大限度地缩短早期救治时间,提高急性心脑血管疾病救治成功率,降低病死率、致残率,有效降低疾病负担,国家卫生计生委办公厅下发了关于提升急性心脑血管疾病医疗救治能力的通知,通知中明确指出应加强急诊急救体系建设,为急性心脑血管疾病患者开通急诊绿色通道。

2.急性缺血性脑卒中溶栓绿色通道的建设

(1)跨学科合作:由于急性缺血性脑卒中患者溶栓治疗的时间窗很短,应秉承"时间就是大脑"的理念,对医院内的延误严格控制,缩短患者从入院到进行溶栓治疗的时间。为保证患者在时间窗内接受规范而有效的溶栓治疗,应整合急诊科、检验科、影像科相关人员、神经科相关人员,神经介入团队,卒中专业护理团队以及神经重症医护团队等组成多专业、跨学科的救护队伍,开通"脑卒中溶栓绿色通道",使急诊溶栓患者可优先检查、优先化验、优先缴费、优先办理入院等,有效缩短患者从入院到进行溶栓治疗的时间,从而减少患者的病死率和致残率。

(2)人员设备配置。①急诊预检分诊护士:急诊预检分诊护士由经脑卒中早期识别相关知识培训的护士负责,要求护士可使用辛辛那提院前卒中量表(CPSS)或者"FAST"原则对患者进行初筛,并询问患者发病时间(如为醒后卒中以最后正常时间为发病时间)。②急诊医生:急诊医生由熟练掌握溶栓适应证、禁忌证及溶栓流程的神经科专业医师担任,要求其对患者进行进一步初筛并完成病史采集、NISS 评分及开具相关检查,并第一时间联系病房溶栓医生。③溶栓医生:24 小时设置溶栓医生岗位,溶栓医生应经过严格的培训及考核,具备相关部门的资格认证。④急诊护士:急诊护士均接受过溶栓绿色通道相关培训,能够第一时间为患者建立静脉通路并完善相关检查。⑤溶栓护士:卒中单元设置 24 小时溶栓护士岗位,密切配合溶栓治疗。⑥其他辅助人员:其他科室的辅助人员,均经过溶栓绿色通道相关配合的培训,能够按照要求积极配合溶栓患者检查、化验、转运及办理入院手续等。⑦设备:备有溶栓治疗车,包括溶栓药物、静推泵、监护仪、静脉输液及静脉采血用物等,以及抢救设备和药物。

(3)各医护工作流程及职责。

1)急诊预检分诊护士:急诊预检分诊护士对入院就诊患者使用辛辛那提院前卒中量表(CPSS)或者"FAST"原则进行初筛。并询问患者发病时间(如为醒后卒中,以最后正常时间为发病时间),初步确认为卒中疑似患者,并将其立即带入神经内科诊室进行进一步评估。

2)急诊医生:①初筛,可疑卒中发病;NISS 评分 4~25 分;发病时间<3 小时;②若符合上

述初筛,立即开具如下检查,包括头部 CT、心电图;准备"溶栓检查套餐",包括肌钙蛋白、血常规、凝血常规、血生化。开具上述检查的同时,电话联系溶栓医生,并告知患者家属流程。

3)溶栓医生:接到急诊电话尽快到达急诊室;到达急诊室后首先确认患者发病时间及 NISS 评分,如符合溶栓标准则进入"绿色通道",发放"卒中溶栓绿色通道卡",便于其优先诊疗或检查等。确认患者一般信息及检查化验是否开全;全程陪同患者完成各项检查、化验等;评估检查化验结果,确认为溶栓适应证,根据患者病情及家属意向选择适合的溶栓治疗方式,与家属签署溶栓治疗知情同意单,电话通知卒中单元病区备床,并陪同办理入院手续;协助患者转运至卒中单元;根据患者千克体重计算药物需要量,指导护士用药,给予溶栓治疗;溶栓结束评估溶栓 NIHSS 评分,并严密观察患者病情变化,警惕出血发生;溶栓后 24 小时内行脑部彩超、颈部彩超检查,必要时复查头部 CT 及给予抗凝辅助治疗。

4)急诊护士:对进入"溶栓绿色通道"第一时间的患者建立静脉通路并完善相关检查。

5)溶栓护士:接到溶栓医生电话后备床,并陪同患者家属办理相关手续。根据医嘱准备溶栓用物,以静脉溶栓为例:监护仪 1 台,静推泵 2 个,10 mL 注射器 2 支,50 mL 注射器 3 支,延长管 2 支,套管针 1 枚,输液器 1 个,0.9%氯化钠 250 mL,采血管(红色、紫色各 1 个),采血针,血糖仪,溶栓药物及胰岛素(若为动脉溶栓或取栓则做好术前准备);连接监护仪测量血压,测指尖血糖;另备静脉通路,选择非瘫痪侧肢体泵入溶栓药物,不可与其他药物同一通路输注;溶栓前遵医嘱留取血标本;血压监测,一般情况下血压控制在 120～180/60～100 mmHg,在溶栓 3 小时内,每 15 分钟监测血压 1 次,然后每 30 分钟 1 次,持续监测 6 小时,之后每小时 1 次直至 24 小时。任何降压治疗,均需调整血压监测为每 15 分钟一次;溶栓 24 小时内尽量避免留置胃管、尿管等有创性操作;溶栓 24 小时遵医嘱复查血常规、凝血常规等。

(4)溶栓绿色通道流程时间。①急诊预检分诊护士在 1 分钟内进行预检分诊。②急诊医生需要在 8 分钟内完成初始评估,包括病史、NIHSS 评分及相关的实验室检查。③10 分钟内通知相关卒中治疗的医护人员,溶栓医生到达急诊室。④20 分钟内完成 CT 扫描。⑤40 分钟内 CT 及实验室检查报告完成。⑥60 分钟内符合溶栓指征的患者要给予爱通立溶栓治疗。

通过多学科、跨专业团队的紧密配合,开通急性缺血性脑卒中溶栓绿色通道,以"一站式"服务,使进入绿色通道的患者优先检查、优先化验、优先缴费、优先办理入院等,最大限度地优化工作流程,避免各种原因造成的时间浪费,提高工作效率,使患者能尽快明确诊断并接受专科最佳、最及时的治疗。此外,通过绿色通道的建设规范了医生行为,提高了医疗护理质量,同时也促进了相关科室改进工作流程,提高了医院整体服务质量,尤其是对相关辅助科室的工作流程起到了有效的监督督导作用。充分体现了"时间就是生命,时间就是脑细胞",真正为患者提供一条生命通道。

(二)静脉溶栓

1.依据

脑卒中又称脑中风或者脑血管意外,是一组由脑部血液循环障碍引起的,以局灶性神经功能缺失为共同特征的脑血管疾病。临床上按照病理特点分为缺血性卒中及出血性卒中,其中缺血性卒中占卒中分类的 80%,是临床常见的急症。缺血性卒中每小时丢失 1 亿 2 千万神经元,8300 亿突触和 447 英里髓鞘。急性缺血性卒中发生后,在中心坏死区的周围形成缺血半暗带,半暗带内仍有大量尚可存活的神经元,如果血流迅速恢复,损伤是可逆的,脑代谢障碍可恢复,神经细胞仍可存活并恢复功能,保护缺血半暗带区的神经元是急性缺血性卒中治疗成功的关键。溶栓治疗是建立再灌注的有效治疗手段,自美国食品与药物管理局(FDA)批准以来,静脉溶栓治疗已成为缺血性卒中的常规治疗,是各大急性缺血性卒中指南及治疗规范推荐的首选治疗方式。

2.方法

静脉溶栓是通过静脉通道应用纤溶酶原激活剂一类的溶栓药物,直接或间接使血栓中的纤维蛋白溶解,从而使被阻塞的血管再通,这种治疗方法称为静脉溶栓疗法。静脉溶栓是溶栓疗法中最常用的一种,溶栓方案应根据患者的病情而定,通常使用的药物是尿激酶(UK)及rt-PA。

3.步骤

(1)溶栓前医生准备:①快速判断脑卒中;②确定起病时间;③体格检查(OCSP分型、NIHSS评分、生命体征);④化验检查(血常规、血型、出凝血功能、生化检查、ECG、CT检查等);⑤与患者家属谈话,签署知情同意书;⑥通知病房准备,确定溶栓方案。

(2)溶栓前护士准备:①病情评估(意识、生命体征),心电监护,吸氧;②留取血标本送检,建立两条静脉通道(尽量选择肢体功能较好的上肢血管,血管充盈,弹性好);③对患者及家属进行宣教及心理护理;④物品准备,包括监护仪、注射泵、溶栓药物、抢救用物等。

(3)用药护理:①发病4.5小时内选择全身静脉溶栓,推荐使用rt-PA;发病4.5～6小时内可选择尿激酶(UK)静脉溶栓治疗;②rt-PA静脉剂量为0.9 mg/kg(最大剂量90 mg),静脉推注10%(时长1分钟),其余90%的剂量溶于生理盐水100 mL中持续静脉泵注(时长60分钟);③尿激酶(UK)100万～150万U,加入0.9%生理盐水100 mL,静脉泵注30分钟;④药物现配现用,保证药物在规定时间内使用。

(4)溶栓过程中及溶栓后的护理:①生命体征监护,溶栓2小时内,15分钟监测1次;溶栓2～6小时,30分钟监测1次;溶栓6～24小时,60分钟监测1次;②NIHSS评分,溶栓1小时内30分钟评分1次;溶栓1～24小时,1小时评分1次;③观察患者有无出血情况,注意皮肤黏膜、注射部位、消化道是否出血,有无血尿,颅内出血可表现为意识障碍加重;④血常规、出凝血功能的监测,溶栓后1小时各监测1次、溶栓后2小时各监测1次、溶栓后4小时各监测1次,次日进行抽血化验;⑤防止损伤与出血,24小时避免留置胃管,用药30分钟内避免留置尿管;⑥加强基础护理及心理护理。

4.评估

(1)静脉溶栓的适应证:①年龄＜75岁。②无意识障碍,但对于基底动脉血栓形成者,由于预后极差,即便昏迷较深也不禁忌;③脑CT排除颅内出血,且无明显神经系统功能缺损相对应的低密度阴影;④溶栓治疗在发病6小时内进行,若为进展性脑卒中,可延长至12小时;⑤患者或家属签字同意者。

(2)静脉溶栓的禁忌证:①患者有颅内出血的证据;②怀疑患者有蛛网膜下隙出血;③近期(3个月内)有颅内或脊柱内手术,严重的头部外伤或曾有脑卒中病史;④有颅内出血的病史;⑤血压不能得到有效控制(SBP＞180 mmHg或DBP＞110 mmHg);⑥脑卒中发生时伴癫痫发作;⑦活动性的内出血;⑧颅内新生物、动静脉畸形、动脉瘤;⑨已知有易出血体质。

（3）护理评估：①评估患者生命体征、神志、配合情况，如患者不能完全配合视情况给予镇静药物及肢体约束；②评估患者排尿情况，尽量采取假性导尿；如需留置尿管，视患者溶栓效果，溶栓30分钟后进行操作。

5.注意事项

（1）静脉溶栓时间窗。①急性缺血性卒中血管内治疗指南仍推荐：符合静脉rt-PA溶栓的患者应接受静脉rt-PA，即使是正在考虑血管内治疗。②多个临床试验研究结果认为有效抢救半暗带组织的时间窗为4.5～6小时，rt-PA的有效时间窗为4.5小时内，发病6小时内如不能使用rt-PA，可以考虑使用尿激酶。

（2）溶栓药物及剂量。①理想的溶栓药物应具备以下特点：对血栓选择性高，血浆半衰期短，作用迅速，快速清除，不持续产生代谢毒性产物，无免疫反应性，引起颅内出血并发症的作用轻微。②目前国内常使用的溶栓药物有rt-PA、UK（尿激酶），推荐使用UK 100万～150万U，rt-PA 0.9 mg/kg，总剂量不超过90 mg，最佳剂量及灌注率仍需进一步研究论证。

（3）溶栓前的护理。①缩短发病至溶栓的时间是溶栓成功的关键，做好溶栓的护理观察是确保患者安全的前提条件。②尽可能将患者送至神经重症监护病房或者卒中单元进行监护。

（4）溶栓过程中的护理。①静脉输液过程中应有专人守护，保持静脉通路绝对通畅，持续匀速泵注，保证药物在规定时间滴注完毕。②部分患者溶栓过程中肢体功能明显恢复，安抚患者，嘱患者绝对卧床休息，情绪稳定有利于更好的恢复。③溶栓治疗过程中严密观察并记录病情变化，注意有无寒战、发热、皮疹等变态反应，牙龈黏膜、皮肤有无出血倾向，大、小便色泽，呕吐物颜色；特别注意头痛及呕吐，出现时需立即停药，告知医生，如出现严重头痛、高血压、恶心或呕吐，立即停用溶栓药物并进行头颅CT检查。

（5）溶栓后的护理。①病情变化及疗效观察：护士应密切观察并记录患者的意识、瞳孔、生命体征及肢体活动的变化情况；在最初的6小时内每15～30分钟观察一次瞳孔和意识；血压一般控制在140～160/75～90 mmHg较为适宜；进行持续全功能心电监护，配合医生进行神经功能评分。②主要并发症的观察：溶栓的主要并发症有出血（主要是脑出血）、再灌注损伤和血管再闭塞；在静脉溶栓术后的第一个24小时内，禁止做动脉穿刺，以减少局部继发出血的风险，溶栓结束后30分钟内不放置导尿管，溶栓治疗第一个24小时内尽可能不置胃管，以减少泌尿道、胃肠道的损伤；溶栓后过度灌注造成脑水肿，可形成颅内高压，神经功能损伤加重，密切观察患者血压、呼吸、意识、理解能力、语言功能、面部运动、肢体肌力变化，以及时发现患者是否有再灌注脑损伤和血管再闭塞的症状，如发现神经功能障碍症状加重，而头颅监测未见出血灶时，考虑为再灌注损伤，应给予脱水治疗；溶栓治疗后应加强对溶栓再闭塞的预防及观察，若发现患者意识水平变化，再次出现偏瘫，或者原有症状加重，应立即报告医生，及时进行脱水治疗以降低颅内压。

（6）心理和康复护理。急性期的心理护理要点是尽可能使患者稳定情绪，平安渡过急性期。脑卒中患者均存在不同程度对溶栓治疗的顾虑，担心不成功及并发症，应向患者或家属耐心解释，同时讲明可能出现的不良反应和预防措施，使其以最佳状态配合治疗与护理；溶栓2小时内绝对卧床休息，24小时内在医护人员指导下以床上活动为主，不宜过早离床，做好卫生宣教；协助患者康复训练。

(三)动脉溶栓

1.依据

动脉溶栓技术是治疗急性缺血性卒中的重要方法。随着人口老龄化的进程,急性缺血性卒中已成为我国国民的第一死因,存活患者75%存在不同程度的残疾;我国相关调查结果显示:我国40岁以上的脑卒中人口超过1000万人,并呈现年轻化趋势,其中缺血性卒中占80%。目前静脉使用rt-PA是治疗急性缺血性卒中的有效方法,但是治疗时间窗窄,仅为4.5小时,另外静脉溶栓对大血管闭塞的治疗效果欠佳。近年来随着介入材料和技术的进步及发展,动脉溶栓技术显著提高了大血管闭塞的再通率,延长了治疗时间窗。《美国心脏协会/美国卒中协会急性缺血性卒中血管内治疗早期管理指南》及《中国缺血性卒中血管内治疗指导规范》均依据关于急性缺血性卒中血管内治疗的高质量证据推荐动脉溶栓技术。

2.方法

动脉溶栓技术依靠介入技术通过微导管在血栓附近或者穿过血栓直接给予溶栓药物,提高局部血液的药物浓度,减少药物用量,降低颅内及全身出血的风险。

3.步骤

(1)术前准备:①术前谈话签署手术同意书,通知病房和急诊室以及造影室紧急准备;②留取血标本急查血常规、凝血功能,心电图,备皮,术前30分钟肌内注射苯巴比妥(鲁米那)注射液0.1 g。

(2)手术操作及配合:①建立静脉通道,监测生命体征,吸氧,导尿,控制血压,必要时使用镇静药物;②物品准备,如手术单、器械包、碘伏消毒液、导管鞘包、造影导管、鞘管、加压输液装置、肝素钠注射液、鱼精蛋白注射液、造影剂等;③腹股沟消毒铺巾,股动脉穿刺,置鞘管,连接加压输液装置;④全身肝素化;⑤连接造影导管,经鞘管送入股动脉达主动脉弓行弓上造影,更换造影导管进行全脑血管造影,对病变部位作出诊断、进行治疗评估;⑥选定目标动脉,将导管送至梗死部位,如目标部位有困难或危险则尽量靠近;⑦进行溶栓治疗,溶栓过程中做好病情观察,溶栓过程中进行造影评估溶栓效果;⑧溶栓治疗结束,拔除鞘管,局部按压10分钟,加压固定穿刺点部位,送患者至监护病房。

(3)术后处理:①抗凝、抗血小板药物治疗;②扩容、提高脑灌注,促进造影剂排出;③溶栓后24小时需进行CT或DSA复查;④观察穿刺部位有无活动性出血,右下肢(或穿刺肢体)制动6小时以上,每小时观察足背动脉搏动情况。

4.评估

(1)动脉溶栓的适应证:①患者年龄18～85岁;②前循环动脉溶栓在发病6小时内,后循环可延长至发病24小时内;③临床诊断急诊缺血性卒中,存在与疑似闭塞血管支配区域相应的临床症状和局灶神经功能缺损,且神经功能损害症状及体征超过60分钟不缓解;④NIHSS评分为8～25分,后循环进展性卒中可不受此限;⑤影像学评估,CT排除颅内出血,脑实质低密度改变,或者脑沟消失范围<1/3大脑中动脉供血区域,或后循环低密度范围未超过整个脑干及单侧小脑半球的1/3,有条件的医院建议行头颈部CTA或MRA检查,证实闭塞的责任血管,有条件的医院建议行头颅CTP检查,证实存在缺血半暗带;⑥患者或患者家属理解并签署知情同意书。

(2)动脉溶栓的禁忌证:①最近3周内有颅内出血病史,既往发现脑动静脉畸形,或动脉瘤未行介入或手术治疗;②药物无法控制的顽固性高血压(收缩压≥185 mmHg 或者舒张压持续≥110 mmHg);③已知对造影剂过敏;④血糖<2.8 mmol/L 或>22 mmol/L;⑤急性出血体质,包括患有凝血因子缺陷病,国际标准化比值(INR)>1.7 或血小板计数<100×10⁹/L;⑥最近 7 天内有不可压迫的动脉穿刺史,最近14 天内有大手术或者严重创伤病史,最近 21 天内有胃肠道或者尿道出血,最近 3 个月内存在增加出血风险的疾病,如严重颅脑外伤、严重肝脏疾病、溃疡性胃肠道疾病等,既往 1 个月内有手术、实质性器官活检、活动性出血;⑦可疑脓毒性栓子或细菌性心内膜炎;⑧生存预期寿命<90 天;⑨严重肾功能异常。

(3)护理评估:①评估患者生命体征、神志、配合情况,如患者不能完全配合视情况给予镇静药物及肢体约束;②评估患者排尿情况,及时留置尿管等。

5.注意事项

(1)动脉溶栓时间窗。①多项研究证实前循环动脉溶栓应在 6 小时内开展,可获得较好的效果,但是单纯根据时间窗过于武断,应遵循个体化原则,结合患者的病变部位、侧支循环情况以及影像学结果,特别是 MRI 上缺血半暗带的情况来决定是否进行动脉溶栓治疗。②后循环的动脉溶栓治疗,不同研究报道的时间窗差异很大,目前普遍认为椎-基底动脉系统比颈内动脉系统治疗的时间窗可相对延长。③动脉溶栓还可用于静脉溶栓无效的患者,也可用于重症脑卒中不适合静脉溶栓的患者,但尚无大量的临床证据。

(2)溶栓药物及剂量。①理想的溶栓药物应具备以下特点,包括对血栓选择性高,血浆半衰期短,作用迅速,快速清除,不持续产生代谢毒性产物,无免疫反应性,引起颅内出血并发症的作用轻微。②目前国内常使用的溶栓药物有 rt-PA、UK(尿激酶),推荐使用 UK 1 万~3 万 U/min,总剂量不超过 100 万 U;rt-PA 1 mg/min,总剂量不超过 40 mg,最佳剂量及灌注率仍需进一步研究论证。

(3)术后的监护及处理。①尽可能将患者送至神经重症监护病房或者卒中单元进行监护。②观察动脉穿刺局部敷料是否清洁干燥,同侧动脉搏动是否正常,溶栓 12 小时内观察记录,每 2 小时 1 次;12~24 小时内,每3 小时 1 次。③定期进行神经功能评估;术后 12 小时内,NIHSS 30 分钟评分 1 次;术后 12~24 小时内,NIHSS 2 小时评分 1 次;如果出现严重的头痛、高血压、恶心、呕吐,应随时行 NIHSS 评分,行头颅 CT 检查。④血压的监测及控制,目前临床应用多参数监护仪对患者进行生命体征连续动态的监护。溶栓前收缩压<180 mmHg,舒张压<100 mmHg,对于溶栓后血管再通较好(脑梗死溶栓分级 TICI>2b 级),为预防过度灌注综合征,血压应控制在<140/90 mmHg,高危患者<120/80 mmHg。同时血压过低会影响血流灌注,导致脑缺血或溶栓后血管再闭塞以及其他重要脏器缺血的症状,因此,要避免血压过低。对于溶栓后低血压的患者要积极寻找病因,必要时可采取扩容升压措施。⑤控制血糖约有 40%的脑卒中患者存在高血糖,对预后不利,应对患者进行高血糖控制;卒中后低血糖的发生率较低,但是低血糖可导致脑缺血损伤和水肿加重,要尽快纠正低血糖;推荐血糖超过 11.1 mmol/L者进行胰岛素治疗,血糖低于2.8 mmol/L者时给予葡萄糖注射液口服或者注射治疗。⑥抗凝药、抗血小板治疗前应复查头颅 CT;阿司匹林等抗血小板药物应在溶栓 24 小时后开始使用,对阿司匹林不耐受者,可以考虑选用氯吡格雷等抗血小板药物治疗。溶栓后的抗凝治疗尚无定论,不推荐无选择地早期进行抗凝治疗,少数特殊患者,在谨慎评估风险、效益比

后慎重选择,并且应在 24 小时后使用抗凝剂。⑦对于术后脑灌注不足的患者,建议扩容治疗。⑧神经保护药物的疗效与安全尚需开展更高质量的临床试验进一步证实;亚低温作为神经保护治疗可能是有效的手段,需进一步临床研究证实。

(4)并发症及处理。①再灌注损伤。建议术后 TCD 监测,严格控制血压,严重再灌注损伤、脑水肿明显者,建议行去骨瓣减压术。②穿刺部位相关并发症。依据神经介入诊疗常规执行。③颅内出血。依据神经外科相应指南执行。

第二节　三叉神经痛

三叉神经痛是指三叉神经分布范围内反复发作的短暂性剧烈疼痛,分为原发性及继发性两种。前者病因未明,可能是某些致病因素使三叉神经脱髓鞘而产生异位冲动或伪突触传递,近年来由于显微血管减压术的开展,多数认为主要原因是邻近血管压迫三叉神经根所致。继发性三叉神经痛常见原因有鼻咽癌颅底转移、中颅窝脑膜瘤、听神经瘤、半月节肿瘤、动脉瘤压迫、颅底骨折、脑膜炎、颅底蛛网膜炎、三叉神经节带状疱疹病毒感染等。

一、病因和发病机制

近年来由于显微血管减压术的开展,认为三叉神经痛的病因是邻近血管压迫三叉神经根所致。绝大部分为小脑上动脉从三叉神经根的上方或内上方压迫神经根,少数为小脑前下动脉从三叉神经根的下方压迫神经根。血管对神经的压迫,使神经纤维挤压在一起,逐渐使其发生脱髓鞘改变,从而引起相邻纤维之间的短路现象,轻微的刺激即可形成一系列的冲动通过短路传入中枢,引起一阵阵剧烈的疼痛。

二、临床表现

多发生于 40 岁以上,女略多于男,多为单侧发病。突发闪电样、刀割样、钻顶样、烧灼样剧痛,严格局限于三叉神经感觉支配区内,伴有面部抽搐,又称"痛性抽搐",每次发作持续数秒钟至1～2分钟即骤然停止,间歇期无任何疼痛。疲劳或紧张时发作较频繁。

三、治疗原则

三叉神经痛无论是原发性还是继发性,在未明确病因或难以查出病因的情况下均可用药物治疗或进行封闭治疗,以缓解症状。一旦确诊病因,应针对病因治疗,除非因高龄、身患严重疾患等因素难以接受或病因去除治疗后仍有疼痛发作,可继续采用药物治疗或封闭疗法。若服药不良反应大,也可先选择封闭疗法。

四、治疗方法

(一)药物治疗

三叉神经痛的药物治疗,主要用于发病初期或症状较轻患者。经过一段时间的药物治疗,部分患者可达到完全治愈或症状得到缓解,表现为发作程度减轻、发作次数减少。

目前应用最广泛、最有效的药物是抗癫痫药。在用药方面应根据患者的具体情况进行具体分析,各药可单独使用,也可联合应用。在采用药物联合治疗过程中,应进行必要的检测,以免发生不良反应。

1.痛痉宁

痛痉宁又称卡马西平、痛可宁等。该药对三叉神经脊束核及丘脑中央内侧核部位的突触传导有显著的抑制作用。用药达到有效治疗量后多数患者于 24 小时内发作性疼痛即消失或明显减轻,文献报道,卡马西平可使 70％以上的患者完全止痛,20％患者疼痛缓解,此药需长期服用才能维持疗效,多数停药后疼痛再现。不少患者服药后疗效有时会逐渐下降,需加大剂量。此药不能根治三叉神经痛,复发者再次服用仍有效。

用法与用量:口服开始时一次 0.1～0.2 g,每日 1～2 次,然后逐日增加 0.1 g。每日最大剂量不超过1.6 g,取得疗效后,可逐日逐次地减量,维持在最小有效量。如最大剂量应用 2 周后疼痛仍不消失或减轻,则应停止服用,改用其他药物或治疗方法。

不良反应有眩晕、嗜睡、步态不稳、恶心,数天后消失,偶有白细胞减少、皮疹,可停药。

2.苯妥英钠

苯妥英钠为一种抗癫痫药,在未开始应用卡马西平之前,该药曾被认为是治疗三叉神经痛的首选药物。本药疗效不如卡马西平,止痛效果不完全,长期使用止痛效果减弱,因此,目前已列为第二位备选药物。

本品主要通过增高周围神经对电刺激的兴奋阈值及抑制脑干三叉神经脊髓束的突触间传导而起作用。其疗效仅次于卡马西平,文献报道有效率为 88％～96％,但需长期用药,停药后易复发。

用法与用量:成人开始时每次 0.1 g,每日 3 次口服。如用药后疼痛不见缓解,可加大剂量到每次0.2 g,每日 3 次,但最大剂量不超过 0.8 g/d。取得疗效后再逐渐递减剂量,以最小量维持。肌内注射或静脉注射:一次 0.125～0.25 g,每日总量不超过 0.5 g。临用时以等渗盐水溶解后方可使用。

不良反应为长期服用该药或剂量过大,可出现头痛、头晕、嗜睡、共济失调以及神经性震颤等。一般减量或停药后可自行恢复。本品对胃有刺激性,易引起厌食、恶心、呕吐及上腹痛等症状。饭后服用可减轻上述症状,长期服用可出现黏膜溃疡,多见于口腔及生殖器,并可引起牙龈增生,同时服用钙盐及抗过敏药可减轻。苯妥英钠可引起白细胞减少、视力减退等症状。大剂量静脉注射,可引起心肌收缩力减弱、血管扩张、血压下降,严重时可引起心脏传导阻滞、心搏骤停。

3.氯硝安定

本品为抗癫痫药物,对三叉神经痛也有一定疗效。服药 4～12 天,血浆药浓度达到稳定水平,为30～60μg/mL。口服氯硝基安定后,30～60 分钟作用逐渐显著,维持 6～8 小时,一般在最初 2 周内可达最大效应,其效果次于卡马西平和苯妥英钠。

用法与用量:氯硝安定药效强,开始剂量为 1 mg/d,分 3 次服,即可产生治疗效果。而后每 3 日调整药量0.5～1 mg,直至达到满意的治疗效果,至维持剂量为 3～12 mg/d。最大剂量为 20 mg/d。

不良反应有嗜睡、行为障碍、共济失调、眩晕、言语不清、肌张力低下等,对肝肾功能也有一定的损害,有明显肝脏疾病者禁用。

4.山莨菪碱

山莨菪碱为从我国特产茄科植物山莨菪中提取的一种生物碱,其作用与阿托品相似,可使平滑肌松弛,解除血管痉挛(尤其是微血管),同时具有镇痛作用。本药对治疗三叉神经痛有一定疗效,近期效果满意,据文献报道有效率为 76.1%～78.4%,止痛时间一般为 2～6 个月,个别达 5 年之久。

用法与用量:①口服每次 5～10 mg,每日 3 次,或每次 20～30 mg,每日 1 次;②肌内注射每次 10 mg,每日 2～3 次,待疼痛减轻或疼痛发作次数减少后改为每次 10 mg,每日 1 次。

不良反应有口干、面红、轻度扩瞳、排尿困难、视近物模糊及心率增快等。以上反应多在 1～3 小时内消失,长期用药不会蓄积中毒。有青光眼和心脏病患者忌用。

5.巴氯芬

巴氯芬[化学名 β-(对氯苯基) γ-氨基丁酸]是抑制性神经递质 γ 氨基丁酸的类似物,临床实验研究表明本品能缓解三叉神经痛。用法:巴氯芬开始每次 10 mg,每日 3 次,隔日增加每日 10 mg,直到治疗的第 2 周结束时,将用量递增至每日 60～80 mg。每日平均维持量:单用者为 50～60 mg,与卡马西平或苯妥英钠合用者为 30～40 mg。文献报道,治疗三叉神经痛的近期疗效,巴氯芬与卡马西平几乎相同,但远期疗效不如卡马西平,巴氯芬与卡马西平或苯妥英钠均具有协同作用,且比卡马西平更安全,这一特点使巴氯芬在治疗三叉神经痛方面颇受欢迎。

6.麻黄碱

本品可以兴奋脑啡肽系统,因而具有镇痛作用,其镇痛程度为吗啡的 1/12～1/7。用法:每次 30 mg,肌内注射,每日 2 次。甲亢、高血压、动脉硬化、心绞痛等患者禁用。

7.硫酸镁

本品在眶上孔或眶下孔注射可治疗三叉神经痛。

8.维生素 B_{12}

文献报道,大剂量维生素 B_{12} 对三叉神经痛确有较好疗效。方法:维生素 B_{12} 4000 μg、维生素 B_1 200 mg、2% 普鲁卡因 4 mL 对准扳机点作深浅上下左右四点式注药,对疼痛放射的始端作深层肌下进药,放射的终点作浅层四点式进药,药量可根据疼痛轻重适量进入。但由于药物作用扳机点可能变位,治疗时可酌情根据变位更换进药部位。

9.哌咪清(匹莫齐特)

文献报道,用其他药物治疗无效的顽固性三叉神经痛患者本品有效,且其疗效明显优于卡马西平。开始剂量为每日 4 mg,逐渐增加至每日 12～14 mg,分 2 次服用。不良反应以锥体外系反应较常见,也可有口干、无力、失眠等。

10.维生素 B_1

在神经组织蛋白合成过程中起辅酶作用,参与胆碱代谢,其止痛效果差,只能作为辅助药物。用法与用量:①肌内注射 1 mg/d,每日 1 次,10 天后改为 2～3 次/周,持续 3 周为 1 个疗程;②三叉神经分支注射,根据疼痛部位可作眶上神经、眶下神经、上颌神经和下颌神经注射,剂量 500～1000 μg/次,每周 2～3 次;③穴位注射,每次 25～100 μg,每周 2～3 次。常用颊车、下关、四白及阿是穴等。

11.激素

原发性三叉神经痛和继发性三叉神经痛的病例,其病理改变在光镜和电镜下都表现为三叉神经后根有脱髓鞘改变。在临床治疗中发现,许多用卡马西平、苯妥英钠等治疗无效的患者,改用泼尼松、地塞米松等治疗有效。这种激素治疗的原理与治疗脱髓鞘疾病相同,利用激素的免疫抑制作用达到治疗三叉神经痛的目的。由于各学者报道的病例少,只是对一部分卡马西平、苯妥英钠治疗无效者应用有效,其长期效果和机制有待进一步观察。剂量与用量:①强的松(泼尼松、去氧可的松),每次 5mg,每日 3 次;②地塞米松(氟美松),每次 0.75 mg,每日 3 次。注射剂:每支5 mg,每次 5 mg,每日 1 次,肌肉或静脉注射。

(二)神经封闭治疗

神经封闭治疗主要包括三叉神经半月节及其周围支酒精封闭术和半月节射频热凝法,其原理是通过酒精的化学作用或热凝的物理作用于三叉神经纤维,使其发生坏变,从而阻断神经传导达到止痛目的。

1.三叉神经酒精封闭法

封闭用酒精浓度一般在 80% 左右(因封闭前注入局部麻醉药,故常用 98% 浓度)。

(1)眶上神经封闭:适用于三叉神经第 1 支痛。方法为:患者取坐位或卧位,位于眶上缘中内 1/3 交界处触及切迹,皮肤消毒及局部麻醉后,用短细针头自切迹刺入皮肤直达骨面,找到骨孔后刺入,待患者出现放射痛时,先注入 2% 利多卡因 0.5～1 mL,待眶上神经分布区针感消失,再缓慢注入酒精 0.5 mL 左右。

(2)眶下神经封闭:在眶下孔封闭三叉神经上颌支的眶下神经。适用于三叉神经第 2 支痛(主要疼痛局限在鼻旁、下眼睑、上唇等部位)。方法为:患者取坐位或卧位,位于距眶下缘约 1 cm,距鼻中线 3 cm,触及眶下孔,该孔走向与矢状面成 40°～45°角,长约 1 cm,故穿刺时针头由眶下孔作 40°～45°角向外上、向后进针,深度不超过 1 cm,患者出现放射痛时,以下操作同眶上神经封闭。

(3)后上齿槽神经封闭:在上颌结节的后上齿槽孔处进行。适用于三叉神经第 2 支痛(痛区局限在上白齿及其外侧黏膜者)。方法为:患者取坐位或卧位,头转向健侧,穿刺点在颧弓下缘与齿槽嵴成角处,即相当于过眼眶外缘的垂线与颧骨下缘相交点。局部消毒后,先用左手指将附近皮肤向下前方拉紧,继之以4～5 cm长穿刺针自穿刺点稍向后上方刺入直达齿槽嵴的后侧骨面,然后紧贴骨面缓慢深入 2 cm 左右,即达后上齿槽孔处,先注入 2% 利多卡因,然后注入酒精。

(4)颏神经封闭:在下颌骨的颏孔处进行,适用于三叉神经第 3 支痛(主要局限在颏部、下唇)。方法为:在下颌骨上、下缘间之中点相当于咬肌前缘和颏正中线之间中点找到颏孔,然后自后上方并与皮肤成 45°角向前下进针刺入骨面,插入颏孔,以下操作同眶上神经封闭。

(5)上颌神经封闭:用于三叉神经第 2 支痛(痛区广泛及眶下神经封闭失效者)。上颌神经主干自圆孔穿出颅腔至翼腭窝。方法常用侧入法:穿刺点位于眼眶外缘至耳道间连线中点下方,穿刺针自该点垂直刺入深约 4 cm,触及翼突板,继之退针 2 cm 左右稍改向前方15°角重新刺入,滑过翼板前缘,再深入 0.5 cm 即入翼腭窝内,患者有放射痛时,回抽无血后,先注入 2%

利多卡因，待上颌部感觉麻木后，注入酒精 1 mL。

（6）下颌神经封闭：用于三叉神经第 3 支痛（痛区广泛及眶下神经封闭失效者）。下颌神经主干自卵圆孔穿出。方法常用侧入法，穿刺点同上颌神经穿刺点，垂直进针达翼突板后，退针 2 cm 再改向上后方15°角进针，患者出现放射痛后，注药同上颌神经封闭。

（7）半月神经节封闭：用于三叉神经第 2、第 3 支痛或第 1、第 2、第 3 支痛，方法常用前入法。穿刺点在口角上方及外侧约 3 cm 处，自该点进针，向后、向上、向内即正面看应对准向前直视的瞳孔，从侧面看朝颧弓中点，约进针 5 cm 处达颅底触及试探，当刺入卵圆孔时，患者即出现放射痛（下颌区），则再推进 0.5 cm，上颌部也出现剧刺即确入半月节内。回抽无血、无脑脊液，先注入 2％利多卡因0.5mL，同侧面部麻木后，再缓慢注入酒精 0.5 mL。

以上酒精封闭法的治疗效果差异较大，短者维持数月，长者维持数年。复发者可重复封闭，但难以根治。

2.三叉神经半月节射频热凝法

该法首先由 Sweat 提出，它通过穿刺半月节插入电极后用电刺激确定电极位置，从而有选择地用射频温控定量灶性破坏法，达到止痛目的。方法如下。

（1）半月节穿刺：同半月节封闭术。

（2）电刺激：穿入成功后，插入电极通入 0.2～0.3V，用 50～75W/s 的方波电流，这时患者感觉有刺激区的蚁行感。

（3）射频温探破坏：电刺激准确定位后，打开射频发生器，产生射频电场，此时为进一步了解电极位置，可将温度控制在 42～44 ℃，这种电流可造成可逆性损伤并刺激产生疼痛，一旦电极位置无误，则可将温度增高，每次 5 ℃，增高至 60～80 ℃，每次 30～60 秒，在破坏第 1 支时，则稍缓慢加热并检查角膜反射。此方法有效率为 85％左右，但仍有复发而不能根治。

3.三叉神经痛的 γ 刀放射疗法

有学者利用 MRI 定位像输入 HP-9000 计算机，使用 Gamma plan 进行定位和定量计算，选择三叉神经感觉根进脑干区为靶点照射，达到缓解症状目的，其疗效尚不明确。

五、护理

（一）护理评估

1.健康史评估

（1）原发性三叉神经痛是一种病因尚不明确的疾病。但三叉神经痛可继发于脑桥、小脑脚占位病变压迫三叉神经以及多发硬化等所致。因此，应询问患者是否患有多发硬化，检查有无占位性病变，每次面部疼痛有无诱因。

（2）评估患者年龄。此病多发生于中老年人。40 岁以上起病者占 70％～80％，女性多于男性，比例为3：1。

2.临床观察与评估

（1）评估疼痛的部位、性质、程度、时间。通常疼痛无预兆，大多数人为单侧，开始和停止都很突然，间歇期可完全正常。发作表现为电击样、针刺样、刀割样或撕裂样的剧烈疼痛，每次数秒至 2 分钟。疼痛以面颊、上下颌及舌部最为明显；口角、鼻翼、颊部和舌部为敏感区。轻触即可诱发，称为扳机点；当碰及触发点如洗脸、刷牙时疼痛发作，或因咀嚼、呵欠和讲话等引起疼痛,以致患者不敢做这些动作。表现为面色憔悴、精神抑郁和情绪低落。

(2)严重者伴有面部肌肉的反复性抽搐、口角牵向患侧,称为痛性抽搐。可伴有面部发红、皮温增高、结膜充血和流泪等。严重者可昼夜发作,夜不成眠或睡后痛醒。

(3)病程可呈周期性。每次发作期可为数日、数周或数月不等,缓解期也可数日至数年不等。病程愈长,发作愈频繁、愈重。神经系统检查一般无阳性体征。

(4)心理评估。使用焦虑量表评估患者的焦虑程度。

(二)患者评估

1.疼痛

主要由于三叉神经受损引起面颊、上下颌及舌疼痛。

2.焦虑

与疼痛反复、频繁发作有关。

(三)护理目标

(1)患者自感疼痛减轻或缓解。

(2)患者述舒适感增加,焦虑症状减轻。

(四)护理措施

1.治疗护理

(1)药物治疗:原发性三叉神经痛首选卡马西平治疗。其不良反应为头晕、嗜睡、口干、恶心、皮疹、再生障碍性贫血、肝功能损害、智力和体力衰弱等。护理者必须注意观察,每1～2个月复查肝功能和血常规。偶有皮疹、肝功能损害和白细胞减少,需停药;也可按医生建议单独或联合使用苯妥英钠、氯硝西泮、巴氯芬、野木瓜等治疗。

(2)封闭治疗:三叉神经封闭是注射药物于三叉神经分支或三叉神经半月节上,阻断其传导,导致面部感觉丧失,获得一段时间的止痛效果。注射药物有无水乙醇、甘油等。封闭术的止痛效果往往不够满意,远期疗效较差,还有可能引起角膜溃疡、失明、颅神经损害、动脉损伤等并发症,且对三叉神经第1支疼痛不适用。但对全身状况差、不能耐受手术的患者,鉴别诊断以及为手术创造条件的过渡性治疗仍有一定的价值。

(3)经皮选择性半月神经节射频电凝治疗:在X线监视下或经CT导向将射频电极针经皮插入半月神经节,通电加热至65～75 ℃维持1分钟,可选择性地破坏节后无髓鞘的传导痛温觉的 Aβ 和 C 细纤维,保留有髓鞘的传导触觉的 Aα 和粗纤维,疗效可达90%以上,但有面部感觉异常、角膜炎、咀嚼无力、复视和带状疱疹等并发症。长期随访复发率为21%～28%,但重复应用仍有效。本方法尤其适用于年老体弱不适合手术治疗的患者、手术治疗后复发者以及不愿意接受手术治疗的患者。

射频电凝治疗后并发症的观察护理:观察患者的恶心、呕吐反应,随时处理污物,遵医嘱补液补钾;询问患者有无局部皮肤感觉减退,观察其是否有同侧角膜反射迟钝、咀嚼无力、面部异样不适感觉。并注意给患者进餐软食,洗脸水温要适宜。如有术中穿刺方向偏内、偏深误伤视神经引起视力减退、复视等并发症,应积极遵医嘱给予治疗并防止患者活动摔伤、碰伤。

(4)外科治疗。

1)三叉神经周围支切除及抽除术:两者手术较简单,因神经再生而容易复发,故有效时间短,目前较少采用,仅限于第 1 支疼痛者姑息使用。

2)三叉神经感觉根切断术:经枕下入路三叉神经感觉根切断术,三叉神经痛均适用此种入路,手术操作较复杂,危险性大,术后反应较多,但常可发现病因,可很好保护运动根及保留部分面部和角膜触觉,复发率低,至今仍广泛使用。

3)三叉神经脊束切断术:此手术危险性太大,术后并发症严重,现很少采用。

4)微血管减压术:已知有 85%~96%的三叉神经痛患者是由于三叉神经根存在血管压迫所致,用手术方法将压迫神经的血管从三叉神经根部移开,疼痛就会消失,这就是微血管减压术,因为微血管减压术是针对三叉神经痛的主要病因进行治疗,去除血管对神经的压迫后,约 90%的患者疼痛可以完全消失,面部感觉完全保留,而达到彻底根治的目的。微血管减压术可以保留三叉神经功能,运用显微外科技术进行手术,减小了手术创伤,很少遗留永久性神经功能障碍,术中手术探查可以发现引起三叉神经痛的少见病因,如影像学检查未发现的小肿瘤、蛛网膜增厚及粘连等,因而成为原发性三叉神经痛的首选手术治疗方法。①三叉神经微血管减压术的手术适应证:正规药物治疗一段时间后,药物效果不明显或疗效明显减退的患者;药物过敏或严重不良反应不能耐受者;疼痛严重,影响工作、生活和休息者。②微血管减压术治疗三叉神经痛的临床有效率为 90%~98%,影响其疗效的因素很多,其中压迫血管的类型、神经受压的程度及减压方式的不同对其临床治疗和预后的判断有着重要的意义。微血管减压术治疗三叉神经痛也存在 5%~10%的复发率,不同术者和手术方法的不同差异很大。研究表明,患者的性别、年龄,疼痛的支数,疼痛部位,病程,近期疗效及压迫血管的类型可能与复发存在一定的联系。导致三叉神经痛术后复发的主要原因有:病程大于 8 年;静脉为压迫因素;术后无即刻症状消失者。三叉神经痛复发最多见于术后两年内,两年后复发率明显降低。

2.心理护理

由于本病为突然发作的反复的阵发性剧痛,易出现精神抑郁和情绪低落等表现,护士应关心、理解、体谅患者,帮助其减轻心理压力,增强战胜疾病的信心。

3.健康教育

指导患者生活有规律,合理休息、娱乐;鼓励患者运用指导式想象、听音乐、阅读报刊等分散注意力,消除紧张情绪。

第三节　急性脊髓炎

一、概述

急性脊髓炎是指由于感染或毒素侵及脊髓所致的疾病,因其在脊髓的病变常为横贯性,故又称横贯性脊髓炎。

二、病因

急性脊髓炎不是一种独立的疾病,它可由许多不同的病因所引起,主要包括感染与毒素两类。

（一）感染

感染是导致急性脊髓炎的主要原因之一。可以是原发的，也可以为继发的。原发性者最为多见，是指由于病毒所导致的急性脊髓炎。继发性者多起病于急性传染病，如麻疹、猩红热、白喉、流行性感冒、丹毒、水痘、肺炎、心内膜炎、淋病与百日咳等疾病的病程中，疫苗接种后或泌尿系统慢性感染性疾病时。

（二）毒素

无论外源性毒素还是内源性毒素，当作用于脊髓时均可导致急性脊髓炎。较为常见、可能引起脊髓炎的外源性毒素有 CO 中毒、CO_2 中毒、脊髓麻醉与蛛网膜下隙注射药物等。脊髓炎亦偶可发生妊娠或产后。

三、病理

急性脊髓炎的病理改变，主要在脊髓本身。

（一）急性期

脊髓肿胀、充血、发软，灰质与白质界限不清。镜检可见细胞浸润，小量出血，神经胶质增生，血管壁增厚，神经细胞和纤维变性。

（二）慢性期

脊髓萎缩、苍白、发硬，镜检可见神经细胞和纤维消失，神经胶质纤维增生。

四、临床表现

病毒所致的急性脊髓炎多见于青壮年，散在发病。起病较急，一般有轻度前驱症状，如低热、全身不适或上呼吸道感染症状，脊髓症状发生急骤。可有下肢的麻木与麻刺感，背痛并放射至下肢或围绕躯体的束带状感觉等，一般持续一或二日（罕有持续数小时者），长者可至1周，即显现脊髓横贯性损害症状，因脊髓横贯性损害可为完全性，也可为不完全性，同时因脊髓罹患部位的不同，其症状与体征各异，胸节脊髓最易罹患，这是因为胸髓最长与循环功能不全之故，兹依脊髓罹患节段，分别论述其症状与体征如下。

（一）胸髓

急性胸髓脊髓炎患者的最初症状为下肢肌力弱，可迅速进展而成为完全性瘫痪。病之早期，瘫痪为弛缓性者，肌张力低下，浅层反射与深层反射消失，病理反射不能引出，是谓脊髓休克，为痉挛性截瘫。与此同时出现膀胱与直肠的麻痹，故初为二便潴留，其后为二便失禁。因病变的横贯性，故所有感觉束皆受损，因此病变水平下的各种感觉皆减退或消失。感觉障碍的程度，取决于病变的严重度。瘫痪的下肢可出现血管运动障碍，如水肿与少汗或无汗。阴茎异常勃起偶可见到。

由于感觉消失，营养障碍与污染，压疮常发生于骶部、股骨粗隆、足跟等骨骼隆起处。

（二）颈髓

急性颈髓脊髓炎患者，弛缓性瘫痪见于上肢，而痉挛性瘫痪见于下肢。感觉障碍在相应的颈髓病变水平下，病变若在高颈髓（$C_{3\sim4}$）则为完全性痉挛性四肢瘫痪并有膈肌瘫痪，可出现呼吸麻痹，并有高热，可导致死亡。

（三）腰骶髓

严重的急性腰骶髓脊髓炎呈现下肢的完全性弛缓性瘫痪，明显的膀胱与直肠功能障碍，下肢腱反射消失,其后肌肉萎缩。

五、实验室检查

血液中白细胞数增多,尤以中性多形核者为甚。脑脊髓液压力可正常,除个别急性期脊髓水肿严重者外,一般无椎管阻塞现象。脑脊髓液外观无色透明,白细胞数可增高,主要为淋巴细胞,蛋白质含量增高,糖与氯化物含量正常。

六、诊断与鉴别诊断

确定急性脊髓炎的部位与病理诊断并不困难,其特点包括起病急骤,有前驱症状,迅即发生的脊髓横贯性损害症状与体征以及脑脊液异常等。但欲确定病因则有时不易,详细的病史询问非常重要,例如起病前不久曾接种疫苗,则脊髓炎极可能与之有关。

本病需与急性硬脊膜外脓肿、急性多发性神经根神经炎、视神经脊髓炎和脊髓瘤相鉴别。

七、治疗

一切急性脊髓炎患者在急性期皆应绝对卧床休息。急性期可应用糖皮质激素,如氢化可的松100～200 mg或地塞米松5～10 mg静脉滴注,每日1次,连续10日,以后改为口服泼尼松,已有并发感染或为预防感染,可选用适当的抗生素,并应加用维生素 B_1、维生素 B_{12} 等。

有呼吸困难者应注意呼吸道通畅,勤翻身,定时拍背,务使痰液尽量排出,如痰不能咳出或有分泌物储积,可行气管切开。

必须采取一切措施预防压疮的发生,患者睡衣与被褥必须保持清洁、干燥、柔软,且无任何皱褶。骶部应置于裹有白布的橡皮圈上,体位应定时变换,受压部分的皮肤也应涂擦滑石粉。若压疮已发生,可局部应用氧化锌粉、代马妥或鞣酸软膏。

尿潴留时应使用留置导尿管,每3～4小时放尿一次,每日应以3％硼酸或1％呋喃西林或者1％高锰酸钾液,每次250 mL冲洗灌注,应停留0.5小时再放出,每日冲洗1～2次,若有功能恢复迹象时则应取出导尿管,训练患者自动排尿。

便秘时应在食物中增加蔬菜,给予缓泻剂,必要时灌肠。

急性期应注意避免屈曲性截瘫的发生以及注意足下垂的预防,急性期后应对瘫痪肢体进行按摩、全关节的被动运动与温浴,可改善局部血循环与防止挛缩。急性期后仍为弛缓性瘫痪时,可应用平流电治疗。

八、护理

(一)评估要点

1.一般情况

了解患者起病的方式、缓急;有无疫苗接种、病毒感染史;有无受凉、过劳、外伤等明显的诱因和前驱症状。评估患者的生命体征有无改变,了解对疾病的认识。

2.专科情况

(1)评估患者是否存在呼吸费力、吞咽困难和构音障碍。

(2)评估患者感觉障碍的部位、类型、范围及性质。观察双下肢麻木、无力的范围及持续时间;了解运动障碍的性质、分布、程度及伴发症状。评估运动和感觉障碍的平面是否上升。

(3)评估排尿情况:观察排尿的方式、次数与量,了解膀胱是否膨隆。区分是尿潴留还是充溢性尿失禁。

（4）评估皮肤的情况：有无皮肤破损、发红等。

3.辅助检查

（1）肌电图是否呈失神经改变；下肢体感诱发电位及运动诱发电位是否异常。

（2）脊髓 MRI 是否有典型的改变，即病变部位脊髓增粗。

（二）护理诊断

1.躯体移动障碍

与脊髓病变所致截瘫有关。

2.排尿异常

与自主神经功能障碍有关。

3.低效性呼吸型态

与高位脊髓病变所致呼吸肌麻痹有关。

4.感知改变

与脊髓病变、感觉传导通路受损有关。

5.潜在并发症

压疮、肺炎、泌尿系统感染。

（三）护理措施

1.心理护理

双下肢麻木、无力易引起患者情绪紧张，护理人员应给予安慰，向患者及家属讲解疼痛过程。教会患者分散注意力的方法，如听音乐、看书。多与患者进行沟通，树立战胜疾病的信心，提高疗效。

2.病情观察

（1）监测生命体征，如血压偏低、心率慢、呼吸慢、血氧饱和度低、肌张力低，立即报告医生，同时建立静脉通道，每 15 分钟监测生命体征 1 次，直至正常。

（2）观察双下肢麻木、无力的范围及持续时间。

（3）监测血常规、脑脊液中淋巴细胞及蛋白、肝功能、肾功能，并准确记录。

3.皮肤护理

每 1～2 小时翻身 1 次，并观察受压部位皮肤情况。保持皮肤清洁、干燥，床单柔软、平坦、舒适，受压部位皮肤用软枕、海绵垫悬空，防止压疮形成。保持肢体的功能位置，定时活动，防止关节挛缩和畸形，避免屈曲性痉挛的发生。

4.饮食护理

饮食上给予清淡、易消化、营养丰富的食物，新鲜的瓜果和蔬菜，如苹果、梨、香蕉、冬瓜、木耳等，避免辛辣刺激性强和油炸的食物。

5.预防并发症

（1）预防压疮，做到七勤：勤观察、勤翻身、勤按摩、勤擦洗、勤整理、勤更换。如已发生压疮，应积极换药治疗。

（2）做好便秘、尿失禁、尿潴留的护理，防治尿路感染。

（3）注意保暖，避免受凉。经常拍背，帮助排痰，防止坠积性肺炎。

(四)应急措施

如患者出现呼吸费力、呼吸幅度减小、呼吸浅慢、发绀、吞咽困难时,即刻给予清理呼吸道,吸氧,建立人工气道,应用简易呼吸器进行人工气囊辅助呼吸,有条件者给予呼吸机辅助呼吸;建立静脉液路,按医嘱给予抢救用药,必要时行气管插管或气管切开。

(五)健康教育

1.入院教育

(1)鼓励患者保持良好的心态,关心、体贴、尊重患者,树立战胜疾病的信心。

(2)告知本病的治疗、护理及预后等相关知识。

(3)病情稳定后及早开始瘫痪肢体的功能锻炼。

2.住院教育

(1)指导患者按医嘱正确服药,告知药物的不良反应与服药注意事项。

(2)给予高热量、高蛋白、高维生素饮食,多吃酸性及纤维素丰富的食物,少食易胀气食物。

(3)告知患者及家属膀胱充盈的表现及尿路感染表现,鼓励多饮水,2500~3000 mL/d,保持会阴部清洁。保持床单位及衣物整洁、干燥。

(4)指导患者早期进行肢体的被动与主动运动。

3.出院指导

(1)坚持肢体的功能锻炼和日常生活动作的训练,忌烟酒,做力所能及的家务和工作,促进功能恢复。

(2)患者出院后,继续遵医嘱服药。

(3)定期门诊复查,一旦发现肢体麻木、乏力、四肢瘫痪等情况,立即就医。

九、腰椎穿刺术的护理

腰椎穿刺术是将腰椎穿刺针通过腰椎间隙刺入蛛网膜下隙抽取脑脊液和注射药物的一种临床诊疗技术,是神经内科临床常用的检查方法之一。腰椎穿刺术对神经系统疾病的诊断和治疗有重要价值,简便易行,也比较安全。

(一)适应证及禁忌证

1.适应证

(1)脑血管病变。

(2)各种中枢神经系统的炎性病变。

(3)脑肿瘤。

(4)中枢神经系统白血病。

(5)脊髓病变。

2.禁忌证

(1)穿刺部位的皮肤、皮下软组织或脊柱有感染。

(2)颅内压明显增高或已出现脑疝迹象。

(3)高颈段脊髓肿物或脊髓外伤的急性期。

(4)有全身严重感染性疾病,病情危重,躁动不安者等。

(二)诊疗操作的护理配合

1.术前准备

(1)物品准备:腰椎穿刺包(内有腰椎穿刺针、5 mL及10 mL注射器、7号注射针头、洞巾、纱布、试管、测压管)、2%利多卡因注射液、消毒盘、手套、胶布。根据需要,可准备培养基。

(2)患者准备:向患者介绍腰椎穿刺术的目的及注意事项,家属签字同意穿刺;患者排空大小便;消除患者紧张心理。

(3)环境准备:安静、清洁、温暖,有屏风遮挡。

2.术中配合

(1)安排患者卧于硬板床或在其身下垫一硬板。

(2)协助医师保持患者腰穿体位,暴露穿刺部位。

(3)配合进行穿刺部位消毒,术者戴手套、铺巾及用2%利多卡因进行局部麻醉。

(4)当穿刺成功,应观察脑脊液是否缓缓流出。

(5)询问患者有无不适,观察患者面色、呼吸、脉搏、瞳孔等,发现异常立即通知医师,停止穿刺并做相应处理。若患者感到下肢电击样疼痛,应告之为针尖碰击马尾所致,无须处理。

(6)收集脑脊液3～5 mL于无菌试管中,送检。若需做细菌培养,试管及棉塞应在火焰下灭菌。

(7)术毕,当拔出穿刺针后,穿刺点用碘附消毒后覆盖纱布,胶布固定。整理用物。

3.术后护理

(1)嘱患者去枕平卧4～6小时,不要抬头,但可翻身,防止发生低颅压性头痛。

(2)出现头痛,可静脉滴注等渗盐水,将卧床时间延长至24小时。

(3)观察穿刺点有无脑脊液渗漏、出血或感染。若有异常,通知医师做相应处理。

(三)操作方法

1.体位

患者去枕弯腰抱膝侧卧位,背垂直于床面,腰部尽量后凸,使椎间隙拉宽(图1-1)。

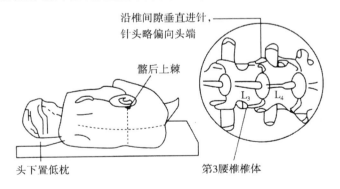

图1-1　腰穿示意图

2.穿刺点

一般取第3或第4腰椎间隙作为穿刺部位,相当于两髂后上棘连线与后正中线的交点。

3.操作步骤

(1)穿刺部位消毒,术者戴手套、铺巾及用2%利多卡因进行局部麻醉。

（2）左手固定穿刺处皮肤，右手用无菌纱布包裹穿刺针（套上针心）从椎间隙缓慢进针，与脊柱呈垂直方向，针尖略偏向头端，成人进针深度为 4～6 cm，儿童为 2～4 cm。当均匀进针过程中感到阻力突然消失，说明针尖已刺入蛛网膜下隙。将针心缓慢抽出，防止脑疝形成。

（3）测定颅内压时，应接上测压管［正常脑脊液压力为 7.85～17.65 kPa（80～180 mmH$_2$O）或每分钟 40～50 滴］；若需做动力试验（压颈试验）了解蛛网膜下隙有无阻塞，即在测压后，压迫一侧颈静脉约 10 分钟。正常时，脑脊液压力立即上升，解除压迫后 10～20 秒又降至原来水平，称动力试验阴性，表示蛛网膜下隙通畅；若压迫颈静脉后，不能使脑脊液压力上升，则为动力试验阳性，表示蛛网膜下隙阻塞；若压迫颈静脉后，脑脊液压力缓慢上升，放松压力缓慢下降，也为动力试验阳性，表示蛛网膜下隙未完全阻塞。

（4）移去测压管，收集脑脊液 3～5 mL 分置 2～3 个试管，及时送检。

（5）术毕，先将针心插入再拔出穿刺针，针孔做无菌处理，敷料覆盖。

第四节　面神经炎

面神经炎又称 Bell 麻痹，是面神经在茎乳孔以上面神经管内段的急性非化脓性炎症。

一、病因

面神经炎病因不明，一般认为面部受冷风吹袭、病毒感染、自主神经功能紊乱造成面神经的营养微血管痉挛，引起局部组织缺血、缺氧所致。近年来也有研究认为可能是一种免疫反应。膝状神经节综合征则是带状疱疹病毒感染，使膝状神经节及面神经发生炎症所致。

二、临床表现

无年龄和性别差异，多为单侧，偶见双侧。发病与季节无关，通常急性起病，数小时至 3 天达到高峰。病前 1～3 天患侧乳突区可有疼痛。同侧额纹消失，眼裂增大，闭眼时，眼睑闭合不全，眼球向外上方转动并露出白色巩膜，称为 Bell 现象。病侧鼻唇沟变浅，口角下垂。不能作噘嘴和吹口哨动作，鼓腮时病侧口角漏气，食物常滞留于齿颊之间。

若病变波及鼓索神经，可有同侧舌前 2/3 味觉减退或消失。镫骨肌支以上部位受累时，出现同侧听觉过敏。膝状神经节受累时除面瘫、味觉障碍和听觉过敏外，还有同侧唾液、泪腺分泌障碍，耳内及耳后疼痛，外耳道及耳郭部位带状疱疹，称膝状神经节综合征。一般预后良好，通常于起病 1～2 周后开始恢复，2～3 个月内痊愈。发病时伴有乳突疼痛、老年患者、患有糖尿病和动脉硬化者预后差。可遗有面肌痉挛或面肌抽搐。可根据肌电图检查及面神经传导功能测定判断面神经受损的程度和预后。

三、诊断与鉴别诊断

根据急性起病的周围性面瘫即可诊断。但需与以下疾病鉴别。

（1）格林－巴利综合征：可有周围性面瘫，多为双侧性，并伴有对称肢体瘫痪和脑脊液蛋白－细胞分离。

（2）中耳炎、迷路炎、乳突炎等并发的耳源性面神经麻痹，以及腮腺炎、下颌化脓性淋巴结炎等所致者多有原发病的特殊症状及病史。

(3)颅后窝肿瘤或脑膜炎引起的周围性面瘫,起病较缓,且有原发病及其他脑神经受损表现。

四、治疗

(一)急性期治疗

以改善局部血液循环,消除面神经的炎症和水肿为主。如为带状疱疹所致的膝状神经节综合征,可口服阿昔洛韦 5 mg/(kg·d),每日 3 次,连服 7～10 日。

(1)皮质类固醇激素的应用:泼尼松(20～30 mg)每日 1 次,口服,连续 7～10 日。

(2)改善微循环,减轻水肿:706 代血浆(羟乙基淀粉)或低分子右旋糖酐 250～500 mL,静脉滴注每日 1 次,连续 7～10 日,也可加用脱水利尿药。

(3)神经营养代谢药物的应用:维生素 B_1 50～100 mg,维生素 B_{12} 500 μg,胞磷胆碱 250 mg,辅酶 Q_{10} 5～10 mg 等,肌内注射,每日 1 次。

(4)理疗:茎乳孔附近超短波透热疗法,红外线照射。

(二)恢复期治疗

以促进神经功能恢复为主。

(1)口服维生素 B_1、维生素 B_{12} 各 1～2 片,每日 3 次;地巴唑 10～20 mg,每日 3 次。也可用加兰他敏 2.5～5 mg,肌内注射,每日 1 次。

(2)中药,针灸,理疗。

(3)采用戴眼罩、滴眼药水、涂眼药膏等方法保护暴露的角膜。

(4)病后两年仍不恢复者,可考虑行神经移植治疗。

五、护理

(一)一般护理

(1)病后两周内应注意休息,减少外出。

(2)本病一般预后良好,约 80%患者可在 3～6 周内痊愈,因此应向患者说明病情,使其积极配合治疗,解除心理压力,尤其年轻患者,应保持健康心态。

(3)给予易消化、高热能的半流饮食,保证机体足够营养代谢,增加身体抵抗力。

(二)观察要点

面神经炎是神经科常见病之一,在护理观察中主要注意以下两方面的鉴别。

1.判断面瘫为中枢性还是周围性瘫痪

中枢性面瘫是由对侧皮质延髓束受损引起的,故只产生对侧下部面肌瘫痪,表现为鼻唇沟浅、口角下坠、露齿、鼓腮、吹口哨时出现肌肉瘫痪,而皱额、闭眼仍正常或稍差。哭笑等情感运动时,面肌仍能收缩。周围性面瘫所有表情肌均瘫痪,不论随意或情感活动,肌肉均无收缩。

2.正确判断患病侧

面肌挛缩时病侧鼻唇沟加深,眼裂缩小,易误认健侧为病侧。如让患者露齿时可见挛缩侧面肌不收缩,而健侧面肌收缩正常。

(三)保护暴露的角膜及防止结膜炎

由于患者不能闭眼,因此必须注意眼的清洁卫生。

(1)外出必须戴眼罩,避免沙尘进入眼内。

（2）每日用抗生素眼药水滴眼，入睡前用眼药膏，以防止角膜炎或暴露性角结膜炎。

（3）擦拭眼泪的正确方法是向上，以防止加重外翻。

（4）注意用眼卫生，养成良好习惯，不能用脏手、脏手帕擦眼泪。

（四）保持口腔清洁，防止牙周炎

由于患侧面肌瘫痪，进食时食物残渣常停留于患侧颊齿间，故应注意口腔卫生。

（1）经常漱口，必要时使用消毒漱口液。

（2）正确使用刷牙方法，应采用"短横法或竖转动法"两种方法，以去除菌斑及食物残片。

（3）牙齿的邻面与间隙容易堆积菌斑而发生牙周炎，可用牙线紧贴牙齿颈部，然后在邻面作上下移动，每个牙齿 4～6 次，直至刮净。

（4）牙龈乳头萎缩和齿间空隙大的情况下可用牙签沿着牙龈的形态线平行插入，不宜垂直插入，以免影响美观和功能。

（五）家庭护理

1.注意面部保暖

夏天避免在窗下睡觉，冬天迎风乘车要戴口罩，在野外作业时注意面部及耳后的保护。耳后及病侧面部给予温热敷。

2.平时加强身体锻炼

增强抗风寒侵袭的能力，积极治疗其他炎性疾病。

3.瘫痪面肌锻炼

因面肌瘫痪后常松弛无力，患者自己可对着镜子用手掌贴于瘫痪的面肌上做环形按摩，每日3～4次，每次 15 分钟，以促进血液循环，并可减轻患侧面肌受健侧的过度牵拉。当神经功能开始恢复时，鼓励患者练习病侧面肌的随意运动，以促进瘫痪机体的早日康复。

第五节　帕金森病

帕金森病由 James Parkinson 首先描述，旧称震颤麻痹，是发生于中年以上的中枢神经系统慢性进行性变性疾病，病因至今不明。多缓慢起病，逐渐加重。其病变主要在黑质和纹状体。其他疾病累及锥体外系统也可引起同样的临床表现，称为震颤麻痹综合征或帕金森综合征。65 岁以上人群患病率为 1000/10 万，随年龄增加，男性稍多于女性。

一、临床表现

（一）震颤

肢体和头面部不自主抖动，这种抖动在精神紧张时和安静时尤为明显，病情严重时抖动呈持续性，只有在睡眠后消失。

（二）肌肉僵直，肌张力增高

表现为手指伸直，掌指关节屈曲，拇指内收，腕关节伸直，头前倾，躯干俯屈，髋关节和膝关节屈曲等特殊姿势。

（三）运动障碍

运动减少，动作缓慢，写字越写越小，精细动作不能完成，开步困难，慌张步态，走路前冲，呈碎步，面部缺乏表情。

（四）其他症状

如多汗、便秘、油脂脸，直立性低血压，精神抑郁症状等，部分患者伴有智力减退。

二、体格检查

（一）震颤

检查可发现静止性、姿势性震颤，手部可有搓丸样动作。

（二）肌强直

患肢肌张力增高，可因均匀的阻力而出现"铅管样强直"，如伴有震颤则似齿轮样转动，称为"齿轮样强直"。四肢躯干、颈部和面部肌肉受累出现僵直，患者出现特殊姿态。

（三）运动障碍

平衡反射、姿势反射和翻正反射等障碍以及肌强直导致的一系列运动障碍，写字过小症以及慌张步态等。

（四）自主神经系统体征

仅限于震颤一侧的大量出汗和皮脂腺分泌增加等体征，食管、胃及小肠的功能障碍导致吞咽困难和食管反流，以及顽固性便秘等。

三、辅助检查

（一）MRI

唯一的改变为在 T_2 相上呈低信号的红核和黑质网状带间的间隔变窄。

（二）正电子发射计算机断层扫描（PET）

可检出纹状体摄取功能下降，其中又以壳核明显，尾状核相对较轻，即使症状仅见于单侧的患者也可查出双侧纹状体摄取功能降低。尚无明确症状的患者，PET 若检出纹状体的摄取功能轻度下降或处于正常下界，之后均有发病。

四、诊断

（一）诊断思路

（1）帕金森病实验室检查及影像学检查多无特殊异常，临床诊断主要依赖发病年龄、典型临床症状及治疗性诊断（即应用左旋多巴有效）。

（2）帕金森病诊断明确后，还须进行 UPDRS 评分及分级，来评判其严重程度并指导下一步治疗。

（二）鉴别诊断

1.脑炎后帕金森综合征

通常所说的昏睡性脑炎所致帕金森综合征，已近 70 年未见报道，因此该脑炎所致脑炎后帕金森综合征也随之消失。近年报道病毒性脑炎患者可有帕金森样症状，但本病有明显感染症状，可伴有颅神经麻痹、肢体瘫痪、抽搐、昏迷等神经系统损害的症状，脑脊液可有细胞数轻中度增高、蛋白增高、糖减低等。病情缓解后其帕金森样症状随之缓解，可与帕金森病鉴别。

2.肝豆状核变性

为隐性遗传性疾病,约1/3有家族史,多见于青少年,可有肢体肌张力增高、震颤、面具样脸、扭转痉挛等锥体外系症状。具有肝脏损害,角膜 K-F 环及血清铜蓝蛋白降低等特征性表现,可与帕金森病鉴别。

3.特发性震颤

特发性震颤属显性遗传病,表现为头、下颌、肢体不自主震颤,震颤频率可高可低,高频率者甚似甲状腺功能亢进症,低频率者甚似帕金森震颤。本病无运动减少、肌张力增高及姿势反射障碍,并于饮酒后消失,普萘洛尔治疗有效等,可与原发性帕金森病鉴别。

4.进行性核上性麻痹

本病也多发于中老年,临床可有肌强直、震颤等锥体外系症状。但本病有突出的眼球凝视障碍,肌强直以躯干为重,肢体肌肉受累轻而较好地保持了肢体的灵活性,颈部伸肌张力增高致颈项过伸与帕金森病颈项屈曲显然不同,从而与帕金森病鉴别。

5.Shy-Drager 综合征

临床常有锥体外系症状,但因有突出的自主神经症状,如晕厥、直立性低血压、性功能及膀胱功能障碍,左旋多巴制剂治疗无效等,可与帕金森病鉴别。

6.药物性帕金森综合征

过量服用利舍平、氯丙嗪、氟哌啶醇及其他抗抑郁药均可引起锥体外系症状,因有明显的服药史,并于停药后减轻可资鉴别。

7.良性震颤

良性震颤指没有脑器质性病变的生理性震颤(肉眼不易觉察)和功能性震颤。功能性震颤包括:①生理性震颤加强(肉眼可见),多呈姿势性震颤,与肾上腺素能的调节反应增强有关;也见于某些内分泌疾病,如嗜铬细胞瘤、低血糖、甲状腺功能亢进症;②可卡因和乙醇中毒以及一些药物的不良反应;癔症性震颤,多有心因性诱因,分散注意力可缓解震颤;③其他,如情绪紧张时和做精细动作时出现的震颤。良性震颤临床上无肌强直、运动减少和姿势异常等帕金森病的特征性表现。

五、治疗

(一)一般治疗

因本病的临床表现为震颤、强直、运动障碍、便秘和生活不能自理,故家属及医务人员应鼓励帕金森病早期患者多做主动运动,尽量继续工作,培养业余爱好,多吃蔬菜水果或蜂蜜,防止摔跤,避免刺激性食物和烟酒。对晚期卧床患者,应勤翻身,多在床上做被动运动,以防发生关节固定、压疮及坠积性肺炎。

(二)药物治疗

帕金森病首选内科治疗,多数患者可通过内科药物治疗缓解症状。

各种药物治疗虽能使患者的症状在一定时期内获得一定程度的好转,但不能阻止本病的自然发展。药物治疗必须长期坚持,而长期服药则药效减退和不良反应难以避免。虽然有相当一部分患者通过药物治疗可获得症状改善,但即使目前认为效果较好的左旋多巴或复方多巴(美多芭及信尼麦),也有15%左右的患者根本无效。用于治疗本病的药物种类繁多,最常用者仍为抗胆碱能药和多巴胺替代疗法。

1.抗胆碱能药物

该类药物最早用于帕金森病的治疗,常用者为苯海索 2 mg,每日 3 次口服,可酌情增加;东莨菪碱 0.2 mg,每日 3～4 次口服;苯甲托品 2～4 mg,每日 1～3 次口服等。

2.多巴胺替代药物

此类药物主要补充多巴胺的不足,使乙酰胆碱－多巴胺系统重获平衡而改善症状。最早使用的是左旋多巴,但其可刺激外周多巴胺受体,引起多方面的外周不良反应,如恶心、呕吐、厌食等消化道症状和血压降低、心律失常等心血管症状。目前不主张单用左旋多巴治疗,常用它与苄丝肼或甲基多巴肼的复合制剂。常用的药物有美多芭、息宁或帕金宁。

(1)美多芭:是左旋多巴和苄丝肼 4∶1 配方的混合剂。对病变早期的患者,开始剂量可用 62.5 mg,每日 3 次。如患者开始治疗时症状显著,则开始剂量可为 125 mg,每日 3 次;如效果不满意,可在第 2 周每日增加 125 mg,第 3 周每日再增加 125 mg。如果患者的情况仍不满意,则应每隔 1 周每日再增加125 mg。如果美多芭的日剂量＞1000 mg,需再增加剂量只能每月增加 1 次。该药明显减少了左旋多巴的外周不良反应,但却不能改善其中枢不良反应。

(2)息宁:是左旋多巴和甲基多巴肼 10∶1 的复合物,开始剂量可用 125 mg,每日 2 次,以后根据病情逐渐加量。其加药的原则和上述美多芭的加药原则是一致的。帕金宁是左旋多巴和甲基多巴肼 10∶1 的复合物的控释片,它可使左旋多巴血浓度更稳定并达 4～6 小时,有利于减少左旋多巴的剂末现象、开始现象和剂量高峰多动现象。但是,控释片也有一些缺陷,如起效慢,并且由于在体内释放缓慢,有可能产生蓄积作用,有时反而出现异动症的现象,改用美多芭后消失。

3.多巴胺受体激动剂

多巴胺受体激动剂能直接激动多巴胺能神经细胞突触受体,刺激多巴胺释放。

(1)溴隐亭:最常用,对震颤疗效好,对运动减少和强直疗效均不及左旋多巴,常用维持剂量为每日15～40 mg。

(2)协良行:患者使用时应逐步增加剂量,以达到不出现或少出现不良反应的目的。一般来讲,增加到每日 0.3 mg 是比较理想的剂量,但对于个别早期的患者,可能并不需要增加到这个剂量,可以用自感合适的剂量长期服用而不再增加。如果效果不理想,还可以根据病情的需要及对药物的耐受情况,每隔 5 日增加 0.025 mg 或 0.05 mg。

(3)泰舒达:使用剂量是每日 100～200 mg。可以从小剂量每日 50 mg 开始,逐渐增加剂量。在帕金森病的早期,可以单独使用泰舒达治疗,剂量最大可增加至每日150 mg。如果和左旋多巴合并使用,剂量可以维持在每日 50～150 mg。一般每使用 250 mg 左旋多巴,可考虑合并使用泰舒达 50 mg 左右。

(三)外科手术治疗

1.立体定向手术治疗

立体定向手术包括脑内核团毁损、慢性电刺激和神经组织移植。

(1)脑内核团毁损。①第一次手术适应证:长期服药治疗无效或药物治疗不良反应严重者;疾病进行性缓慢发展已超过 3 年以上;年龄在 70 岁以下;工作能力和生活能力受到明显限制(按 Hoehn 和 Yahr 分级为Ⅱ～Ⅳ级);术后短期复发,同侧靶点再手术。②第二次对侧靶点毁损手术适应证:第一次手术效果好,术后震颤、僵直基本消失,无任何并发症;手术近期疗效满意并保持在 12 个月以上;年龄在 70 岁以下;两次手术间隔时间满 1 年;目前无明显自主神经功能紊乱症状或严重精神症状,病情仍维持在Ⅱ～Ⅳ级。

禁忌证:症状很轻,仍在工作者;年老体弱;出现严重关节挛缩或有明显精神障碍;严重的心、肝、肾功能不全,高血压脑动脉硬化或有其他手术禁忌。

(2)脑深部慢性电刺激(DBS)。目前 DBS 最常用的神经核团为丘脑腹中间核(VIM)、丘脑底核(STN)和苍白球腹后部(PVP)。

慢性刺激术控制震颤的效果优于丘脑腹外侧核毁损术,后者发生并发症也常影响手术的成功。通过改变刺激参数可减少不必要的不良反应,远期疗效可靠。该疗法尚可用于非帕金森性震颤,如多发性硬化和创伤后震颤。

丘脑底核(STN)也是刺激术时选用的靶点。有学者报道应用此方法观察治疗一例运动不能的帕金森病患者。靶点定位方法为脑室造影,并参照立体定向脑图谱,同时根据慢性电极刺激和电生理记录进行调整。发现神经元活动自发增多的区域位于 AC-PC 平面下 2～4 mm,AC-PC 线中点旁 10 mm。对该处进行 130 Hz 刺激,可立即缓解运动不能症状(主要是对侧肢体),但不诱发半身舞蹈症等运动障碍。上述观察表明,对 STN 进行慢性电刺激可用于治疗运动严重障碍的 PD 患者。

2.脑细胞移植和基因治疗

帕金森病脑细胞移植术和基因治疗已在动物实验上取得很大成功,但最近临床研究显示,胚胎脑移植只能轻微改善 60 岁以下患者的症状,并且 50% 的患者在手术后出现不随意运动的不良反应,因此,目前此手术还不宜普遍采用。基因治疗还停留在实验阶段。

六、护理

(一)护理评估

1.健康史评估

(1)询问患者职业,农民的发病率较高,主要是他们与杀虫剂、除草剂接触有关。

(2)评估患者家族中有无患此病的人,帕金森病与家族遗传有关,患者的家族发病率为7.5%～94.5%。

(3)评估患者居住、生活、工作的环境,农业环境中神经毒物(杀虫剂、除草剂),工业环境中暴露重金属等是帕金森病的重要危险因素。

2.临床观察评估

帕金森病常在 50 岁以上的中老年人中发病,发病年龄平均为 55 岁,男性稍多,起病缓慢,进行性发展,首发症状多为动作不灵活与震颤,随着病程的发展,可逐渐出现下列症状和体征。

(1)震颤:常为首发症状,多由一侧上肢远端(手指)开始,逐渐扩展到同侧下肢及对侧肢体,下颌、口唇、舌及头部通常最后受累,典型表现是静止性震颤,拇指与屈曲的示指间呈"搓丸样"动作,安静或休息时出现或明显,随意运动时减轻或停止,紧张时加剧,入睡后消失。

(2)肌强直:肌强直表现为屈肌和伸肌同时受累,被动运动关节时始终保持增高的阻力,类似弯曲软铅管的感觉,故称"铅管样强直";部分患者因伴有震颤,检查时可感到在均匀的阻力中出现断续停顿,如同转动齿轮感,称为"齿轮样强直",是由于肌强直与静止性震颤叠加所致。

(3)运动迟缓:表现为随意动作减少,包括行动困难和运动迟缓,并因肌张力增高、姿势反射障碍而表现出一系列特征性运动症状,如起床、翻身、步行、方向变换等运动迟缓;面部表情肌活动减少,常双眼凝视,瞬目运动减少,呈现"面具"脸;手指做精细动作如扣钮扣、系鞋带等困难;书写时字越写越小,呈现"写字过小征"。

(4)姿势及步态异常:站立时呈屈曲体姿,步态障碍甚为突出,患者自坐位、卧位站起困难,迈步后即以极小的步伐向前冲去,越走越快,不能及时停步或转弯,称慌张步态。

(5)其他症状:反复轻敲眉弓上缘可诱发眨眼不止。口、咽、腭肌运动障碍,讲话缓慢,语音低沉、单调、流涎,严重时可有吞咽困难。还有顽固性便秘、直立性低血压等;睡眠障碍;部分患者疾病晚期可出现认知功能减退、抑郁和视幻觉等,但常不严重。

3.诊断性检查评估

(1)头颅 CT:CT 可显示脑部不同程度的脑萎缩表现。

(2)生化检测:采用高效液相色谱(HPLC)可检测到脑脊液和尿中 HVA 含量降低。

(3)基因检测:DNA 印迹技术、PCR、DNA 序列分析等在少数家族性帕金森病患者可能会发现基因突变。

(4)功能显像检测:采用 PET 或 SPECT 与特定的放射性核素检测,可发现帕金森病患者脑内 DAT 功能显著降低,且疾病早期即可发现,D_2 型 DA 受体(D_2R)活性在疾病早期超敏、后期低敏,以及 DA 递质合成减少,对帕金森病的早期诊断、鉴别诊断及病情进展监测均有一定的价值。

(二)护理问题

1.运动障碍

帕金森病患者由于基底核或黑质发生病变,以致负责运动的锥体外束发生功能障碍,患者运动的随意肌失去了协调与控制,产生运动障碍并随之带来一定的意外伤害。

(1)跌倒:震颤、关节僵硬、动作迟缓,协调功能障碍常是患者摔倒的原因。

(2)误吸:舌头、唇、颈部肌肉和眼睑也有明显的震颤及吞咽困难。

2.营养摄入不足

患者因手、头不自主的震颤,进食时动作太慢,常无法独立吃完一顿饭,以致未能摄取日常所需热量,因此,约有 70% 的患者有体重减轻的现象。

3.便秘

由于药物的不良反应、缺乏运动、胃肠道中缺乏唾液(因吞咽能力丧失,唾液由口角流出)、液体摄入不足及肛门括约肌无力,所以大多数患者有便秘。

4.尿潴留

吞咽功能障碍以致水分摄取不足,贮存在膀胱的尿液不足 200~300 mL 则不会有排尿的冲动感;排尿括约肌无力引起尿潴留。

5.精神障碍

疾病使患者协调功能不良、顺口角流涎,而且又无法进行日常生活的活动,因此患者会有心情抑郁、产生敌意、罪恶感或无助感等情绪反应。由于外观的改变,有些患者还会发生因自我形象的改变而造成与社会隔离的问题。

(三)护理目标

(1)患者未发生跌倒或跌倒次数减少。

(2)患者有足够的营养;进食水时不发生呛咳。

(3)患者排便能维持正常。

(4)患者能维持部分自我照顾的能力。

(5)患者及家属的焦虑症状减轻。

(四)护理措施

1.安全护理

(1)安全配备,由于患者行动不便,在病房楼梯两旁、楼道、门把手附近的墙上,增设沙发或木制的扶手,以增加患者开、关门的安全性;配置牢固且高度适中的坐便器、沙发或椅,以利于患者坐下或站起,并在厕所、浴室增设可供扶持之物,使患者排便及穿脱衣服方便;应给患者配置助行器辅助设备;呼叫器置于患者床旁,日常生活用品放在患者伸手可及处。

(2)定时巡视,主动了解患者的需要,既要指导和鼓励患者增强自我照顾能力,做力所能及的事情,又要适当协助患者洗漱、进食、沐浴、如厕等。

(3)防止患者自伤。患者动作笨拙,常有失误,应谨防其进食时烫伤。端碗持筷困难者,尽量选择不易打碎的不锈钢餐具,避免使用玻璃和陶瓷制品。

2.饮食护理

(1)增加饮食中的热量、蛋白质含量及容易咀嚼的食物;吃饭少量多餐。定时监测体重变化;在饮食中增加纤维与液体的摄取,以预防便秘。

(2)进食时,营造愉快的气氛,因患者吞咽困难及无法控制唾液,所以有的患者喜欢单独进食;应将食物事先切成小块或研磨,并给予粗大把手的叉子或汤匙,使患者易于把持;给予患者充分的进食时间,若进食中食物冷却,应予以加热。

(3)吞咽障碍严重者,吞咽可能极为困难,在进食或饮水时有呛咳的危险,而造成吸入性肺炎,故不要勉强进食,可改为鼻饲喂养。

3.保持排便畅通

给患者摄取足够的营养与水分,并教导患者解便与排尿时吸气后闭气,利用增加腹压的方法解便与排尿。另外,依患者的习惯,在进食后半小时试着坐于马桶上排便。

4.运动护理

告知患者运动锻炼的目的在于防止和推迟关节僵直和肢体挛缩,与患者和家属共同制订锻炼计划,以克服运动障碍的不良影响。

(1)尽量参与各种形式的活动,如散步、太极拳、床边体操等。注意保持身体和各关节的活动强度与最大活动范围。

(2)对于已出现某些功能障碍或坐起已感到困难的患者,要有目的、有计划地锻炼。告诉患者知难而退或由他人包办只会加速功能衰退。如患者感到坐立位变化有困难,应每天做完一般运动后,反复练习起坐动作。

(3)必须指导患者注意姿势,以预防畸形。应小心观察头与颈部是否有弯曲的倾向。正确姿势有助于头、颈直立。患者躺于床上时,不应垫枕头,且应定期俯卧。

（4）本病常使患者起步困难和步行时突然僵住,因此嘱患者步行时思想要放松,尽量跨大步伐;向前走时脚要抬高,双臂摆动,目视前方而不要注视地面;转弯时,不要碎步移动,否则会失去平衡;护士和家属在协助患者行走时,不要强行拖着患者走;当患者感到脚粘在地上时,可告诉患者先向后退一步,再往前走,这样会比直接向前容易。

（5）过度震颤者让其坐在有扶手的椅子上,手抓着椅臂,可以稍加控制震颤。

（6）晚期患者出现显著的运动障碍时,要帮助患者活动关节,按摩四肢肌肉,注意动作轻柔,勿给患者造成疼痛。

（7）鼓励患者尽量试着独立完成日常生活的活动,自己安排娱乐活动,培养兴趣。

（8）让患者穿轻便宽松的衣服,可减少流汗与活动的束缚。

5.合并抑郁症的护理

帕金森病患者的抑郁症与帕金森疾病程度呈正相关,即患者的运动障碍愈重对其神经心理的影响愈严重。在护理患者时要教会患者一些心理调适技巧:重视自己的优点和成就;尽量维持过去的兴趣和爱好,积极参加文体活动,寻找业余爱好;向医生、护士及家人倾诉内心想法,疏泄郁闷,获得安慰和同情。

6.睡眠异常的护理

（1）创造良好的睡眠环境:建议患者营造舒适的睡眠环境,如室温和光线适宜;床褥不宜太软,以免翻身困难;为运动过缓和僵直较重的患者提供方便上下床的设施;卧室内放尿壶及便器,有利于患者夜间如厕等。避免在有限的睡眠时间内实施影响患者睡眠的医疗护理操作,必须进行的治疗和护理操作应穿插于患者的自然觉醒时,以减少被动觉醒次数。

（2）睡眠卫生教育:指导患者养成良好的睡眠习惯和方式,建立比较规律的活动和休息时间表。

（3）睡眠行为干预。①刺激控制疗法:只在有睡意时才上床;床及卧室只用于睡眠,不能在床上阅读、看电视或工作;若上床15～20分钟不能入睡,则应考虑换别的房间,仅在又有睡意时才上床(目的是重建卧室与睡眠间的关系);无论夜间睡多久,清晨应准时起床;白天不打瞌睡。②睡眠限制疗法:教导患者缩短在床上的时间及实际的睡眠时间,直到允许躺在床上的时间与期望维持的有效睡眠时间一样长。当睡眠效率超过90%时,允许增加15～20分钟卧床时间。睡眠效率低于80%,应减少15～20分钟卧床时间。睡眠效率80%～90%,则保持卧床时间不变。最终,通过周期性调整卧床时间,直至达到适度的睡眠时间。③依据睡眠障碍的不同类型和药物的半衰期遵医嘱有的放矢地选择镇静催眠药物,并主动告知患者及家属使用镇静催眠药的原则,即最小剂量、间断、短期用药,注意停药反弹、规律停药等。

7.用药护理

药物不良反应的观察如下。

（1）遵医嘱准时给药,预防或减少"开关"现象、剂末现象、异动症的发生。

（2）药物治疗初期可出现胃肠不适,表现为恶心、呕吐等,有些患者可出现幻觉。但这些不良反应可以通过逐步增加剂量或降低剂量的办法得到克服。特别值得指出的是,有一部分患者过分担心药物的不良反应,表现为尽量推迟使用治疗帕金森病的药物,或过分减少药物的服用量,这不仅对疾病的症状改善没有好处,长期如此将导致患者的心、肺等器官和消化系统等出现严重问题。

(3)精神症状:服用安坦、金刚烷胺等药物后,患者易出现幻觉,当患者表述一些离谱事时,护士应考虑到是服药引起的幻觉,立即报告医生,遵医嘱给予停药或减药,以防其发生意外。

8.功能神经外科手术治疗护理

(1)手术方法。外科治疗方法目前主要有神经核团细胞毁损手术与脑深部电刺激器埋置手术两种方式。原理是为了抑制脑细胞的异常活动,达到改善症状的目的。

(2)手术适应证。诊断明确的原发性帕金森病患者都是手术治疗的适宜人群,尤其是对左旋多巴(美多巴或息宁)长期服用以后疗效减退,出现了"开关"波动现象、异动症和"剂末"恶化效应的患者。

(3)手术并发症。因手术靶点的不同,会有不同的并发症。苍白球腹后部(PVP)切开术可能出现偏盲或视野缺损,丘脑腹外侧核(VIM)毁损术可出现感觉异常如嘴唇、指尖麻木等,丘脑底核(STN)毁损术可引起偏瘫。

(4)手术前护理。①术前教育:相关知识教育。②术前准备:术前一天头颅备皮;对术中术后应用的抗生素遵医嘱做好皮试;嘱患者晚 12:00 后开始禁食水;嘱患者清洁个人卫生,并在术前晨起为患者换好干净衣服。③术前 30 分钟给予患者术前哌替啶 25 mg 肌内注射;并将一片美巴多备好交至接手术者以便术后备用。④患者离病房后为其备好麻醉床、无菌小巾、一次性吸痰管、心电监护。

(5)手术后护理。①交接患者:交接内容包括术中是否顺利、有无特殊情况发生、术后意识状态、伤口的引流情况等。②安置患者于麻醉床上,头枕于无菌小巾上,取平卧位,嘱患者卧床 2 日,减少活动,以防诱发颅内出血;嘱患者禁食、水、药 6 小时后逐渐改为流食、半流食、普通饮食。③术后治疗效果观察:原有症状改善情况并记录。④术后并发症的观察:术后患者会出现脑功能障碍、脑水肿、颅内感染、颅内出血等并发症。因此术后严密观察患者神志、瞳孔变化,注意有无高热、头痛、恶心、呕吐等症状;有无偏盲、视野变窄及感知觉异常;观察患者伤口有无出血及分泌物等。⑤心电监测、颅脑监测 24 小时,低流量吸氧 6 小时。

9.给予患者及家属心理支持

对于心情抑郁的患者,应鼓励其说出对别人依赖感的感受。对于怀有敌意、罪恶感或无助感的患者,应给予帮助与支持,提供良好的照顾。寻找患者有兴趣的活动,鼓励患者参与。

10.健康教育

(1)指导术后服药,针对手术的患者,要让患者认识到手术虽然改善运动障碍,但体内多巴胺缺乏客观存在,仍需继续服药。

(2)指导日常生活中的运动训练。告知患者运动锻炼的目的在于防止和推迟关节僵直和肢体挛缩,与患者和家属共同制订锻炼计划,以克服运动障碍的不良影响。①关节活动度的训练:脊柱、肩、肘、腕、指、髋、膝、踝及趾等各部位都应进行活动度训练。对于脊柱,主要进行前屈后伸、左右侧屈及旋转运动。②肌力训练:上肢可进行哑铃操或徒手训练;下肢股四头肌的力量和膝关节控制能力密切相关,可进行蹲马步或反复起坐练习;腰背肌可进行仰卧位的桥式运动或俯卧位的燕式运动;腹肌力量较差行仰卧起坐训练。③姿势转换训练:必须指导患者注意姿势,以预防畸形。应小心观察头与颈部是否有弯曲的倾向。正确姿势有助于头、颈直立。躺于床上时,不应垫枕头,且患者应定期俯卧,注意翻身、卧位转为坐位、坐位转为站位训练。④重心转移和平衡训练:训练坐位平衡时可让患者重心在两臀间交替转移,也可训练重心的前后移动;训练站立平衡时双足分开 5～10 cm,让患者从前后方或侧方取物,待稳定后便可突然施加推或拉等外力,最好能诱发患者完成迈步反射。⑤步行步态训练:对于下肢起步困难者,最初可用脚踢患者的足跟部向前,用膝盖推挤患者腘窝使之迈出第一步,以后可在患者足前地上放一矮小障碍物,提醒患者迈过时方能起步。抬腿低可进行抬高腿练习,步距短的患者行走时予以提醒;步频快则应给予节律提示。对于上下肢动作不协调的患者,一开始嘱患者做一些站立相的两臂摆动,幅度可较大;还可站于患者身后,两人左、右手分别共握一根体操棒,然后喊口令一起往前走,手的摆动频率由治疗师通过体操棒传给患者。⑥让患者穿轻便宽松的衣服,可减少流汗与活动的束缚。

第二章　呼吸内科护理

第一节　急性呼吸道感染

急性呼吸道感染通常包括急性上呼吸道感染和急性气管－支气管炎。急性上呼吸道感染是鼻腔、咽或喉部急性炎症的总称。常见病原体为病毒,仅有少数由细菌引起。本病全年皆可发病,但冬春季节多发,具有一定的传染性,有时引起严重的并发症,应积极防治。急性气管－支气管炎是指感染、物理、化学、过敏等因素引起的气管－支气管黏膜的急性炎症。可由急性上呼吸道感染蔓延而来。多见于寒冷季节或气候多变时或气候突变时多发。

一、护理评估

(一)病因及发病机制

1.急性上呼吸道感染

急性上呼吸道感染 70％～80％由病毒引起,主要包括流感病毒、副流感病毒、呼吸道合胞病毒、腺病毒、鼻病毒等。由于感染病毒类型较多,又无交叉免疫,人体产生的免疫力较弱且短暂,同时在健康人群中有病毒携带者,故一个人可有多次发病。细菌感染占20％～30％,可直接或继病毒感染之后发生,以溶血性链球菌最为多见,其次为流感嗜血杆菌、肺炎球菌和葡萄球菌等,偶见革兰阴性杆菌。当全身或呼吸道局部防御功能降低,尤其是年老体弱或有慢性呼吸道疾病者更易患病,原先存在于上呼吸道或外界侵入的病毒和细菌迅速繁殖,引起本病。通过含有病毒的飞沫或被污染的用具传播,引起发病。

2.急性气管－支气管炎

(1)感染:由病毒、细菌直接感染,或急性上呼吸道病毒(如腺病毒、流感病毒)、细菌(如流感嗜血杆菌、肺炎球菌)感染迁延而来,也可在病毒感染后继发细菌感染。也可为衣原体和支原体感染。

(2)物理、化学因素:过冷空气、粉尘、刺激性气体或烟雾的吸入使气管－支气管黏膜受到急性刺激和损伤,引起本病。

(3)变态反应:花粉、有机粉尘、真菌孢子等的吸入以及对细菌蛋白质过敏等,均可引起气管－支气管的变态反应。寄生虫(如钩虫、蛔虫的幼虫)移行至肺,也可致病。

(二)健康史

有无受凉、淋雨、过度疲劳等使机体抵抗力降低等情况,应注意询问本次起病情况,既往健康情况,有无呼吸道慢性疾病史等。

(三)身体状况

1.急性上呼吸道感染

急性上呼吸道感染主要症状和体征个体差异大,根据病因不同可有不同类型,各型症状、体征之间无明显界定,也可互相转化。

(1)普通感冒:又称急性鼻炎或上呼吸道卡他,以鼻咽部卡他症状为主要表现,俗称"伤风"。成人多为鼻病毒所致,起病较急,初期有咽干、咽痒或咽痛,同时或数小时后有打喷嚏、鼻塞、流清水样鼻涕,2～3日后分泌物变稠,伴咽鼓管炎可引起听力减退,伴流泪、味觉迟钝、声嘶、少量咳嗽、低热不适、轻度畏寒和头痛。检查可见鼻腔黏膜充血、水肿、有分泌物,咽部轻度充血。如无并发症,一般经5～7日痊愈。

(2)流行性感冒(简称流感)则由流感病毒引起,起病急,鼻咽部症状较轻,但全身症状较重,伴高热、全身酸痛和眼结膜炎症状。而且常有较大或大范围的流行。

流行性感冒应及早应用抗流感病毒药物:起病1～2日内应用抗流感病毒药物治疗,才能取得最佳疗效。目前抗流感病毒药物包括离子通道 M_2 阻滞剂和神经氨酸酶抑制剂两类。①离子通道 M_2 阻滞剂:包括金刚烷胺和金刚乙胺,主要对甲型流感病毒有效。金刚烷胺类是治疗甲型流感的首选药物,有效率达 $70\%\sim90\%$。金刚烷胺的不良反应有神经质、焦虑、注意力不集中和轻微头痛等,一般在用药后几小时出现。金刚乙胺的不良反应较小。胃肠道反应主要为恶心和呕吐,停药后可迅速消失。肾功能不全的患者需要调整金刚烷胺的剂量,对于老年人或肾功能不全者需要密切监测不良反应。②神经氨酸酶抑制剂:奥司他韦(商品名达菲),作用机制是通过干扰病毒神经氨酸酶保守的唾液酸结合位点,从而抑制病毒的复制,对 A(包括 H5N1)和 B 不同亚型流感病毒均有效。奥司他韦成人每次口服75 mg,每日 2 次,连服 5日,但须在症状出现 2 日内开始用药。奥司他韦不良反应少,一般为恶心、呕吐等消化道症状,也有腹痛、头痛、头晕、失眠、咳嗽、乏力等不良反应的报道。

(3)病毒性咽炎和喉炎:临床特征为咽部发痒、不适和灼热感,声嘶、讲话困难、咳嗽、咳嗽时咽喉疼痛,无痰或痰呈黏液性,有发热和乏力,伴咽下疼痛时,常提示有链球菌感染。体检发现咽部明显充血和水肿,局部淋巴结肿大且触痛,提示流感病毒和腺病毒感染,腺病毒咽炎可伴有眼结膜炎。

(4)疱疹性咽峡炎:主要由柯萨奇病毒 A 引起,夏季好发。有明显咽痛,常伴有发热,病程约 1 周。体检可见咽充血,软腭、腭垂、咽和扁桃体表面有灰白色疱疹及浅表溃疡,周围有红晕。多见于儿童,偶见于成人。

(5)咽结膜热:常为柯萨奇病毒、腺病毒等引起。夏季好发,游泳传播为主,儿童多见。表现为发热、咽痛、畏光、流泪,咽及结膜明显充血。病程 4～6 日。

(6)细菌性咽扁桃体炎多由溶血性链球菌感染所致,其次为流感嗜血杆菌、肺炎球菌、葡萄球菌等引起。起病急,咽痛明显,伴畏寒、发热,体温多超过 39 ℃。检查可见咽部明显充血,扁桃体充血肿大,其表面有黄色点状渗出物,颌下淋巴结肿大伴压痛,肺部无异常体征。

本病如不及时治疗可并发急性鼻窦炎、中耳炎、急性气管－支气管炎。部分患者可继发病毒性心肌炎、肾炎、风湿热等。

2.急性气管－支气管炎

急性气管－支气管炎起病较急,常先有急性上呼吸道感染的症状,继之出现干咳或少量黏液性痰,随后可转为黏液脓性或脓性痰液,痰量增多,咳嗽加剧,偶可痰中带血。全身症状一般较轻,可有发热,体温 38 ℃左右,多于 3～5 日消退。咳嗽、咳痰为最常见的症状,常为阵发性咳嗽,咳嗽、咳痰延续 2～3 周才消失,如迁延不愈,则可演变为慢性支气管炎。呼吸音常正常或增粗,两肺可听到散在干、湿啰音。

(四)辅助检查

1.血常规检查

病毒感染者白细胞正常或偏低,淋巴细胞比例升高;细菌感染者白细胞计数和中性粒细胞增高,可有核左移现象。

2.病原学检查

可做病毒分离和病毒抗原的血清学检查,确定病毒类型,以区别病毒和细菌感染。细菌培养及药物敏感试验,可判断细菌类型,并可指导临床用药。

3.X 线检查

胸部 X 线检查多无异常改变。

二、主要护理诊断及医护合作性问题

(一)舒适的改变

鼻塞、流涕、咽痛、头痛与病毒和(或)细菌感染有关。

(二)潜在并发症

鼻窦炎、中耳炎、心肌炎、肾炎、风湿性关节炎。

三、护理目标

患者躯体不适缓解,日常生活不受影响;体温恢复正常;呼吸道通畅;睡眠改善;无并发症发生或并发症被及时控制。

四、护理措施

(一)一般护理

注意隔离患者,减少探视,避免交叉感染。患者咳嗽或打喷嚏时应避免对着他人。患者使用的餐具、痰盂等用具应按规定消毒,或用一次性器具,回收后焚烧弃去。多饮水,补充足够的热量,给予清淡易消化、高热量、丰富维生素、富含营养的食物。避免刺激性食物,戒烟、酒。患者以休息为主,特别是在发热期间。部分患者往往因剧烈咳嗽而影响正常的睡眠,可给患者提供容易入睡的休息环境,保持病室适宜温度、湿度和空气流通。保证周围环境安静,关闭门窗。指导患者运用促进睡眠的方式,如睡前泡脚、听音乐等。必要时可遵医嘱给予镇咳、祛痰或镇静药物。

(二)病情观察

关注疾病流行情况,鼻咽部发生的症状、体征及血常规和 X 线胸片改变。注意并发症,如耳痛、耳鸣、听力减退、外耳道流脓等提示中耳炎;头痛剧烈、发热、伴脓涕、鼻窦有压痛等提示鼻窦炎;恢复期出现胸闷、心悸、眼睑水肿、腰酸和关节痛等提示心肌炎、肾炎或风湿性关节炎,应及时就诊。

(三)对症护理

1.高热护理

体温超过 37.5 ℃,应每 4 小时测体温 1 次,观察体温过高的早期症状和体征,体温突然升高或骤降时,应随时测量和记录,并及时报告医师。体温＞39 ℃时,要采取物理降温。降温效果不好可遵照医嘱选用适当的解热剂进行降温。患者出汗后应及时处理,保持皮肤的清洁和干燥,并注意保暖。鼓励多饮水。

2.保持呼吸道通畅

清除气管、支气管内分泌物,减少痰液在气管、支气管内的聚积。指导患者采取舒适的体位进行有效咳嗽。观察咳痰情况,如痰液较多且黏稠,可嘱患者多饮水,或遵照医嘱给予雾化吸入治疗,以湿润气道,利于痰液排出。

(四)用药护理

1.对症治疗药物

选用抗感冒复合剂或中成药减轻发热、头痛,减少鼻、咽充血和分泌物,如对乙酰氨基酚(扑热息痛)、银翘解毒片等。干咳者可选用右美沙芬、喷托维林(咳必清)等;咳嗽有痰可选用复方氯化铵合剂、溴己新(必嗽平),或雾化祛痰。咽痛者可含服喉片或草珊瑚含片等。气喘者可用平喘药,如特布他林、氨茶碱等。

2.抗病毒药物

早期应用抗病毒药有一定疗效,可选用利巴韦林、奥司他韦、金刚烷胺、吗啉胍和抗病毒中成药等。

3.抗菌药物

如有细菌感染,最好根据药物敏感试验选择有效抗菌药物治疗,常选用大环内酯类、青霉素类、喹诺酮类及头孢菌素类。

根据医嘱选用药物,告知患者药物的作用、可能发生的不良反应和服药的注意事项,如按时服药;应用抗生素者,注意观察有无迟发过敏反应发生;对于应用解热镇痛药者注意避免大量出汗引起虚脱等。发现异常及时就诊等。

(五)心理护理

急性呼吸道感染预后良好,多数患者于一周内康复,仅少数患者可因咳嗽迁延不愈而发展为慢性支气管炎,患者一般无明显心理负担。但如果咳嗽较剧烈,加之伴有发热,可能会影响患者的休息、睡眠,进而影响工作和学习,个别患者产生急于缓解咳嗽等症状的焦虑情绪。护理人员应与患者进行耐心、细致的沟通,通过对病情的客观评价,解除患者的心理顾虑,建立治疗疾病的信心。

(六)健康教育

1.疾病知识指导

帮助患者和家属掌握急性呼吸道感染的诱发因素及本病的相关知识,避免受凉、过度疲劳,注意保暖;外出时可戴口罩,避免寒冷空气对气管、支气管的刺激。积极预防和治疗上呼吸道感染,症状改变或加重时应及时就诊。

2.生活指导

平时应加强耐寒锻炼,增强体质,提高机体免疫力。有规律生活,避免过度劳累。室内空气保持新鲜、阳光充足。少去人群密集的公共场所。戒烟、酒。

五、护理评价

患者舒适度改善;睡眠质量提高;未发生并发症或发生后被及时控制。

第二节　慢性支气管炎

慢性支气管炎是由于感染或非感染因素引起气管、支气管黏膜及其周围组织的慢性非特异性炎症。临床以咳嗽、咳痰或伴有喘息反复发作为特征,每年持续 3 个月以上,且连续两年以上。

一、病因和发病机制

慢性支气管炎的病因极为复杂,迄今尚有许多因素不够明确,往往是多种因素长期相互作用的综合结果。

(一)感染

病毒、支原体和细菌感染是本病急性发作的主要原因。病毒感染以流感病毒、鼻病毒、腺病毒和呼吸道合胞病毒常见;细菌感染以肺炎球菌、流感嗜血杆菌和卡他莫拉菌及葡萄球菌常见。

(二)空气污染

氯气、NO_2、SO_2 等刺激性烟雾,空气中的粉尘等均可刺激支气管黏膜,使呼吸道清除功能受损,为细菌入侵创造条件。

(三)吸烟

吸烟为本病发生的主要因素。吸烟时间的长短与吸烟量决定发病率的高低,吸烟者的患病率较不吸烟者高 2～8 倍。

(四)过敏因素

喘息型支气管患者,多有过敏史。患者痰中嗜酸性粒细胞和组胺的含量及血中 IgE 明显高于正常。此类患者实际上属于慢性支气管炎合并哮喘。

(五)其他因素

气候变化,特别是寒冷空气对慢性支气管炎的病情加重有密切关系。自主神经功能失调,副交感神经功能亢进,老年人肾上腺皮质功能减退,慢性支气管炎的发病率增加。维生素 C 缺乏,维生素 A 缺乏,易患慢性支气管炎。

二、临床表现

(一)症状

患者常在寒冷季节发病,出现咳嗽、咳痰,尤以晨起显著,白天多于夜间。病毒感染痰液为白色黏液泡沫状,继发细菌感染,痰液转为黄色或黄绿色黏液脓性,偶可带血。慢性支气管炎反复发作后,支气管黏膜的迷走神经感受器反应性增高,副交感神经功能亢进,可出现过敏现象而发生喘息。

(二)体征

早期多无体征。急性发作期肺底部闻及干、湿啰音。喘息性支气管炎在咳嗽或深吸气后可闻及哮鸣音,发作时,有广泛哮鸣音。

（三）并发症

（1）阻塞性肺气肿：为慢性支气管炎最常见的并发症。

（2）支气管肺炎：慢性支气管炎蔓延至支气管周围肺组织中，患者表现寒战、发热、咳嗽加剧，痰量增多且呈脓性；白细胞总数及中性粒细胞增多；X线胸片显示双下肺野有斑点状或小片阴影。

（3）支气管扩张症。

三、诊断

（一）辅助检查

1.血常规检查

白细胞总数及中性粒细胞数可升高。

2.胸部 X 线检查

单纯型慢性支气管炎，X线片检查阴性或仅见双下肺纹理增多、增粗、模糊，呈条索状或网状。继发感染时为支气管周围炎症改变，表现为不规则斑点状阴影，重叠于肺纹理之上。

3.肺功能检查

早期病变多在小气道，常规肺功能检查多无异常。

（二）诊断

凡咳嗽、咳痰或伴有喘息，每年发作持续 3 个月，连续 2 年或 2 年以上，并排除其他心、肺疾患（如肺结核、肺尘埃沉着病、支气管哮喘、支气管扩张症、肺癌、肺脓肿、心功能不全等），慢性鼻咽疾患后，即可诊断。如每年发病不足 3 个月，但有明确的客观检查依据（如胸部 X 线片、肺功能等）也可诊断。

（三）鉴别诊断

1.支气管扩张

多于儿童或青年期发病，常继发于麻疹、肺炎或百日咳后，并有咳嗽、咳痰反复发作的病史，合并感染时痰量增多，并呈脓性或伴有发热，病程中常反复咯血。在肺下部周围可闻及不易消散的湿啰音。晚期重症患者可出现杵状指（趾）。胸部 X 线上可见双肺下野纹理粗乱或呈卷发状。薄层高分辨率 CT（HRCT）检查有助于确诊。

2.肺结核

活动性肺结核患者多有午后低热、消瘦、乏力、盗汗等中毒症状。咳嗽痰量不多，常有咯血。老年肺结核的中毒症状多不明显，常被慢性支气管炎的症状所掩盖而误诊。胸部 X 线上可发现结核病灶，部分患者痰结核菌检查可获阳性。

3.支气管哮喘

支气管哮喘常为特质性患者或有过敏性疾病家族史，多于幼年发病。一般无慢性咳嗽、咳痰史。哮喘多突然发作，且有季节性，血和痰中嗜酸性粒细胞常增多，治疗后可迅速缓解。发作时双肺布满哮鸣音，呼气延长，缓解后可消失，且无症状，但气道反应性仍增高。慢性支气管炎合并哮喘的患者，病史中咳嗽、咳痰多发生在喘息之前，迁延不愈较长时间后伴有喘息，且咳嗽、咳痰的症状多较喘息更为突出，平喘药物疗效不如哮喘等可资鉴别。

4.肺癌

肺癌多发生于 40 岁以上男性,并有多年吸烟史的患者,刺激性咳嗽常伴痰中带血和胸痛。胸部 X 线检查肺部常有斑块影或反复发作的阻塞性肺炎。痰脱落细胞及支气管镜等检查,可明确诊断。

5.慢性肺间质纤维化

慢性咳嗽,咳少量黏液性非脓性痰,进行性呼吸困难,双肺底可闻及爆裂音(Velcro 啰音),严重者发绀并有杵状指。X 线胸片见中下肺野及肺周边部纹理增多紊乱呈网状结构,其间见弥漫性细小斑点阴影。肺功能检查呈限制性通气功能障碍,弥散功能减低,PaO_2 下降。肺活检是确诊的手段。

四、治疗

(一)急性发作期及慢性迁延期的治疗

以控制感染、祛痰、镇咳为主,同时解痉平喘。

1.抗感染

及时、有效、足量使用抗感染药,感染控制后及时停用,以免产生细菌耐药或二重感染。一般患者可按常见致病菌用药。可选用青霉素 G 80 万 U 肌内注射;复方磺胺甲噁唑(SMZ),每次 2 片,每日 2 次;阿莫西林 2～4 g/d,分3～4 次口服;氨苄西林 2～4 g/d,分 4 次口服;头孢氨苄 2～4 g/d 或头孢拉定1～2 g/d,分 4 次口服;头孢呋辛 2 g/d 或头孢克洛 0.5～1 g/d,分2～3 次口服。也可选择新一代大环内酯类抗生素,如罗红霉素,0.3 g/d,分 2 次口服。抗菌治疗疗程一般 7～10 日,反复感染病例可适当延长。严重感染时,可选用氨苄西林、环丙沙星、氧氟沙星、阿米卡星、奈替米星或头孢菌素类联合静脉滴注给药。

2.祛痰镇咳

刺激性干咳者不宜单用镇咳药物,否则痰液不易咳出。可给盐酸溴环己胺醇 30 mg 或羧甲基半胱氨酸 500 mg,每日 3 次,口服。乙酰半胱氨酸(富露施)及氯化铵甘草合剂均有一定的疗效。α 糜蛋白酶雾化吸入也有消炎祛痰的作用。

3.解痉平喘

解痉平喘主要是解除支气管痉挛,利于痰液排出。常用药物为氨茶碱 0.1～0.2 g,每 8 小时 1 次口服;丙卡特罗50 mg,每日 2 次;特布他林 2.5 mg,每日 2～3 次。慢性支气管炎有可逆性气道阻塞者应常规应用支气管舒张剂,如异丙托溴铵(异丙阿托品)气雾剂、特布他林等吸入治疗。阵发性咳嗽常伴不同程度的支气管痉挛,应用支气管扩张药后可改善症状,并有利于痰液的排出。

(二)缓解期的治疗

应以增强体质,提高机体抗病能力和预防发作为主。

(三)中医中药治疗

采取扶正固本原则,按肺、脾、肾的虚实辨证施治。

五、护理措施

(一)常规护理

1.环境

保持室内空气新鲜,流通,安静,舒适,温湿度适宜。

2.休息

急性发作期应卧床休息,取半卧位。

3.给氧

持续低流量吸氧。

4.饮食

给予高热量、高蛋白、高维生素的易消化饮食。

(二)专科护理

1.解除呼吸道阻塞,改善肺泡通气

及时清除痰液,神志清醒患者应鼓励咳嗽,痰液黏稠不易咳出时,给予雾化吸入或雾化泵药物喷入,减少局部瘀血水肿,以利痰液排出。危重体弱患者,定时更换体位,叩击背部,使痰易于咳出,餐前应给予胸部叩击或胸壁震荡。方法:患者取侧卧位,护士两手手指并拢,手背隆起,指关节微屈,自肺底由下向上、由外向内叩拍胸壁,震动气管,边拍边鼓励患者咳嗽,以促进痰液排出,每侧肺叶叩击 3～5 分钟。对神志不清者,可进行机械吸痰,需注意无菌操作,抽吸压力要适当,动作轻柔,每次抽吸时间不超过 15 秒,以免加重缺氧。

2.合理用氧,减轻呼吸困难

根据缺氧和二氧化碳潴留的程度不同,合理用氧,一般给予低流量、低浓度、持续吸氧,如病情需要提高氧浓度,应辅以呼吸兴奋剂刺激通气或使用呼吸机改善通气,吸氧后如呼吸困难缓解,呼吸频率减慢、节律正常,血压上升,心率减慢,心律正常,发绀减轻,皮肤转暖,神志转清,尿量增加等,表示氧疗有效。若呼吸过缓,意识障碍加深,需考虑二氧化碳潴留加重,必要时采取增加通气量措施。

第三节　肺　炎

一、概述

肺炎是指终末气道、肺泡和肺间质的炎症,可由病原微生物、理化因素、免疫损伤、过敏及药物所致。细菌性肺炎是最常见的肺炎,也是最常见的感染性疾病之一。尽管新的强效抗生素不断投入应用,但肺炎发病率和病死率仍很高,其原因可能与社会人口老龄化、吸烟人群低龄化、伴有基础疾病、免疫功能低下,加之病原体变迁、医院获得性肺炎发病率增加、病原学诊断困难、抗生素不合理使用导致细菌耐药性增加和部分人群贫困化加剧等因素有关。

(一)分类

肺炎可按解剖、病因或患病环境进行分类。

1.解剖分类

(1)大叶性(肺泡性)肺炎:为肺实质炎症,通常不累及支气管。病原体先在肺泡引起炎症,经肺泡间孔(Cohn)向其他肺泡扩散,导致部分或整个肺段、肺叶发生炎症改变。致病菌多为肺炎球菌。

(2)小叶性(支气管)肺炎:指病原体经支气管入侵,引起细支气管、终末细支气管和肺泡的炎症。病原体有肺炎球菌、葡萄球菌、病毒、肺炎支原体以及军团菌等。常继发于其他疾病,如支气管炎、支气管扩张、上呼吸道病毒感染以及长期卧床的危重患者。

(3)间质性肺炎:以肺间质炎症为主,病变累及支气管壁及其周围组织,有肺泡壁增生及间质水肿。可由细菌、支原体、衣原体、病毒或肺孢子菌等引起。

2.病因分类

(1)细菌性肺炎:如肺炎球菌、金黄色葡萄球菌、甲型溶血性链球菌、肺炎克雷伯杆菌、流感嗜血杆菌、铜绿假单胞菌、棒状杆菌、梭形杆菌等引起的肺炎。

(2)非典型病原体所致肺炎:如支原体、军团菌和衣原体等引起的肺炎。

(3)病毒性肺炎:如冠状病毒、腺病毒、呼吸道合胞病毒、流感病毒、麻疹病毒、巨细胞病毒、单纯疱疹病毒等引起的肺炎。

(4)真菌性肺炎:如白念珠菌、曲霉菌、放射菌等引起的肺炎。

(5)其他病原体所致的肺炎:如立克次体(如 Q 热立克次体)、弓形虫(如鼠弓形虫)、寄生虫(如肺包虫、肺吸虫、肺血吸虫)等引起的肺炎。

(6)理化因素所致的肺炎:如放射性损伤引起的放射性肺炎,胃酸吸入、药物等引起的化学性肺炎等。

3.患病环境分类

由于病原学检查阳性率低,培养结果滞后,病因分类在临床上应用较为困难,目前多按肺炎的获得环境将其分成两类,有利于指导经验治疗。

(1)社区获得性肺炎(CAP):是指在医院外罹患的感染性肺实质炎症,也称院外肺炎,包括具有明确潜伏期的病原体感染而在入院后平均潜伏期内发病的肺炎,常见致病菌为肺炎球菌、流感嗜血杆菌、卡他莫拉菌和非典型病原体。

(2)医院获得性肺炎(HAP):简称医院内肺炎,是指患者入院时既不存在也不处于潜伏期,而于入院 48 小时后在医院(包括老年护理院、康复院等)内发生的肺炎,也包括出院后 48 小时内发生的肺炎。无感染高危因素患者的常见病原体依次为肺炎球菌、流感嗜血杆菌、金黄色葡萄球菌、铜绿假单胞菌、大肠埃希菌、肺炎克雷伯杆菌等;有感染高危因素患者的常见病原体依次为金黄色葡萄球菌、铜绿假单胞菌、肠杆菌、肺炎克雷伯杆菌等。

(二)病因和发病机制

正常的呼吸道免疫防御机制(支气管内黏液-纤毛运载系统、肺泡巨噬细胞防御的完整性等)使气管隆凸以下的呼吸道保持无菌。肺炎的发生主要由病原体和宿主两个因素决定。如果病原体数量多、毒力强和(或)宿主呼吸道局部和全身免疫防御系统损害,即可发生肺炎。病原体可通过空气吸入、血行播散、邻近感染部位蔓延、上呼吸道定植菌的误吸引起社区获得性肺炎。医院获得性肺炎还可通过误吸胃肠道的定植菌(胃食管反流)和通过人工气道吸入环境中的致病菌引起。

二、肺炎球菌肺炎

肺炎球菌肺炎,是由肺炎球菌引起的肺炎,约占社区获得性肺炎的半数以上。通常急骤起病,以高热、寒战、咳嗽、血痰及胸痛为特征。X 线胸片呈肺段或肺叶急性炎性实变,近年来因抗菌药物的广泛使用,致使本病的起病方式、症状及X线改变均不典型。

肺炎球菌为革兰染色阳性球菌,多成双排列或短链排列。有荚膜,其毒力大小与荚膜中的多糖结构及含量有关。根据荚膜多糖的抗原特性,肺炎球菌可分为 86 个血清型。成人致病菌多属 1～9 型及 12 型,以第 3 型毒力最强,儿童则多为 6、14、19 及 23 型。肺炎球菌在干燥痰中能存活数月,但在阳光直射 1 小时,或加热至 52 ℃ 10 分钟即可杀灭,对石炭酸等消毒剂甚敏感。机体免疫功能正常时,肺炎球菌是寄居在口腔及鼻咽部的一种正常菌群,其带菌率常随年龄、季节及免疫状态的变化而有差异。机体免疫功能受损时,有毒力的肺炎球菌入侵人体而致病。肺炎球菌除引起肺炎外,少数可发生菌血症或感染性休克,老年人及婴幼儿的病情尤为严重。

本病以冬季与初春多见,常与呼吸道病毒感染相伴行。患者常为原先健康的青壮年、老年与婴幼儿,男性较多见。吸烟者、痴呆者、慢性支气管炎、支气管扩张、充血性心力衰竭、慢性病患者以及免疫抑制宿主均易受肺炎球菌侵袭。肺炎球菌不产生毒素,不引起原发性组织坏死或形成空洞。其致病力是由于有高分子多糖体的荚膜对组织的侵袭作用,首先引起肺泡壁水肿,出现白细胞与红细胞渗出,含菌的渗出液经肺泡间孔(Cohn)向肺的中央部分扩展,甚至累及几个肺段或整个肺叶,因病变开始于肺的外周,故叶间分界清楚,易累及胸膜,引起渗出性胸膜炎。

病理改变有充血期、红肝变期、灰肝变期及消散期。表现为肺组织充血水肿,肺泡内浆液渗出及红、白细胞浸润,白细胞吞噬细菌,继而纤维蛋白渗出物溶解、吸收,肺泡重新充气。在肝变期病理阶段实际上并无确切分界,经早期应用抗菌药物治疗,此种典型的病理分期已很少见。病变消散后肺组织结构多无损坏,不留纤维瘢痕。极个别患者肺泡内纤维蛋白吸收不完全,甚至有成纤维细胞形成,形成机化性肺炎。老年人及婴幼儿感染可沿支气管分布(支气管肺炎)。若未及时使用抗菌药物,5%～10%的患者可并发脓胸,10%～20%的患者因细菌经淋巴管、胸导管进入血循环,可引起脑膜炎、心包炎、心内膜炎、关节炎和中耳炎等肺外感染。

(一)护理评估

1.健康史

肺炎的发生与细菌的侵入和机体防御能力下降有关。吸入口咽部的分泌物或空气中的细菌、周围组织感染的直接蔓延、菌血症等均可成为细菌入侵的途径;吸烟、酗酒、年老体弱、长期卧床、意识不清、吞咽和咳嗽反射障碍、慢性或重症患者、长期使用糖皮质激素或免疫抑制剂、接受机械通气及大手术者均可因机体防御机制降低而继发肺炎。注意询问患者起病前是否存在机体抵抗力下降、呼吸道防御功能受损的因素,了解患者既往的健康状况。

2.身体状况

发病前常有受凉、淋雨、疲劳、醉酒、病毒感染史,多有上呼吸道感染的前驱症状。

(1)主要症状:起病多急骤,高热、寒战,全身肌肉酸痛,体温通常在数小时内升至39～40 ℃,高峰在下午或傍晚,或呈稽留热,脉率随之增速。可有患侧胸部疼痛,放射到肩部或腹部,咳嗽或深呼吸时加剧。痰少,可带血或呈铁锈色,食欲锐减,偶有恶心、呕吐、腹痛或腹泻,易误诊为急腹症。

(2)体格检查:患者呈急性病容,面颊绯红,鼻翼扇动,皮肤灼热、干燥,口角及鼻周有单纯疱疹;病变广泛时可出现发绀。有败血症者,可出现皮肤、黏膜出血点,巩膜黄染。早期肺部体征无明显异常,仅有胸廓呼吸运动幅度减小,叩诊稍浊,听诊可有呼吸音减低及胸膜摩擦音。

肺实变时叩诊浊音、触觉语颤增强并可闻及支气管呼吸音。消散期可闻及湿啰音。心率增快，有时心律不齐。重症患者有肠胀气，上腹部压痛多与炎症累及膈胸膜有关。重症感染时可伴休克、急性呼吸窘迫综合征及神经精神症状，表现为神志模糊、烦躁、呼吸困难、嗜睡、谵妄、昏迷等。累及脑膜时有颈抵抗及出现病理性反射。

本病自然病程大致 1～2 周。发病 5～10 天，体温可自行骤降或逐渐消退；使用有效的抗菌药物后可使体温在 1～3 天内恢复正常。患者的其他症状与体征也随之逐渐消失。

（3）并发症：肺炎球菌肺炎的并发症近年来已很少见。严重败血症或毒血症患者易发生感染性休克，尤其是老年人。表现为血压降低、四肢厥冷、多汗、发绀、心动过速、心律失常等，而高热、胸痛、咳嗽等症状并不突出。其他并发症有胸膜炎、脓胸、心包炎、脑膜炎和关节炎等。

3.辅助检查

（1）血常规检查：血白细胞计数为（10～20）×10^9/L，中性粒细胞占比多在 80% 以上，并有核左移，细胞内可见中毒颗粒。年老体弱、酗酒、免疫功能低下者的白细胞计数可不增高，但中性粒细胞的百分比仍增高。

（2）痰直接涂片作革兰染色及荚膜染色镜检：发现典型的革兰染色阳性、带荚膜的双球菌或链球菌，即可初步作出病原诊断。

（3）痰培养：24～48 小时可以确定病原体。痰标本送检应注意器皿洁净无菌，在抗菌药物应用之前漱口后采集，取深部咳出的脓性或铁锈色痰。

（4）聚合酶链反应（PCR）检测及荧光标记抗体检测：可提高病原学诊断率。

（5）血培养：10%～20% 患者合并菌血症，故重症肺炎应做血培养。

（6）细菌培养：如合并胸腔积液，应积极抽取积液进行细菌培养。

（7）X 线检查：早期仅见肺纹理增粗，或受累的肺段、肺叶稍模糊。随着病情进展，肺泡内充满炎性渗出物，表现为大片炎症浸润阴影或实变影，在实变阴影中可见支气管充气征，肋膈角可有少量胸腔积液。在消散期，X 线显示炎性浸润逐渐吸收，可有片状区域吸收较快，呈现"假空洞"征，多数病例在起病 3～4 周后才完全消散。老年患者肺炎病灶消散较慢，容易出现吸收不完全而成为机化性肺炎。

4.心理—社会评估

肺炎起病多急骤，短期内病情严重，加之高热和全身中毒症状明显，患者及家属常感不安。当出现严重并发症时，患者会表现出忧虑和恐惧。

（二）主要护理诊断及医护合作性问题

1.体温过高

与肺部感染有关。

2.气体交换受损

与肺部炎症、痰液黏稠等引起呼吸面积减少有关。

3.清理呼吸道无效

与胸痛，气管，支气管分泌物增多、黏稠及疲乏有关。

4.疼痛

胸痛与肺部炎症累及胸膜有关。

5.潜在并发症

感染性休克。

(三)护理目标

体温恢复正常范围;患者呼吸平稳,发绀消失;症状减轻,呼吸道通畅;疼痛减轻,感染控制,未发生休克。

(四)护理措施

1.一般护理

(1)休息与环境:保持室内空气清新,病室保持适宜的温湿度,环境安静、清洁、舒适。限制患者活动,限制探视,避免因谈话过多影响体力。要集中安排治疗和护理活动,保证足够的休息,减少氧耗量,缓解头痛、肌肉酸痛、胸痛等症状。

(2)体位:协助或指导患者采取合适的体位。对有意识障碍的患者,如病情允许可取半卧位,增加肺通气量;或侧卧位,以预防或减少分泌物吸入肺内。为促进肺扩张,每2小时变换体位1次,减少分泌物淤积在肺部而引起并发症。

(3)饮食与补充水分:给予高热量、高蛋白质、高维生素、易消化的流质或半流质饮食,以补充高热引起的营养物质消耗。宜少食多餐,避免压迫膈肌。若有明显麻痹性肠梗阻或胃扩张,应暂时禁食,遵医嘱给予胃肠减压,直至肠蠕动恢复。鼓励患者多饮水(每日1~2 L),来补充发热、出汗和呼吸急促所丢失的水分,并利于痰液排出。轻症者无须静脉补液,脱水严重者可遵医嘱补液,补液有利于加快毒素排泄和热量散发,尤其是食欲差或不能进食者。心脏病或老年患者应注意补液速度,过快过多易导致急性肺水肿。

2.病情观察

监测患者神志、体温、呼吸、脉搏、血压和尿量,并做好记录,尤其应注意密切观察体温的变化。观察有无呼吸困难及发绀,及时适宜给氧。重点观察儿童、老年人、久病体弱者的病情变化,注意是否伴有感染性休克的表现。观察痰液颜色、性状和量,如肺炎球菌肺炎呈铁锈色,葡萄球菌肺炎呈粉红色乳状,厌氧菌感染者痰液多有恶臭味等。

3.对症护理

(1)高热的护理:服用退热药或用物理方法降温。

(2)咳嗽、咳痰的护理:协助和鼓励患者有效咳嗽、排痰,及时清除口腔和呼吸道内痰液、呕吐物。痰液黏稠不易咳出时,在病情允许情况下可扶患者坐起,给予拍背,协助咳痰,遵医嘱应用祛痰药以及超声雾化吸入,稀释痰液,促进痰的排出。必要时吸痰,预防窒息。吸痰前,注意告知病情。

(3)气急、发绀的护理:监测动脉血气分析值,给予吸氧,提高血氧饱和度,改善发绀,增加患者的舒适度。氧流量一般为每分钟4~6 L,若为COPD患者,应给予低流量低浓度持续吸氧。注意观察患者呼吸频率、节律、深度等变化,皮肤色泽和意识状态有无改变,如果病情恶化,准备气管插管和呼吸机辅助通气。

(4)胸痛的护理:维持患者舒适的体位。患者胸痛时,常随呼吸、咳嗽加重,可采取患侧卧位,在咳嗽时可用枕头等物夹紧胸部,必要时用宽胶布固定胸廓,以降低胸廓活动度,减轻疼痛。疼痛剧烈者,遵医嘱应用镇痛、止咳药,缓解疼痛和改善肺通气,如口服可待因。此外可用物理止痛和中药止痛擦剂。物理止痛,如按摩、针灸、经皮肤电刺激止痛穴位或局部冷敷等,可降低疼痛的敏感性。中药经皮肤吸收,无创伤,且发挥药效快,对轻度疼痛效果好。中药止痛擦剂具有操作简便、安全,不良反应小,无药物依赖现象等优点。

(5)其他护理:鼓励患者经常漱口,做好口腔护理。口唇疱疹者局部涂液体石蜡或抗病毒软膏,防止继发感染。烦躁不安、谵妄、失眠者酌情使用地西泮或水合氯醛,禁用抑制呼吸的镇静药。

4.感染性休克的护理

(1)观察休克的征象:密切观察生命体征、实验室检查结果和病情的变化。发现患者神志模糊、烦躁、发绀、四肢湿冷、脉搏细数、脉压变小、呼吸浅快、面色苍白、尿量减少(每小时少于30 mL)等休克早期症状时,及时报告医师,采取救治措施。

(2)环境与体位:应将感染性休克的患者安置在重症监护室,注意保暖和安全。取仰卧中凹位,抬高头胸部 20°,抬高下肢约 30°,有利于呼吸和静脉回流,增加心排出量。尽量减少搬动。

(3)吸氧:应给予高流量吸氧,维持动脉氧分压在 7.99 kPa(60 mmHg)以上,改善缺氧状况。

(4)补充血容量:快速建立两条静脉通路,遵医嘱给予右旋糖酐或平衡液以维持有效血容量,降低血液的黏稠度,防止弥散性血管内凝血。随时监测患者一般情况、血压、尿量、尿比重、血细胞比容等;监测中心静脉压,作为调整补液速度的指标,中心静脉压 < 0.49 kPa(5 cmH$_2$O)可放心输液,达到0.98 kPa(10 cmH$_2$O)应慎重。以中心静脉压不超过 0.98 kPa(10 cmH$_2$O)、尿量每小时在 30 mL 以上为宜。补液不宜过多过快,以免引起心力衰竭和肺水肿。若血容量已补足而 24 小时尿量仍<400 mL、尿比重<1.018 时,应及时报告医师,注意是否合并急性肾衰竭。

(5)纠正酸中毒:有明显酸中毒可静脉滴注 5%的碳酸氢钠,因其配伍禁忌较多,宜单独输入。随时监测和纠正电解质和酸碱失衡等。

(6)应用血管活性药物:遵医嘱在应用血管活性药物,如多巴胺、间羟胺(阿拉明)时,滴注过程中应注意防止液体溢出血管外,引起局部组织坏死和影响疗效。可应用输液泵单独静脉输入血管活性药物,根据血压随时调整滴速,维持收缩压在 11.99～13.33 kPa(90～100 mmHg),保证重要器官的血液供应,改善微循环。

(7)对因治疗:应联合、足量应用强有力的广谱抗生素控制感染。

(8)病情转归观察:随时监测和评估患者意识、血压、脉搏、呼吸、体温、皮肤、黏膜、尿量的变化,判断病情转归。如患者神志逐渐清醒、皮肤及肢体变暖、脉搏有力、呼吸平稳规则、血压回升、尿量增多,预示病情已好转。

5.用药护理

遵医嘱及时使用有效抗感染药物,注意观察药物疗效及不良反应。

(1)抗菌药物:一经诊断即应给予抗菌药物治疗,不必等待细菌培养结果。首选青霉素 G,用药途径及剂量视病情轻重及有无并发症而定:对于成年轻症患者,可用 240 万 U/d,分 3 次肌内注射,或用普鲁卡因青霉素每 12 小时肌内注射 60 万 U。病情稍重者,宜用青霉素 G 240 万～480 万 U/d,分次静脉滴注,每 6～8 小时 1 次;重症及并发脑膜炎者,可增至 1000

万～3000 万 U/d,分 4 次静脉滴注。对青霉素过敏者或耐青霉素或多重耐药菌株感染者,可用喹诺酮类、头孢噻肟或头孢曲松等药物,多重耐药菌株感染者可用万古霉素、替考拉宁等。药物治疗 48～72 小时后应对病情进行评价,治疗有效表现为体温下降、症状改善、白细胞逐渐降低或恢复正常等。如用药 72 小时后病情仍无改善,需及时报告医师并作相应处理。

(2)支持疗法:患者应卧床休息,注意补充足够蛋白质、热量及维生素。密切监测病情变化,注意防止休克。剧烈胸痛者,可酌情用少量镇痛药,如可待因 15 mg。不用阿司匹林或其他解热药,以免过度出汗、脱水及干扰真实热型,导致临床判断错误。鼓励饮水,每日 1～2 L,轻症患者不需常规静脉输液,确有失水者可输液,保持尿比重在 1.020 以下,血清钠保持在 145 mmol/L 以下。中等或重症患者(PaO_2 <60 mmHg或有发绀)应给氧。若有明显麻痹性肠梗阻或胃扩张,应暂时禁食、禁饮和胃肠减压,直至肠蠕动恢复。烦躁不安、谵妄、失眠者酌用地西泮 5 mg 或水合氯醛 1～1.5 g,禁用抑制呼吸的镇静药。

(3)并发症的处理:经抗菌药物治疗后,高热常在 24 小时内消退,或数日内逐渐下降。若体温降而复升或 3 天后仍不降者,应考虑肺炎球菌的肺外感染,如脓胸、心包炎或关节炎等。持续发热的其他原因尚有耐青霉素的肺炎球菌(PRSP)或混合细菌感染、药物热或并存其他疾病。肿瘤或异物阻塞支气管时,经治疗后肺炎虽可消散,但阻塞因素未除,肺炎可再次出现。10%～20%肺炎球菌肺炎伴发胸腔积液者,应酌情取胸液检查及培养以确定其性质。若治疗不当,约 5%并发脓胸,应积极排脓引流。

6.心理护理

患病前健康状态良好的患者会因突然患病而焦虑不安;病情严重或患有慢性基础疾病的患者则可能出现消极、悲观和恐慌的心理反应。要耐心给患者讲解疾病的有关知识,解释各种症状和不适的原因,讲解各项诊疗、护理操作目的、操作程序和配合要点,使患者清楚大部分肺炎经治疗、预后良好。询问和关心患者的需要,鼓励患者说出内心感受,与患者进行有效的沟通。帮助患者祛除不良心理反应,树立治愈疾病的信心。

7.健康教育

(1)疾病知识指导:让患者及家属了解肺炎的病因和诱因,有皮肤疖、痈、伤口感染、毛囊炎、蜂窝织炎时应及时治疗。避免受凉、淋雨、酗酒和过度疲劳,特别是年老体弱和免疫功能低下者,如糖尿病、慢性肺病、慢性肝病、血液病、营养不良、艾滋病等。天气变化时随时增减衣服,预防上呼吸道感染。可注射流感或肺炎免疫疫苗,使机体产生免疫力。

(2)生活指导:劝导患者注意休息,劳逸结合,生活有规律。保证摄取足够的营养物质,适当参加体育锻炼,增强机体抗病能力。对有意识障碍、慢性病、长期卧床者,应教会家属注意帮助患者经常改变体位、翻身、拍背,协助并鼓励患者咳出痰液,有感染征象时及时就诊。

(3)出院指导:出院后需继续用药者,应指导患者遵医嘱按时服药,向患者介绍所服药物的疗效、用法、疗程、不良反应,不能自行停药或减量。教会患者观察疾病复发症状,如出现发热、咳嗽、呼吸困难等不适表现时,及时就诊。告知患者随诊的时间及需要准备的有关资料,如 X 线胸片等。

(五)护理评价

患者体温恢复正常;能进行有效咳嗽,痰容易咳出,显示咳嗽次数减少或消失,痰量减少;

休克发生时及时发现并给予及时的处理。

三、其他类型肺炎

(一)葡萄球菌肺炎

葡萄球菌肺炎是由葡萄球菌引起的急性肺部化脓性炎症。葡萄球菌的致病物质主要是毒素与酶,具有溶血、坏死、杀白细胞和致血管痉挛等作用。其致病力可用血浆凝固酶来测定,阳性者致病力较强,是化脓性感染的主要原因。但其他凝固酶阴性的葡萄球菌也可引起感染。随着医院内感染的增多,由凝固酶阴性葡萄球菌引起的肺炎也不断增多。

医院获得性肺炎中,葡萄球菌感染占 11％～25％。常发生于有糖尿病、血液病、艾滋病、肝病或慢性阻塞性肺疾病等基础疾病者。若治疗不及时或不当,病死率甚高。

1.临床表现

起病多急骤,寒战、高热,体温高达 39～40 ℃,胸痛,咳大量脓性痰,带血丝或呈脓血状。全身肌肉和关节酸痛,精神萎靡,病情严重者可出现周围循环衰竭。院内感染者常起病隐袭,体温逐渐上升,咳少量脓痰。老年人症状可不明显。

早期可无体征,晚期可有双肺散在湿啰音。病变较大或融合时可出现肺实变体征。但体征与严重的中毒症状和呼吸道症状不平行。

2.辅助检查

(1)血常规:白细胞计数及中性粒细胞占比显著增加,核左移,有中毒颗粒。

(2)细菌学检查:痰涂片可见大量葡萄球菌和脓细胞,血、痰培养多为阳性。

(3)X 线检查:胸部 X 线片显示短期内迅速多变的特征,肺段或肺叶实变,可形成空洞,或呈小叶状浸润,可有单个或多个液气囊腔,2～4周后完全消失,偶可遗留少许条索状阴影或肺纹理增多等。

3.治疗

早期清除原发病灶,强有力的抗感染治疗,加强支持疗法,预防并发症。通常首选耐青霉素酶的半合成青霉素或头孢菌素,如苯唑西林、头孢呋辛等。对甲氧西林耐药株(MRSA)可用万古霉素、替考拉宁等治疗。疗程2～3周,有并发症者需4～6周。

(二)肺炎支原体肺炎

肺炎支原体肺炎是由肺炎支原体引起的呼吸道和肺部的急性炎症。常同时有咽炎、支气管炎和肺炎。肺炎支原体是介于细菌和病毒之间,兼性厌氧、能独立生活的最小微生物。健康人吸入患者咳嗽、打喷嚏时喷出的口鼻分泌物可感染,即通过呼吸道传播。病原体通常吸附宿主呼吸道纤毛上皮细胞表面,不侵入肺实质,抑制纤毛活动和破坏上皮细胞。其致病性可能与患者对病原体及其代谢产物的过敏反应有关。

支原体肺炎约占非细菌性肺炎的1/3 以上,或各种原因引起的肺炎的10％。以秋冬季发病较多,可散发或小流行,患者以儿童和青年人居多,婴儿间质性肺炎也应考虑本病的可能。

1.临床表现

通常起病缓慢,潜伏期2～3周,症状主要为乏力、咽痛、头痛、咳嗽、发热、食欲不振、肌肉酸痛等。多为刺激性咳嗽,咳少量黏液痰,发热可持续2～3周,体温恢复正常后可仍有咳嗽。偶伴有胸骨后疼痛。

可见咽部充血、颈部淋巴结肿大等体征。肺部可无明显体征,与肺部病变的严重程度不相称。

2.辅助检查

(1)血常规:血白细胞计数正常或略增高,以中性粒细胞为主。

(2)免疫学检查:起病 2 周后,约 2/3 的患者冷凝集试验阳性,滴度效价大于 1∶32,尤以滴度逐渐升高有价值。约半数患者对链球菌 MG 凝集试验阳性。还可评估肺炎支原体直接检测、支原体 IgM 抗体、免疫印迹法和聚合酶链反应(PCR)等检查结果。

(3)X 线检查:肺部可呈多种形态的浸润影,呈节段性分布,以肺下野为多见,有的从肺门附近向外伸展。3～4 周后病变可自行消失。

3.治疗

肺炎支原体肺炎感染首选大环内酯类抗生素,如红霉素。疗程一般为 2～3 周。

(三)病毒性肺炎

病毒性肺炎是由上呼吸道病毒感染,向下蔓延所致的肺部炎症。常见病毒为甲型、乙型流感病毒,腺病毒,副流感病毒,呼吸道合胞病毒和冠状病毒等。患者可同时受一种以上病毒感染,气道防御功能降低,常继发细菌感染。病毒性肺炎为吸入性感染,常有气管－支气管炎。呼吸道病毒通过飞沫与直接接触而迅速传播,可暴发或散发流行。

病毒性肺炎约占需住院的社区获得性肺炎的 8%,大多发生于冬春季节。密切接触的人群或有心肺疾病者、老年人等易受感染。

1.临床表现

一般临床症状较轻,与支原体肺炎症状相似。起病较急,发热、头痛、全身酸痛、乏力等较突出。有咳嗽、少痰或白色黏液痰、咽痛等症状。老年人或免疫功能受损的重症患者,可表现为呼吸困难、发绀、嗜睡、精神萎靡,甚至并发休克、心力衰竭和呼吸衰竭,严重者可发生急性呼吸窘迫综合征。

本病常无显著的胸部体征,病情严重者有呼吸浅速、心率增快、发绀、肺部干湿啰音。

2.辅助检查

(1)血常规:白细胞计数正常、略增高或偏低。

(2)病原体检查:呼吸道分泌物中细胞核内的包涵体可提示病毒感染,但非一定来自肺部。需进一步评估下呼吸道分泌物或肺活检标本培养是否分离出病毒。

(3)X 线检查:可见肺纹理增多,小片状或广泛浸润。病情严重者,显示双肺呈弥漫性结节浸润,而大叶实变及胸腔积液者不多见。

3.治疗

病毒性肺炎以对症治疗为主,板蓝根、黄芪、金银花、连翘等中药有一定的抗病毒作用。对某些重症病毒性肺炎应采用抗病毒药物,如选用利巴韦林(病毒唑)、阿昔洛韦(无环鸟苷)等。

(四)真菌性肺炎

肺部真菌感染是最常见的深部真菌病。真菌感染的发生是机体与真菌相互作用的结果,最终取决于真菌的致病性、机体的免疫状态及环境条件对机体与真菌之间关系的影响。广谱抗生素、糖皮质激素、细胞毒性药物及免疫抑制剂的广泛使用,人免疫缺陷病毒(HIV)感染和艾滋病增多使肺部真菌感染的机会增加。

真菌多在土壤中生长,孢子飞扬于空气中,极易被人体吸入而引起肺真菌感染(外源性),或使机体致敏。引起表现为支气管哮喘的过敏性肺泡炎。有些真菌为寄生菌,如念珠菌和放线菌,当机体免疫力降低时可引起感染。静脉营养疗法的中心静脉插管如留置时间过长,易导致真菌感染。白念珠菌能在高浓度葡萄糖中生长,引起念珠菌感染中毒症。空气中到处有曲霉属孢子,在秋冬及阴雨季节,储藏的谷草发热霉变时更多,若大量吸入可能引起急性气管—支气管炎或肺炎。

1.临床表现

真菌性肺炎多继发于长期应用抗生素、糖皮质激素、免疫抑制剂、细胞毒性药物或因长期留置导管、插管等诱发,其症状和体征无特征性变化。

2.辅助检查

(1)真菌培养:其形态学辨认有助于早期诊断。

(2)X线检查:可表现为支气管肺炎、大叶性肺炎、弥漫性小结节及肿块状阴影和空洞。

3.治疗

真菌性肺炎目前尚无理想的药物,两性霉素 B 对多数肺部真菌仍为有效药物,但由于其不良反应较多,使其应用受到限制。其他药物如氟胞嘧啶、米康唑、酮康唑、制霉菌素等也可选用。

(五)重症肺炎

目前重症肺炎还没有普遍认同的标准,各国诊断标准不一,但都注重肺部病变的范围、器官灌注和氧合状态。我国制定的重症肺炎标准为:①意识障碍;②呼吸频率＞30 次/分;③PaO_2＜7.99 kPa(60 mmHg),PO_2/FiO_2＜300,需行机械通气治疗;④血压＜11.99/7.99 kPa(90/60 mmHg);⑤胸部 X 线片显示双侧或多肺叶受累,或入院 48 小时内病变扩大≥50%;⑥少尿,尿量每小时＜20 mL,或每 4 小时＜80 mL,或急性肾衰竭需要透析治疗。

第四节 肺脓肿

肺脓肿是由多种病原菌引起肺实质坏死的肺部化脓性感染。早期为肺组织的化脓性炎症,继而坏死、液化,由肉芽组织包绕形成脓肿。高热、咳嗽和咳大量脓臭痰为其临床特征。本病可见于任何年龄,青壮年男性及年老体弱、有基础疾病者多见。自抗生素广泛应用以来,发病率有明显降低。

一、护理评估

(一)病因和发病机制

急性肺脓肿的主要病原体是细菌,常为上呼吸道、口腔的定植菌,包括需氧菌、厌氧菌和兼性厌氧菌。厌氧菌感染占主要地位,较重要的厌氧菌有核粒梭形杆菌、消化球菌等。常见的需氧菌和兼性厌氧菌为金黄色葡萄球菌、化脓链球菌(A 组溶血性链球菌)、肺炎克雷伯杆菌和铜绿假单胞菌等。免疫力低下者,如接受化疗、白血病或艾滋病患者其病原菌也可为真菌。根据不同病因和感染途径,肺脓肿可分为以下 3 种类型。

1.吸入性肺脓肿

吸入性肺脓肿是临床上最多见的类型,病原体经口、鼻、咽吸入致病,误吸为最主要的发病原因。正常情况下,吸入物可由呼吸道迅速清除,但当由于受凉、劳累等诱因导致全身或局部免疫力下降时;在有意识障碍,如全身麻醉或气管插管、醉酒、脑血管意外时,吸入的病原菌即可致病。此外,也可由上呼吸道的慢性化脓性病灶,如扁桃体炎、鼻窦炎、牙槽脓肿等脓性分泌物经气管被吸入肺内致病。吸入性肺脓肿发病部位与解剖结构有关,常为单发性,由于右主支气管较陡直,且管径较粗大,因而右侧多发。病原体多为厌氧菌。

2.继发性肺脓肿

继发性肺脓肿可继发于:①某些肺部疾病如细菌性肺炎、支气管扩张、空洞型肺结核、支气管肺癌、支气管囊肿等;②支气管异物堵塞也是肺脓肿尤其是小儿肺脓肿发生的重要因素;③邻近器官的化脓性病变蔓延至肺,如食管穿孔感染、膈下脓肿、肾周围脓肿及脊柱脓肿等波及肺组织引起肺脓肿。阿米巴肝脓肿可穿破膈肌至右肺下叶,形成阿米巴肺脓肿。

3.血源性肺脓肿

因皮肤外伤感染、痈、疖、骨髓炎、静脉吸毒、感染性心内膜炎等肺外感染病灶的细菌或脓毒性栓子经血行播散至肺部引起小血管栓塞,产生化脓性炎症,组织坏死导致肺脓肿。金黄色葡萄球菌、表皮葡萄球菌及链球菌为常见致病菌。

(二)病理

肺脓肿早期为含致病菌的污染物阻塞细支气管,继而形成小血管炎性栓塞,进而致病菌繁殖引起肺组织化脓性炎症、坏死,形成肺脓肿,继而肺坏死组织液化、破溃经支气管部分排出,形成有气液平的脓腔。另因病变累及部位不同,可并发支气管扩张、局限性纤维蛋白性胸膜炎、脓胸、脓气胸、支气管胸膜瘘等。急性肺脓肿经积极治疗或充分引流,脓腔缩小甚至消失,或仅剩少量纤维瘢痕。如治疗不彻底或支气管引流不畅,炎症持续存在,超过3个月以上称为慢性肺脓肿。

(三)健康史

多数吸入性肺脓肿患者有齿及口咽部的感染灶,故要了解患者是否有口腔、上呼吸道慢性感染病灶如龋齿、化脓性扁桃体炎、鼻窦炎、牙周溢脓等;或手术、劳累、受凉等;是否应用了大量抗生素。

(四)临床表现

1.症状

急性肺脓肿患者,起病急,寒战、高热,体温高达 39~40 ℃,伴有咳嗽,咳少量黏液痰或黏液脓性痰,典型痰液呈黄绿色、脓性,有时带血。炎症累及胸膜可引起胸痛。伴精神不振、全身乏力、食欲减退等全身毒性症状。如感染未能及时控制,于发病后 10~14 日可突然咳出大量脓臭痰及坏死组织,痰量可达300~500 mL/d,痰静置后分为 3 层。厌氧菌感染时痰带腥臭味。一般在咳出大量脓痰后,体温明显下降,全身毒性症状随之减轻。约 1/3 患者有不同程度的咯血,偶有中大量咯血而突然窒息死亡者。部分患者发病缓慢,仅有一般的呼吸道感染症状。血源性肺脓肿多先有原发病灶引起的畏寒、高热等全身脓毒血症的表现。经数日或数周后出现咳嗽、咳痰,痰量不多,极少咯血。慢性肺脓肿患者除咳嗽、咳脓痰、不规则发热、咯血外,还有贫血、消瘦等慢性消耗性症状。

2.体征

肺部体征与肺脓肿的大小、部位有关。早期病变较小或位于肺深部,多无阳性体征;病变发展较大时可出现肺实变体征,有时可闻及异常支气管呼吸音;病变累及胸膜时,可闻及胸膜摩擦音或胸腔积液体征。慢性肺脓肿常有杵状指(趾)、消瘦、贫血等。血源性肺脓肿多无阳性体征。

(五)辅助检查

1.实验室检查

急性肺脓肿患者血常规示白细胞计数明显增高,中性粒细胞占比在90%以上,多有核左移和中毒颗粒。慢性肺脓肿血白细胞可稍升高或正常,红细胞和血红蛋白减少。血源性肺脓肿患者的血培养可发现致病菌。并发脓胸时,可做胸腔脓液培养及药物敏感试验。

2.痰细菌学检查

气道深部痰标本细菌培养可有厌氧菌和(或)需氧菌存在。血培养有助于确定病原体和选择有效的抗菌药物。

3.影像学检查

X线胸片早期可见肺部炎性阴影,肺脓肿形成后,脓液排出,脓腔出现圆形透亮区和气液平面,四周有浓密炎症浸润。炎症吸收后遗留有纤维条索状阴影。慢性肺脓肿呈厚壁空洞,周围有纤维组织增生及邻近胸膜增厚。CT能更准确定位及发现体积较小的脓肿。

4.纤维支气管镜检查

纤维支气管镜检查有助于明确病因、病原学诊断及治疗。

(六)心理－社会评估

部分肺脓肿患者起病多急骤,畏寒、高热伴全身中毒症状明显,厌氧菌感染时痰有腥臭味等,使患者及家属常深感不安。患者会表现出忧虑、悲观、抑郁和恐惧。

二、主要护理诊断及医护合作性问题

(一)体温过高

与肺组织炎症性坏死有关。

(二)清理呼吸道无效

与脓痰聚积有关。

(三)营养失调,低于机体需要量

与肺部感染导致机体消耗增加有关。

(四)气体交换受损

与气道内痰液积聚、肺部感染有关。

(五)潜在并发症

咯血、窒息、脓气胸、支气管胸膜瘘。

三、护理目标

体温降至正常,营养改善,呼吸系统症状减轻或消失,未发生并发症。

四、护理措施

(一)一般护理

保持室内空气流通、适宜温湿度、阳光充足。晨起、饭后、体位引流后及睡前协助患者漱口,做好口腔护理。鼓励患者多饮水,进食高热量、高蛋白、高维生素等营养丰富的食物。

(二)病情观察

观察痰的颜色、性状、气味和静置后是否分层。准确记录 24 小时排痰量。当大量痰液排出时,要注意观察患者咳痰是否顺畅,咳嗽是否有力,避免脓痰引起窒息;当痰液减少时,要观察患者中毒症状是否好转,若中毒症状严重,提示痰液引流不畅,做好脓液引流的护理,以保持呼吸道通畅。若发现血痰,应及时报告医师,咯血量较多时,应严密观察体温、脉搏、呼吸、血压以及神志变化,准备好抢救药品和用品,嘱患者患侧卧位,头偏向一侧,警惕大咯血或窒息的突然发生。

(三)用药及体位引流护理

肺脓肿治疗原则是抗生素治疗和痰液引流。

1.抗生素治疗

吸入性肺脓肿一般选用青霉素,对青霉素过敏或不敏感者可用林可霉素、克林霉素或甲硝唑等药物。开始给药采用静脉滴注,体温通常在治疗后 3～10 天降至正常,然后改为肌内注射或口服。如抗生素有效,宜持续 8～12 周,直至胸片上空洞和炎症完全消失,或仅有少量稳定的残留纤维化。若疗效不佳,要注意根据细菌培养和药物敏感试验结果选用有效抗菌药物。遵医嘱使用抗生素、祛痰药、支气管扩张剂等,注意观察疗效及不良反应。

2.痰液引流

痰液引流可缩短病程,提高疗效。无大咯血、中毒症状轻者可进行体位引流排痰,每日2～3 次,每次 10～15 分钟。痰黏稠者可用祛痰药、支气管舒张药或生理盐水雾化吸入以利脓液引流。有条件应尽早应用纤维支气管镜冲洗及吸引治疗,脓腔内还可注入抗生素,加强局部治疗。

(四)心理护理

向患者及家属及时介绍病情,解释各种症状和不适的原因,说明各项诊疗、护理操作目的、操作程序和配合要点。由于疾病带来口腔脓臭气味使患者害怕与人接近,在帮助患者口腔护理的同时消除患者的紧张心理。主动关心并询问患者的需要,使患者增加治疗的依从性和信心,指导患者正确对待本病,使其勇于说出内心感受,并积极进行疏导。教育患者家属配合医护人员做好患者的心理指导,使患者树立治愈疾病的信心,以促进疾病早日康复。

(五)健康教育

1.疾病知识指导

指导患者及家属了解肺脓肿发生、发展、治疗和有效预防方面的知识。积极治疗肺炎,皮肤疖、痈或肺外化脓性感染等原发病灶。教会患者练习深呼吸,鼓励患者咳嗽并采取有效的咳嗽方式进行排痰,保持呼吸道的通畅,促进病变的愈合。对重症患者做好监护,教育家属及时发现病情变化,并及时向医师报告。

2.生活指导

指导患者生活要有规律,注意休息,劳逸结合,应增加营养物质的摄入。提倡健康的生活方式,重视口腔护理,在晨起、饭后、体位引流后、晚睡前要漱口、刷牙,防止污染分泌物误吸入下呼吸道。鼓励平日多饮水,戒烟酒。保持环境整洁、舒适,维持适宜的室温与湿度,注意保暖,避免受凉。

3.用药指导

抗生素治疗非常重要,但需要时间较长,为防止病情反复,应遵从治疗计划。指导患者及家属根据医嘱服药,向患者讲解抗生素等药物的用药疗程、方法、不良反应,发现异常及时向医师报告。

4.加强易感人群护理

对意识障碍、慢性病、长期卧床者,应注意指导家属协助患者经常变换体位、翻身、拍背促进痰液排出,疑有异物吸入时要及时清除。有感染征象时应及时就诊。

五、护理评价

患者体温平稳,呼吸系统症状消失,营养改善,无并发症发生或发生后及时得到处理。

第五节 支气管哮喘

支气管哮喘是一种慢性气管炎症性疾病,其支气管壁存在以肥大细胞、嗜酸性粒细胞和T淋巴细胞为主的炎性细胞浸润,可经治疗缓解或自然缓解。本病多发于青少年,儿童多于成人,城市多于农村。近年的流行病学显示,哮喘的发病率或病死率均有所增加,我国哮喘发病率为1‰～2‰。支气管哮喘的病因较为复杂,大多在遗传因素的基础上,受到体内外多种因素刺激而发病,并反复发作。

一、临床表现

(一)症状和体征

典型的支气管哮喘,发作前多有鼻痒、打喷嚏、流涕、咳嗽、胸闷等先兆症状,进而出现呼气性的呼吸困难伴喘鸣,患者被迫采取端坐呼吸,咳嗽、咳痰。发作持续几十分钟至数小时后自行或经治疗缓解。此为速发性哮喘反应。迟发性哮喘反应时,患者气管呈持续高反应性状态,上述表现更为明显,较难控制。

少数患者可出现哮喘重度或危重度发作,表现为重度呼气性呼吸困难、焦虑、烦躁、端坐呼吸、大汗淋漓、嗜睡或意识模糊,经应用一般支气管扩张药物不能缓解。此类患者不及时救治,可危及生命。

(二)辅助检查

1.血液检查

嗜酸性粒细胞、血清总免疫球蛋白E(IgE)及特异性免疫球蛋白E均可增高。

2.胸部X线检查

哮喘发作期由于肺脏充气过度,肺部透亮度增高,合并感染时可见肺纹理增多及炎症阴影。

3.肺功能检查

哮喘发作期有关呼气流速的各项指标,如第一秒用力呼气容积(FEV)、最大呼气流速峰值(PEF)等均降低。

二、治疗

本病的治疗原则是去除病因,控制发作和预防发作。控制发作应根据患者发作的轻重程度,抓住解痉、抗炎两个主要环节,迅速控制症状。

(一)解痉

哮喘轻中度发作时,常用氨茶碱稀释后静脉注射或加入液体中静脉滴注。根据病情吸入或口服$β_2$受体激动剂。常用的$β_2$受体激动剂气雾吸入剂有喘康速、喘乐宁、舒喘灵等。

哮喘重度发作时,应及早静脉给予足量氨茶碱及琥珀酸氢化可的松或甲基泼尼松龙琥珀酸钠,待病情得到控制后再逐渐减量,改为口服泼尼松龙,或根据病情吸入糖皮质激素,应注意不宜骤然停药,以免复发。

(二)抗炎

肺部感染的患者,应根据细菌培养及药敏结果选择应用有效抗生素。

(三)稳定内环境

及时纠正水、电解质及酸碱失衡。

(四)保证呼吸道通畅

痰多而黏稠不易咳出或有严重缺氧及二氧化碳潴留者,应及时行气管插管吸出痰液,必要时行机械通气。

三、护理

(一)一般护理

(1)将患者安置在清洁、安静、空气新鲜、阳光充足的房间,避免接触过敏原,如花粉、皮毛、油烟等。护理操作时防止灰尘飞扬。喷洒灭蚊蝇剂或某些消毒剂时要转移患者。

(2)患者哮喘发作、呼吸困难时应给予适宜的靠背架或过床桌,让患者伏桌而坐,以帮助呼吸,减少疲劳。

(3)给予营养丰富的易消化饮食,多食蔬菜、水果,多饮水。同时注意保持大便通畅,减少因用力排便所致的疲劳。严禁食用与患者发病有关的食物,如鱼、虾、蟹等,并协助患者寻找过敏原。

(4)危重期患者应保持皮肤清洁干燥,定时翻身,防止压疮发生。因大剂量使用糖皮质激素,故应做好口腔护理,防止发生口腔炎。

(5)哮喘重度发作时,由于大汗淋漓,呼吸困难甚至有窒息感,所以患者极度紧张、烦躁、疲倦。要耐心安慰患者,及时满足患者需求,缓解紧张情绪。

(二)观察要点

1.观察哮喘发作先兆

如患者主诉有鼻、咽、眼部发痒及咳嗽、流鼻涕等黏膜过敏症状时,应及时报告医师采取措施,减轻发作症状,尽快控制病情。

2.观察药物不良反应

氨茶碱 0.25 g 加入 25%~50% 葡萄糖注射液 20 mL 中静脉推注,时间至少要在 5 分钟以上,因浓度过高或推注过快可使心肌过度兴奋而产生心悸、惊厥、血压骤降等严重反应。使用时要现配现用,静脉滴注时,不宜和维生素 C、促皮质激素、去甲肾上腺素、四环素类等配伍。糖皮质激素类药物久用可引起钠潴留、血钾降低、消化道溃疡病、高血压、糖尿病、骨质疏松、停药反跳等,须加强观察。

3.根据患者缺氧情况调整氧流量

氧流量一般为 3～5 L/min。保持气体充分湿化,氧气湿化瓶每天更换、消毒,防止医源性感染。

4.观察痰液黏稠度

哮喘发作患者由于过度通气,出汗过多,因而身体丢失水分增多,致使痰液黏稠形成痰栓,阻塞小支气管,导致呼吸不畅,感染难以控制。应通过静脉补液和饮水补足水分和电解质。

5.严密观察有无并发症

如自发性气胸、肺不张、脱水、酸碱失衡、电解质紊乱、呼吸衰竭、肺性脑病等并发症。监测动脉血气、生化指标,如发现异常需及时对症处理。

6.观察呼吸频率、深浅幅度和节律

重度发作患者喘鸣音减弱乃至消失,呼吸变浅,神志改变,常提示病情危急,应及时处理。

(三)家庭护理

1.增强体质,积极防治感染

平时注意增加营养,根据病情做适量体力活动,如散步、做简易操、打太极拳等,以提高机体免疫力。当感染发生时应及时就诊。

2.注意防寒避暑

寒冷可引起支气管痉挛,分泌物增加,同时感冒易致支气管及肺部感染。因此,冬季应适当提高居室温度,秋季进行耐寒锻炼防治感冒,夏季避免大汗,防止痰液过稠不易咳出。

3.尽量避免接触过敏原

患者应戒烟,尽量避免到人员众多、空气污浊的公共场所。保持居室空气清新,室内可安装空气净化器。

4.防止呼吸肌疲劳

坚持进行呼吸锻炼。

5.稳定情绪

一旦哮喘发作,应控制情绪,保持镇静,及时吸入支气管扩张气雾剂。

6.家庭氧疗

又称缓解期氧疗,对于患者的病情控制、存活期的延长和生活质量的提高有着重要意义。家庭氧疗时应注意氧流量的调节,严禁烟火,防止火灾。

7.缓解期处理

哮喘缓解期的防治非常重要,对于防止哮喘发作及恶化,维持正常肺功能,提高生活质量,保持正常活动量等均具有重要意义。哮喘缓解期患者,应坚持吸入糖皮质激素,可有效控制哮喘发作,吸入色甘酸钠和口服酮替酚也有一定的预防哮喘发作的作用。

第三章　消化内科护理

第一节　反流性食管炎

反流性食管炎(RE)是指胃、十二指肠内容物反流入食管所引起的食管黏膜炎症、糜烂、溃疡和纤维化等病变,甚至引起咽喉、气道等食管以外的组织损害。其发病男性多于女性,男女比例为(2～3):1,发病率为1.92%。随着年龄的增长,食管下段括约肌收缩力的下降,发生胃、十二指肠内容物自发性反流,而使老年人反流性食管炎的发病率有所增加。

一、病因和发病机制

(一)抗反流屏障削弱

食管下括约肌是指食管末端3～4 cm长的环形肌束,正常人静息时肌束压力为1.3～4.0 kPa(10～30 mmHg),为一高压带,防止胃内容物反流入食管。由于年龄的增长,机体老化导致食管下括约肌的收缩力下降引起食物反流。一过性食管下括约肌松弛也是反流性食管炎的主要发病机制。

(二)食管清除作用减弱

正常情况下,一旦发生食物反流,大部分反流物通过1～2次食管自发性和继发性的蠕动性收缩将食管内容物排入胃内,即容量清除,剩余的部分则由唾液缓慢地中和。老年人食管蠕动缓慢和唾液产生减少,影响了食管的清除作用。

(三)食管黏膜屏障作用下降

反流物进入食管后,可以凭借食管上皮表面黏液、不移动水层和表面HCO_3^-、复层鳞状上皮等构成上皮屏障,以及黏膜下丰富的血液供应构成的后上皮屏障,发挥其抗反流物对食管黏膜损伤的作用。随着机体老化,食管黏膜逐渐萎缩,黏膜屏障作用下降。

二、护理评估

(一)健康史

询问患者的饮食结构及习惯,注意有无长期服用药物史。

(二)身体评估

1.反流症状

反酸、反食、反胃(指胃内容物在无恶心和不用力的情况下涌入口腔)、嗳气等,多在餐后明显或加重,平卧或躯体前屈时易出现。

2.反流物引起的刺激症状

胸骨后或剑突下烧灼感、胸痛、吞咽困难等。常由胸骨下段向上伸延,常在餐后1小时出现,平卧、弯腰或腹压增高时可加重。反流物刺激食管痉挛导致胸痛,常发生在胸骨后或剑突下。严重时可为剧烈刺痛,可放射到后背、胸部、肩部、颈部、耳后,有的酷似心绞痛的特点。

3.其他症状

咽部不适,有异物感、棉团感或堵塞感,可能与酸反流引起食管上段括约肌压力升高有关。

4.并发症

(1)上消化道出血:因食管黏膜炎症、糜烂及溃疡可以导致上消化道出血。

(2)食管狭窄:食管炎反复发作致使纤维组织增生,最终导致瘢痕性狭窄。

(3)Barrett 食管:在食管黏膜的修复过程中,食管与贲门交界处 2 cm 以上的食管鳞状上皮被特殊的柱状上皮取代,称为 Barrett 食管。Barrett 食管发生溃疡时,又称 Barrett 溃疡。Barrett食管是食管癌的主要癌前病变,其腺癌的发生率较正常人高 30～50 倍。

(三)辅助检查

1.内镜检查

内镜检查是反流性食管炎最准确、最可靠的诊断方法,能判断其严重程度和有无并发症,结合活检可与其他疾病相鉴别。

2.24 小时食管 pH 监测

应用便携式 pH 记录仪在生理状态下对患者进行 24 小时食管 pH 连续监测,可提供食管是否存在过度酸反流的客观依据。在进行该项检查前三日,应停用抑酸药与促胃肠动力的药物。

3.食管吞钡 X 线检查

对不愿意接受或不能耐受内镜检查者行该检查。严重患者可发现阳性 X 线征。

(四)心理－社会状况

反流性食管炎长期持续存在,病情反复、病程迁延,因此患者会出现食欲减退、体重下降,导致患者心情烦躁、焦虑,合并消化道出血时会使患者紧张、恐惧。应注意评估患者的情绪状态及对本病的认知程度。

三、常见护理诊断及问题

(一)疼痛,主要为胸痛

与胃食管黏膜炎性病变有关。

(二)营养失调,低于机体需要量

与害怕进食、消化吸收不良等有关。

(三)有体液不足的危险

与合并消化道出血引起活动性体液丢失、呕吐及液体摄入量不足有关。

(四)焦虑

与病情反复、病程迁延有关。

(五)知识缺乏

缺乏对反流性食管炎病因和预防知识的了解。

四、诊断与治疗

(一)诊断

临床上有明显的反流症状,内镜下有反流性食管炎的表现,食管过度酸反流的客观依据即可做出诊断。

(二)治疗

以药物治疗为主,对药物治疗无效或发生并发症者可做手术治疗。

1.药物治疗

目前多主张采用递减法,即开始使用质子泵抑制剂加促胃肠动力药,迅速控制症状,待症状控制后再减量维持。

(1)促胃肠动力药:目前主要常用的药物是西沙必利。常用量为每次 5~15 mg,每日 3~4 次,疗程 8~12 周。

(2)抑酸药。①H_2 受体拮抗剂(H_2RA):西咪替丁 400 mg、雷尼替丁 150 mg、法莫替丁 20 mg,每日 2 次,疗程 8~12 周。②质子泵抑制剂(PPI):奥美拉唑 20 mg、兰索拉唑 30 mg、泮托拉唑 40 mg、雷贝拉唑 10 mg 和埃索美拉唑 20 mg,每日 1 次,疗程 4~8 周。③抗酸药:仅用于症状轻、间歇发作的患者作为临时缓解症状用。反流性食管炎有并发症或停药后很快复发者,需要长期维持治疗。H_2RA、西沙必利、PPI 均可用于维持治疗,其中以 PPI 效果最好。维持治疗的剂量因患者而异,以调整至患者无症状的最低剂量为合适剂量。

2.手术治疗

手术为不同术式的胃底折叠术。手术指征为:①严格内科治疗无效;②虽经内科治疗有效,但患者不能忍受长期服药;③经反复扩张治疗后仍反复发作的食管狭窄;④确诊由反流性食管炎引起的严重呼吸道疾病。

3.并发症治疗

(1)食管狭窄:大部分狭窄可行内镜下食管扩张术治疗。扩张后予以长程 PPI 维持治疗可防止狭窄复发。少数严重瘢痕性狭窄需行手术切除。

(2)Barrett 食管:药物治疗是预防 Barrett 食管发生和发展的重要措施,必须使用 PPI 治疗及长期维持。

五、护理措施

(一)一般护理

为减少平卧及夜间反流可将床头抬高 15~20 cm。避免睡前 2 小时内进食,白天进餐后不宜立即卧床。应避免食用使食管下括约肌压力降低的食物和药物,如高脂、巧克力、咖啡、浓茶及硝酸甘油、钙通道阻滞剂等。应戒烟及禁酒。减少一切影响腹压增高的因素,如肥胖、便秘、紧束腰带等。

(二)用药护理

遵医嘱给予药物治疗,注意观察药物的疗效及不良反应。

1.H_2 受体拮抗剂

药物应在餐中或餐后即刻服用,若需同时服用抗酸药,则两药应间隔 1 小时以上。若静脉给药应注意控制速度,过快可引起低血压和心律失常。西咪替丁对雄激素受体有亲和力,可导致男性乳腺发育、阳痿以及性功能紊乱,应做好解释工作。该药物主要通过肾排泄,用药期间应监测肾功能。

2.质子泵抑制剂

奥美拉唑可引起头晕,应嘱患者用药期间避免开车或做其他必须高度集中注意力的工作。

兰索拉唑的不良反应包括荨麻疹、皮疹、瘙痒、头痛、口苦、肝功能异常等,轻度不良反应不影响继续用药,较严重时应及时停药。泮托拉唑的不良反应较少,偶可引起头痛和腹泻。

3.抗酸药

该药在饭后 1 小时和睡前服用。服用片剂时应嚼服,乳剂给药前应充分摇匀。抗酸剂应避免与奶制品、酸性饮料及食物同时服用。

(三)饮食护理

(1)指导患者有规律地定时进餐,饮食不宜过饱,选择营养丰富、易消化的食物。避免摄入过咸、过甜、过辣的刺激性食物。

(2)制订饮食计划:与患者共同制订饮食计划,指导患者及家属改进烹饪技巧,增加食物的色、香、味,刺激患者食欲。

(3)观察并记录患者每天进餐次数、量、种类,以了解其摄入营养素的情况。

六、健康教育

(一)疾病知识指导

向患者及家属介绍本病的有关病因,避免诱发因素。保持良好的心理状态,平时生活要有规律,合理安排工作和休息时间,注意劳逸结合,积极配合治疗。

(二)饮食指导

指导患者加强饮食卫生和饮食营养,养成有规律的饮食习惯;避免过冷、过热、辛辣等刺激性食物及浓茶、咖啡等饮料;嗜酒者应戒酒。

(三)用药指导

根据病因及病情进行指导,嘱患者长期维持治疗,介绍药物的不良反应,如有异常及时复诊。

第二节　胃　炎

胃炎指的是任何病因引起的胃黏膜炎症,常伴有上皮损伤和细胞再生。胃黏膜对损害的反应涉及上皮损伤、黏膜炎症和上皮细胞再生等过程。胃炎是最常见的消化道疾病之一。按临床发病的缓急和病程的长短,一般将胃炎分为急性胃炎和慢性胃炎。

一、急性胃炎

急性胃炎是由多种病因引起的急性胃黏膜炎症。临床上急性发病,常表现为上腹部症状。内镜检查可见胃黏膜充血、水肿、出血、糜烂(可伴有浅表溃疡)等一过性病变。病理组织学特征为胃黏膜固有层见到以中性粒细胞为主的炎性细胞浸润。

急性胃炎主要包括以下 3 种。①幽门螺杆菌感染引起的急性胃炎。但临床上很难诊断幽门螺杆菌感染引起的急性胃炎,因为一过性的上腹部症状多不为患者注意,也极少需要胃镜检查,加之可能多数患者症状很轻或无症状。感染幽门螺杆菌后,如不予治疗,感染可长期存在并发展为慢性胃炎。②除幽门螺杆菌之外的病原体感染及(或)其毒素对胃黏膜损害引起的急性胃炎。进食被微生物及(或)其毒素污染的不洁食物所引起的急性胃肠炎,以肠道炎症为主。

由于胃酸的强力抑菌作用,除幽门螺杆菌外的细菌很难在胃内存活而感染胃黏膜,因此一般人很少患除幽门螺杆菌之外的感染性胃炎。但当机体免疫力下降时,可发生各种细菌、真菌、病毒所引起的急性感染性胃炎。③急性糜烂出血性胃炎。本病是由各种病因引起的、以胃黏膜多发性糜烂为特征的急性胃黏膜病变,常伴有胃黏膜出血,可伴有一过性浅溃疡形成。因为本病胃黏膜炎症很轻或缺如,因此严格来说应称为急性糜烂出血性胃病。急性糜烂出血性胃炎临床常见,需要积极治疗,在此予以重点讨论。

(一)病因和发病机制

引起急性糜烂出血性胃炎的常见病因如下。

1.药物

常见的有非甾类抗炎药(NSAID)如阿司匹林、吲哚美辛等,某些抗肿瘤药如氟尿嘧啶、口服氯化钾或铁剂等。这些药物直接损伤胃黏膜上皮层。其中,NSAID还通过抑制环氧合酶的作用而抑制胃黏膜生理性前列腺素的产生,削弱胃黏膜的屏障功能;氟尿嘧啶对快速分裂的细胞如胃肠道黏膜细胞产生明显的细胞毒作用。

2.急性应激

严重创伤、大手术、大面积烧伤、颅内病变、败血症及其他严重脏器病变或多器官功能衰竭等均可引起胃黏膜糜烂、出血,严重者发生急性溃疡并大量出血,如烧伤所致者称 Curling 溃疡、中枢神经系统病变所致者称库欣综合征溃疡。一般认为急性应激引起急性糜烂出血性胃炎机制是应激状态下胃黏膜微循环不能正常运行而造成黏膜缺血、缺氧,由此可导致胃黏膜黏液和碳酸氢盐分泌不足、局部前列腺素合成不足、上皮再生能力减弱等改变,使胃黏膜屏障受损。

3.乙醇

乙醇具亲酯性和溶脂能力,高浓度乙醇因而可直接破坏胃黏膜屏障。黏膜屏障的正常保护功能是维持胃腔与胃黏膜内氢离子高梯度状态的重要保证。当上述因素导致胃黏膜屏障破坏,胃腔内氢离子便会反弥散进入胃黏膜内,从而进一步加重胃黏膜的损害,最终导致胃黏膜糜烂和出血。上述各种因素也可能导致增加十二指肠液反流入胃腔,其中的胆汁和各种胰酶参与胃黏膜屏障的破坏。

(二)临床表现

1.症状

本病大多无症状,一部分仅有上腹不适、腹胀、食欲减退等症状,一部分表现为突发的呕血和(或)黑便,是上消化道出血的常见病因之一。上消化道出血中 $10\%\sim25\%$ 由急性糜烂出血性胃炎引起。

2.体征

急性糜烂出血性胃炎可有上腹部不同程度的压痛。大量出血可引起休克、贫血。

(三)护理

1.护理目标

病因去除,无腹痛、消化道出血。

2.护理措施

(1)一般护理。①休息与活动:患者应注意休息,减少活动,对急性应激造成者应卧床休息。同时应做好患者的心理疏导,解除其精神紧张。②合理饮食:进食应定时、有规律,一般进少渣、温凉半流质饮食。如有少量出血可给予牛奶、米汤等流质食物以中和胃酸,有利于黏膜的修复。急性大出血或呕吐频繁时应禁食。

(2)治疗用药护理。指导正确使用阿司匹林、吲哚美辛等对胃黏膜有刺激的药物,必要时应用制酸剂、胃黏膜保护剂预防溃疡的发生。大出血时立即建立静脉通道。配合医师迅速、准确地实施输血、输液、各种止血治疗及用药等抢救措施,并观察治疗效果及不良反应。输液开始宜快,必要时测定中心静脉压作为调整输液量和速度的依据。避免因输液、输血过多、过快而引起急性肺水肿,对老年患者和心肺功能不全者尤应注意。

(3)病情观察。观察患者呕血及黑便大致数量,血压、脉搏、血红蛋白变化情况。观察原发病及其他病因的转归情况。

(4)心理护理。安慰解释,使患者消除焦虑和恐惧,积极配合治疗。

(5)健康教育。向患者及家属介绍急性胃炎的有关知识、预防方法和自我护理措施。避免使用对胃黏膜有刺激的药物,必须使用时应同时服用制酸剂;嗜酒者应戒酒;对于急性应激状态患者,要注意保护胃黏膜治疗;注意饮食卫生,生活要有规律,保持轻松愉快的心情。

3.护理评价

患者无腹痛及呕血、黑便;能戒除烟酒,饮食规律;能够了解急性应激及药物原因所致急性胃炎防治知识。

二、慢性胃炎

慢性胃炎是由各种病因引起的胃黏膜慢性炎症。国际上新悉尼系统的分类方法,将慢性胃炎分为浅表性(又称非萎缩性)、萎缩性和特殊类型三大类。①慢性浅表性胃炎是指不伴有胃黏膜萎缩性改变,胃黏膜层见以淋巴细胞和浆细胞为主的慢性炎性细胞浸润的慢性胃炎,幽门螺杆菌感染是此类慢性胃炎的主要病因。②慢性萎缩性胃炎是指胃黏膜已发生了萎缩性改变的慢性胃炎,常伴有肠上皮化生。慢性萎缩性胃炎又可再分为多灶萎缩性胃炎和自身免疫性胃炎两大类。③特殊类型胃炎种类很多,由不同病因所致,临床上较少见,如感染性胃炎、化学性胃炎等。

慢性胃炎是一种常见病,其发病率在各种胃病中居首位。男性稍多于女性。随年龄增长发病率逐渐增高。自身免疫性胃炎在我国仅有少数个案报道。由幽门螺杆菌引起的慢性胃炎呈世界范围分布,我国属于幽门螺杆菌高感染率国家,估计人群中幽门螺杆菌的感染率达40%～70%。幽门螺杆菌感染可几乎无例外地引起胃黏膜炎症,且感染后机体一般难以将其清除而变成慢性感染。

(一)病因与发病机制

1.幽门螺杆菌感染

目前认为幽门螺杆菌感染是慢性浅表性胃炎最主要的病因,其机制如下。

(1)幽门螺杆菌具有鞭毛结构,可在胃内黏液层中自由活动,并依靠其黏附素与胃黏膜上皮细胞紧密接触,直接侵袭胃黏膜。

（2）幽门螺杆菌所分泌的尿素酶,能分解尿素产生 NH_3,中和胃酸,既形成了有利于幽门螺杆菌定居和繁殖的中性环境,又损伤了上皮细胞膜。

（3）幽门螺杆菌能产生细胞毒素使上皮细胞空泡变性,造成黏膜损害和炎症。

（4）幽门螺旋菌的菌体胞壁还可作为抗原诱导自身免疫反应。

2.饮食和环境因素

流行病学资料显示,饮食中高盐和缺乏新鲜蔬菜、水果与慢性胃炎的发生密切相关。幽门螺杆菌感染增加了胃黏膜对环境因素损害的易感性。

3.自身免疫

自身免疫性胃炎以富含壁细胞的胃体黏膜萎缩为主。壁细胞损伤后能作为自身抗原刺激机体的免疫系统而产生相应的壁细胞抗体和内因子抗体,破坏壁细胞,使胃酸分泌减少乃至缺失,还可影响维生素 B_{12} 吸收,导致恶性贫血。

4.物理及化学因素

长期饮浓茶、烈酒、咖啡,食用过热、过冷、过于粗糙的食物,可损伤胃黏膜;服用大量非类固醇抗感染药可破坏黏膜屏障;各种原因引起的十二指肠液反流,因其中的胆汁和胰液等会削弱胃黏膜的屏障功能,使其易受胃酸及胃蛋白酶的损害。

（二）临床表现

1.症状

慢性胃炎大多无症状,部分有上腹痛或不适、食欲不振、饱胀、嗳气、反酸、恶心和呕吐等消化不良的表现。少数可有少量上消化道出血。一些患者可出现明显畏食、贫血和体重减轻,见于自身免疫性胃炎。

2.体征

慢性胃炎可有上腹部轻压痛。

（三）护理

1.护理目标

病因去除,无腹痛、营养状况改善、焦虑减轻。

2.护理措施

（1）一般护理。①休息与活动:伴有贫血时适当休息,平时进行适当的锻炼,以增强机体抗病力。②合理饮食:以高营养、易消化、丰富的新鲜蔬菜水果的饮食为宜。避免摄入过咸、过甜、过辣的刺激性食物。避免长期饮浓茶、烈酒、咖啡,避免食用过热、过冷、过于粗糙的食物。

（2）用药护理。遵医嘱给予患者以清除幽门螺杆菌感染治疗时,注意观察药物的疗效及不良反应。枸橼酸铋钾（CBS）为常用制剂,因其在酸性环境中方起作用,故宜餐前 30 分钟服用。服 CBS 过程中可使齿、舌变黑,可用吸管直接吸入。部分患者服药后出现便秘和大便变黑,停药后可自行消失。少数患者有恶心、一过性血清转氨酶升高等,极少数出现急性肾衰竭。阿莫西林服用前应询问患者有无青霉素过敏史,应用过程中注意有无迟发性过敏反应的出现,如皮疹。甲硝唑可引起恶心、呕吐等胃肠道反应,应在餐后30分钟服用,并可遵医嘱用甲氧氯普胺、维生素 B_{12} 等拮抗。

（3）心理护理。及时了解患者心理，耐心解释其疑虑之处，尤其有异型性增生的患者，常因担心恶变而恐惧。护理人员应主动安慰患者，说明本病经过正规治疗是可以逆转的。对于异型性增生，经严密随访，即使有恶变，及时手术也可获得满意的疗效，使患者乐观、积极配合治疗消除焦虑、恐惧心理。

（4）健康教育。①向患者及家属介绍本病的有关病因，指导健康的饮食习惯。②介绍根除幽门螺杆菌治疗的意义和适应证。指导药物治疗注意事项，如避免使用对胃黏膜有刺激的药物，必须使用时应同时服用制酸剂或胃黏膜保护剂；介绍药物的不良反应，如有异常及时复诊，定期门诊复查。③对胃黏膜异型性增生的患者，嘱其定期随访。

3.护理评价

经过治疗和护理患者不适减轻；了解相关知识；及时发现和处理并发症。

第三节　消化性溃疡

消化性溃疡主要是指发生在胃和十二指肠的慢性溃疡，即胃溃疡（GU）和十二指肠溃疡（DU）。溃疡的黏膜缺损超过黏膜肌层，不同于糜烂。本病中年最为常见，DU 多见于青壮年，而 GU 多见于中老年，后者发病高峰比前者约迟 10 年。男性患病比女性多。临床上 DU 比 GU 多见，两者之比为（2～3）：1，但有地区差异，在胃癌高发区 GU 所占的比例有所增加。

一、病因和发病机制

在正常生理情况下，胃十二指肠黏膜经常接触有强侵蚀力的胃酸和在酸性环境下被激活，能水解蛋白质的胃蛋白酶，此外，还经常受摄入的各种有害物质的侵袭，但却能抵御这些侵袭因素的损害，维持黏膜的完整性，这是因为胃、十二指肠黏膜具有一系列防御和修复机制。目前认为，胃十二指肠黏膜的这一完善而有效的防御和修复机制，足以抵抗胃酸/胃蛋白酶的侵蚀。一般而言，只有当某些因素损害了这一机制才可能发生胃酸/胃蛋白酶侵蚀黏膜而导致溃疡形成。

（一）幽门螺杆菌（Hp）

幽门螺杆菌为消化性溃疡的重要病因。Hp 可造成胃十二指肠黏膜的上皮细胞受损和强烈的炎症反应，损害了局部黏膜的防御－修复机制。

（二）非甾类抗炎药（NSAID）

NSAID 是引起消化性溃疡的另一个常见病因。大量研究资料显示，在长期服用 NSAID 患者中10％～25％可发现胃或十二指肠溃疡，有 1％～4％患者发生出血、穿孔等溃疡并发症。NSAID 引起的溃疡以 GU 较 DU 多见。溃疡形成及其并发症发生的危险性除与服用 NSAID 种类、剂量、疗程有关外，尚与高龄、同时服用抗凝血药、糖皮质激素等因素有关。NSAID 通过削弱黏膜的防御和修复功能而导致消化性溃疡发病。NSAID 和幽门螺杆菌是引起消化性溃疡发病的两个独立因素。

（三）胃酸

消化性溃疡的最终形成是由于胃酸/胃蛋白酶对黏膜自身消化所致。因胃蛋白酶活性是

pH 依赖性的,在 pH＞4 时便失去活性,因此在探讨消化性溃疡发病机制时主要考虑胃酸是溃疡形成的直接原因。胃酸的这一损害作用一般只有在正常黏膜防御和修复功能遭受破坏时才能发生。

(四)其他

1.吸烟

吸烟者消化性溃疡发生率比不吸烟者高,吸烟影响溃疡愈合和促进溃疡复发。

2.遗传

消化性溃疡的家族史可能是幽门螺杆菌感染的"家庭聚集"现象;O 型血胃上皮细胞表面表达更多黏附受体而有利于幽门螺杆菌定植。遗传因素的作用尚有待进一步研究。

3.急性应激可引起应激性溃疡

长期精神紧张、过劳,易使溃疡发作或加重,情绪应激可能主要起诱因作用。

4.胃十二指肠运动异常

研究发现部分 DU 患者胃排空增快,这可使十二指肠球部酸负荷增大;部分 GU 患者有胃排空延迟,这可增加十二指肠液反流入胃,加重胃黏膜屏障损害。胃肠运动障碍不大可能是原发病因,但可加重幽门螺杆菌或 NSAID 对黏膜的损害。

概言之,消化性溃疡是一种多因素疾病,其中幽门螺杆菌感染和服用 NSAID 是已知的主要病因,溃疡发生是黏膜侵袭因素和防御因素失平衡的结果,胃酸在溃疡形成中起关键作用。

二、临床表现

(一)症状

典型的消化性溃疡有如下临床特点。①慢性过程,病史可达数年至数十年。②周期性发作,发作与自发缓解相交替,发作期可为数周或数月,缓解期长短不一,短者数周,长者数年。发作常有季节性,多在秋冬或冬春之交发病,可因精神情绪不良或过劳而诱发。③发作时上腹痛呈节律性,表现为空腹痛即餐后2～4 小时或(及)午夜痛,腹痛多为进食或服用抗酸药所缓解,典型节律性表现在 DU 多见。腹痛性质多为灼痛,也可为钝痛、胀痛、剧痛或饥饿样不适感。腹痛多位于中上腹,可偏右或偏左。部分患者无上述典型表现的疼痛,而仅表现为无规律的上腹隐痛或不适。但部分患者可无症状或症状较轻以至不为患者所注意。④可有反酸、嗳气、上腹胀等症状。表 3-1 为 GU 和 DU 上腹痛特点的比较。

表 3-1　GU 和 DU 上腹痛特点的比较

		GU	DU
相同点	慢性	病程可长达 6～7 年,有的长达 20 年或更长	
	周期性	发作与缓解周期性交替,以春、秋季发作多见	
	疼痛性质	多呈钝痛、灼痛、胀痛或饥饿样不适,一般为轻至中度持续性痛,可耐受	
不同点	疼痛部位	中上腹或在剑突下和剑突下偏左	中上腹或中上偏右腹处
	疼痛时间	常在餐后1 小时内发生,经 1～2 小时后逐渐缓解,至下次餐前自行消失	常发生在两餐之间,持续至下餐进食后缓解,故又称空腹痛、饥饿痛;部分患者于午夜出现疼痛,称夜间痛
	疼痛规律	进食一疼痛一缓解	疼痛一进食一缓解

（二）体征

溃疡活动时上腹部可有局限性轻压痛,缓解期无明显体征。

（三）临床特殊类型

1.复合溃疡

复合溃疡指胃和十二指肠同时发生的溃疡。DU 往往先于 GU 出现。幽门梗阻发生率较高。

2.幽门管溃疡

幽门管位于胃远端,与十二指肠交界,长约 2 cm。幽门管溃疡与 DU 相似,胃酸分泌一般较高。幽门管溃疡上腹痛的节律性不明显,对药物治疗反应较差,呕吐较多见,较易发生幽门梗阻、出血和穿孔等并发症。

3.球后溃疡

胃溃疡大多发生在十二指肠球部,发生在球部远端十二指肠的溃疡称球后溃疡。多发生在十二指肠乳头的近端。具有胃溃疡的临床特点,但午夜痛及背部放射痛多见,对药物治疗反应较差,较易并发出血。

4.巨大溃疡

巨大溃疡指直径>2 cm 的溃疡,对药物治疗反应较差,愈合时间长,易发生慢性穿透或穿孔。

5.老年人消化性溃疡

近年老年人发生消化性溃疡的报道增多。临床表现多不典型,十二指肠溃疡多位于胃体上部甚至胃底部,溃疡常较大,易误诊为胃癌。

6.无症状性溃疡

约 15% 消化性溃疡患者可无症状,而以出血、穿孔等并发症为首发症状。可见于任何年龄,以老年人较多见;NSAID 引起的溃疡近半数无症状。

三、并发症

（一）上消化道出血

大约 50% 以上的消化道出血是由于消化性溃疡所致。出血是消化性溃疡最常见的并发症。胃溃疡比十二指肠溃疡容易发生。常因服用 NSAID 而诱发,部分患者(10%~25%)以上消化道出血为首发症状。

（二）穿孔

穿孔是消化性溃疡最严重的并发症,见于 2%~10% 的病例。消化性溃疡穿孔的后果有3 种,如下。

(1)溃疡穿透浆膜层达腹腔致弥漫性腹膜炎,引起突发的剧烈腹痛,称游离穿孔。

(2)溃疡穿透并与邻近实质性器官相连,往往表现为腹痛规律发生改变,变得顽固而持久,称为穿透性溃疡。

(3)溃疡穿孔入空腔器官形成瘘管。

（三）幽门梗阻

幽门梗阻见于 2%~4% 的病例,大多由胃溃疡或幽门管溃疡引起。急性梗阻多因炎症水肿和幽门部痉挛所致,梗阻为暂时性,随炎症好转而缓解;慢性梗阻主要由于溃疡愈合后瘢痕收缩而呈持久性。幽门梗阻使胃排空延迟,患者可感上腹饱胀不适,疼痛于餐后加重,且有反复大量呕吐,呕吐物为呈酸腐味的宿食,大量呕吐后疼痛可暂缓解。严重频繁呕吐可致失水和低氯低钾性碱中毒,常继发营养不良。上腹饱胀和逆蠕动的胃型,以及空腹时检查胃内有振水音、抽出胃液量>200 mL,是幽门梗阻的特征性表现。

(四)癌变

少数十二指肠溃疡可发生癌变,癌变率在 1% 以下,胃溃疡则极少见。对长期十二指肠溃疡病史,年龄在 45 岁以上,经严格内科治疗 4～6 周症状无好转,大便隐血试验持续阳性者,应怀疑是否癌变,需进一步检查和定期随访。

四、护理

(一)护理目标

患者能够了解并避免发病诱因,能够描述正确的溃疡防治知识,主动参与、积极配合防治;未出现上消化道出血、穿孔、幽门梗阻、溃疡癌变等并发症或出现能被及时发现和处理;焦虑程度减轻或消失。

(二)护理措施

1.一般护理

(1)休息和活动。症状较重或有并发症时,应卧床休息。溃疡缓解期应适当活动,工作宜劳逸结合,以不感到劳累和诱发疼痛为原则。

(2)饮食护理。①饮食原则:定时定量,以维持正常消化活动的节律,避免餐间零食和睡前进食,使胃酸分泌有规律;少食多餐,少食可避免胃窦部过度扩张引起的促胃液素分泌增加,以减少胃酸对病灶的刺激,多餐可使胃中经常保持适量的食物以中和胃酸,利于溃疡面的愈合;细嚼慢咽,以减少对消化道过强的机械刺激,同时咀嚼还可增加唾液分泌,后者具有稀释和中和胃酸的作用;食物选择应营养丰富、搭配合理、清淡、易于消化、刺激性小,各种食物应切细、煮软。可选择牛奶、鸡蛋、鱼及面食、稍加碱的软米饭或米粥等偏碱性食物,脂肪摄取也应适量。避免生、冷、硬、粗纤维的蔬菜、水果,忌用生姜、生蒜、生萝卜、油炸食物以及浓咖啡、浓茶和辣椒、酸醋;进餐时避免情绪不安,精神紧张。②营养状况监测:经常评估患者的饮食和营养状况。

2.病情观察

(1)病情监测:注意观察及详细了解患者疼痛的规律和特点,指导患者准备抑酸性食物(苏打饼干等)在疼痛前进食,或服用抑酸剂以防疼痛。也可采用局部热敷或针灸止痛等。监测生命体征及腹部体征的变化,以便及时发现并纠正并发症。

(2)帮助患者认识和祛除病因及诱因:①对服用 NSAID 者,应停药;②对嗜烟酒者,应督促患者戒烟戒酒。

3.并发症护理

当发生急性穿孔和瘢痕性幽门梗阻时,应立即遵医嘱做好手术前准备。亚急性穿孔和慢性穿孔时,注意观察疼痛的性质。急性幽门梗阻时,做好呕吐物的观察与处理,指导患者禁食水,行胃肠减压,保持口腔清洁,遵医嘱静脉补充液体,并做好解痉药和抗生素的用药护理。

4.用药护理

遵医嘱对患者进行药物治疗,并注意观察药效及不良反应。

（1）碱性抗酸药：如氢氧化铝凝胶等，应在饭后 1 小时和睡前服用。片剂应嚼服，乳剂给药前应充分摇匀。抗酸药应避免与奶制品同时服用，因两者相互作用可形成络合物。酸性的食物及饮料不宜与抗酸药同服。氢氧化铝凝胶能阻碍磷的吸收，引起磷缺乏症，表现为食欲不振、软弱无力等症状，甚至可导致骨质疏松，长期大量服用还可引起严重便秘、代谢性碱中毒与钠潴留，甚至造成肾损害。如服用镁制剂则易引起腹泻。

（2）H_2 受体拮抗剂：应在餐中或餐后即刻服用，也可一日剂量在睡前一次性服用。如需同时服用抗酸药，则两药应间隔 1 小时以上。如用于静脉给药时应注意控制速度，速度过快可引起低血压和心律失常。西咪替丁对雄激素受体有亲和力，可产生男性乳腺发育、阳痿以及性功能紊乱，肾脏是其排泄的主要部位，应用期间应注意患者肾功能。此外，少数患者还可出现一过性肝功能损害和粒细胞缺乏，也可出现头痛、头晕、疲倦、腹泻及皮疹等反应，如出现上述反应应及时协助医师进行处理。药物可从母乳排出，哺乳期应停止用药。

（3）其他药物：奥美拉唑可引起头晕，特别是用药初期，应嘱患者用药期间避免开车或做其他注意力必须高度集中的事。硫糖铝片宜在每次进餐前 1 小时服用，可有便秘、口干、皮疹、眩晕、嗜睡等不良反应。因其含糖量较高，糖尿病患者应慎用。不能与多酶片同服，以免降低两者的效价。

5.心理护理

及时了解并减轻各种焦虑，护理人员应关心患者，鼓励其说出心中的顾虑与疑问，护士应耐心倾听并给予解答。正确评估患者及家属对疾病的认识程度和心理状态。积极进行健康宣教，减轻不良心理反应。

6.健康教育

（1）向患者及家属讲解有关溃疡病的知识，如病因、诱因、饮食原则。

（2）指导患者保持乐观的情绪、规律的生活，避免过度紧张与劳累。

（3）指导患者戒除烟酒，慎用或勿用致溃疡药物，如阿司匹林、咖啡因、泼尼松等。

（4）指导患者按医嘱正确服药，学会观察药效及不良反应，不随便停药，以减少复发。

（5）让患者了解并发症的症状、体征，能在病情加重时及时就医。

（6）年龄偏大的胃溃疡患者应遵医嘱定期到门诊复查，防止癌变。

（三）护理评价

患者能说出引起疼痛的原因、诱因，戒除烟酒，饮食规律，能选择适宜的食物，未因饮食不当诱发疼痛；能正确服药，上腹部疼痛减轻并逐渐消失，无恶心、呕吐、呕血、黑便；情绪稳定，无焦虑或恐惧，生活态度积极乐观。

第四节　胃　癌

胃癌约占胃恶性肿瘤的 95％以上。每年新诊断的癌症病例数中，胃癌位居第四位，在癌症病死率中排列第二位，该病在我国仍是最常见的恶性肿瘤之一。男性胃癌的发病率和死亡率高于女性，男女发病比约为 2∶1。发病年龄以中老年居多，35 岁以下较低，55～70 岁为高发年龄段。我国胃癌的发病率在不同地区之间有很大差异。

一、病因和发病机制

胃癌的发生是一个多步骤、多因素进行性发展的过程。在正常情况下,胃黏膜上皮细胞的增殖和凋亡之间保持动态平衡。这种平衡的维持有赖于癌基因、抑癌基因及一些生长因子的共同调控。这种平衡一旦破坏,即癌基因被激活,抑癌基因被抑制,使胃上皮细胞过度增殖又不能启动凋亡信号,则可能逐渐进展为胃癌。多种因素会影响上述调控体系,共同参与胃癌的发生。

(一)环境和饮食因素

环境因素可直接或间接经饮食途径参与胃癌的发生,在胃癌发生中起重要作用。如火山岩地带、高泥碳土壤、水土含硝酸盐过多、微量元素比例失调或化学污染均为致癌因素。多吃新鲜水果和蔬菜,使用冰箱及正确贮藏食物,可降低胃癌的发生。经常食用霉变食品、咸菜、腌制烟熏食品,以及过多摄入食盐,可增加危险性。

(二)幽门螺杆菌感染

幽门螺杆菌感染与胃癌的关系已引起关注,WHO 宣布 Hp 是人类胃癌的 Ⅰ 类致癌原。胃癌可能是 Hp 长期感染与其他因素共同作用的结果,其中 Hp 可能起先导作用。

(三)遗传因素

胃癌有明显的家族聚集倾向,家族发病率高于人群 2～3 倍。浸润型胃癌有更高的家族发病倾向,提示该型与遗传因素有关。一般认为遗传素质使致癌物质对易感者更易致癌。

(四)癌前状态

胃癌的癌前状态分为癌前疾病和癌前病变,前者是指与胃癌相关的胃良性疾病,有发生胃癌的危险性,后者是指较易转变为癌组织的病理学变化。

1.癌前疾病

(1)慢性萎缩性胃炎、残胃炎:因胃酸分泌不足,有利于细菌生长。胃内增加的细菌可促进亚硝酸盐类致癌物质产生,长期作用于胃黏膜将导致癌变。另外老年人胃癌发病率高也与此有关。毕Ⅱ式胃切除术后,癌变常在术后 10～15 年发生。

(2)胃息肉:炎性息肉约占 80%,直径多在 2 cm 以下,癌变率低;腺瘤性息肉癌变的概率较高,特别是直径＞2 cm 的广基息肉。

(3)胃溃疡:癌变多从溃疡边缘发生,多因溃疡边缘的炎症、糜烂、再生及异型性增生所致。

2.癌前病变

(1)肠型化生:肠型化生有小肠型和大肠型两种。大肠型化生又称不完全肠化,其肠化细胞不含亮氨酸氨基肽酶和碱性磷酸酶,被吸收的致癌物质易于在细胞内积聚,导致细胞异型性增生而发生癌变。

(2)异型性增生:胃黏膜腺管结构及上皮细胞失去正常的状态出现异型性改变,组织学上介于良恶性之间。因此,对上述癌前病变应注意密切随访。

二、临床表现

(一)症状

早期无或者仅有非特异性消化道症状。进展期症状是上腹痛,常同时伴有食欲不振,厌食,体重减轻。腹痛可急可缓,开始仅为上腹饱胀不适,餐后更甚,继之有隐痛不适,偶呈节律性溃疡样疼痛,但这种疼痛不能被进食或服用制酸剂缓解。患者常有早饱感及软弱无力。早饱感是指患者虽感饥饿,但稍一进食即感饱胀不适。早饱感或呕吐是胃壁受累的表现,皮革胃或部分梗阻时这种症状尤为突出。

发生并发症或转移时可出现一些特殊症状,贲门癌累及食管下段时可出现吞咽困难。并发幽门梗阻时可有恶心、呕吐,溃疡型胃癌出血时可引起呕血或黑便,继而出现贫血。胃癌转移至肝脏可引起右上腹痛,黄疸和(或)发热;转移至肺可引起咳嗽、呃逆、咯血,累及胸膜可产生胸腔积液而发生呼吸困难;肿瘤侵及胰腺时,可出现背部放射性疼痛。

(二)体征

早期胃癌无明显体征,进展期在上腹部可扪及肿块,有压痛。肿块多位于上腹偏右相当于胃窦处。如肿瘤转移至肝脏可致肝脏肿大及黄疸,甚至出现腹水。腹膜有转移时也可发生腹水,移动性浊音阳性。侵犯门静脉或脾静脉时有脾脏肿大。有远处淋巴结转移时可扪及 Virchow 淋巴结,质硬不活动。肛门指检在直肠膀胱凹陷可扪及一板样肿块。

一些胃癌患者可以出现副癌综合征,包括反复发作的表浅性血栓静脉炎(Trousseau 征)及过度色素沉着;黑棘皮症,皮肤褶皱处有过度色素沉着,尤其是双腋下;皮肌炎、膜性肾病、累及感觉和运动通路的神经肌肉病变等。

三、护理

(一)护理目标

患者疼痛得到控制,营养状态改善,情绪稳定,能积极配合治疗。

(二)护理措施

1.一般护理

(1)休息与活动:轻症患者可适当参加日常活动、进行身体锻炼,以不感到劳累、腹痛为原则。重症患者应卧床休息。

(2)饮食护理:对能进食者鼓励其尽可能进食易消化、营养丰富的流质或半流质饮食。对食欲缺乏者,应提供清洁的进食环境,选择适合患者口味的食品和烹调方法,并注意变换食物的色、香、味,以增进食欲。定期测量体重,监测血清清蛋白和血红蛋白等营养指标以监测患者的营养状态。

(3)静脉营养支持:对消化功能不全、不能进食的患者,遵医嘱静脉补充液体及能量。

2.病情观察

(1)疼痛的观察与处理:观察疼痛特点,注意评估疼痛的性质、部位,是否伴有严重的恶心和呕吐、吞咽困难、呕血及黑便等症状。如出现剧烈腹痛和腹膜刺激征,应考虑发生穿孔的可能性,及时协助医师进行有关检查或手术治疗。教会患者一些放松和转移注意力的技巧,疼痛剧烈时,可腹部热敷止痛。

(2)监测感染征象:密切观察患者的生命体征及血常规的改变,询问患者有无咽痛、尿痛等不适,及时发现感染迹象并协助医师进行处理。病房应定期消毒,减少探视,保持室内空气新鲜;严格遵循无菌原则进行各项操作,防止交叉感染。协助患者做好皮肤、口腔护理,注意会阴部及肛门的清洁,减少感染的机会。

3.用药护理

(1)化疗药物：遵医嘱进行化疗,以抑制和杀伤癌细胞,注意观察药物的疗效及不良反应。

(2)止痛药物：遵循WHO推荐的三阶梯疗法,遵医嘱给予相应的止痛药,第一阶段从非阿片类镇痛剂开始,如阿司匹林、强痛定(布桂嗪)、平痛新(奈福泮)、消炎痛(吲哚美辛)栓等。若不能缓解,在此基础上,加弱阿片类镇痛剂,如可待因、丙氧酚等；若疼痛剧烈,则可用强阿片类镇痛剂,如哌替啶、美施康定等,现在又有一种新型贴剂多瑞吉,镇痛效果可达到72小时。

4.心理护理

护理人员应与患者建立良好的护患关系,运用倾听、解释、安慰等技巧与患者沟通,表示关心与体贴,耐心听取患者对自身感受的叙述,并给予支持和鼓励。同时介绍有关胃癌治疗进展信息,提高患者治疗的信心,用积极的心态面对疾病。此外,及时取得家属的配合,协助患者得到家庭和社会的支持,控制焦虑、抑郁情绪,使患者保持乐观的生活态度。

5.健康教育

(1)疾病预防指导：对健康人群开展卫生宣教,提倡多食富含维生素C的新鲜水果、蔬菜,多食肉类、鱼类、豆制品和乳制品；避免高盐饮食,少进食咸菜、烟熏和腌制食品；食品贮存要科学,不食霉变食物。对胃癌高危人群如中度或重度胃黏膜萎缩、中度或重度肠化、不典型增生或有胃癌家族史者应遵医嘱给予根除幽门螺杆菌治疗及定期复查,以便早期诊断及治疗。

(2)生活指导：指导患者生活规律,保证充足的睡眠,根据病情和体力适量活动,增强机体抵抗力。注意个人卫生,特别是体质衰弱者,应做好口腔、皮肤黏膜的护理,防止继发性感染。指导患者运用适当的心理防卫机制,保持乐观态度和良好的心理状态,以积极的心态面对疾病。

(3)用药及疾病指导：指导患者合理使用止痛药,并发挥自身积极的应对能力,以提高控制疼痛的效果。嘱患者定期复诊,以监测病情变化和及时调整治疗方案。教会患者及家属如何早期识别并发症,及时就诊。

(三)护理评价

患者情绪稳定,积极配合治疗；疼痛得到明显缓解,营养改善,体力增强。

第五节　炎症性肠病

炎症性肠病是一种病因不明的肠道慢性非特异性炎症性疾病。包括溃疡性结肠炎(UC)和克罗恩病(CD)。一般认为,UC和CD是同一疾病的不同亚类,组织损伤的基本病理过程相似,但可能由于致病因素不同,发病的具体环节不同,最终导致组织损害的表现不同。

一、溃疡性结肠炎

溃疡性结肠炎是一种病因不明的直肠和结肠慢性非特异性炎症性疾病。病变主要位于大肠的黏膜与黏膜下层。主要症状有腹泻、黏液脓血便和腹痛,病程漫长,病情轻重不一,常反复发作。本病多见于20~40岁,男女发病率无明显差别。

(一)病理

病变主要位于直肠和乙状结肠,可延伸到降结肠,甚至整个结肠。病变一般仅限于黏膜和黏膜下层,少数重症者可累及肌层。活动期黏膜呈弥漫性炎症反应,可见水肿、充血与灶性出血,黏膜脆弱,触之易出血。由于黏膜与黏膜下层有炎性细胞浸润,大量中性粒细胞在肠腺隐窝底部聚集,形成小的隐窝脓肿。当隐窝脓肿融合破溃,黏膜即出现广泛的浅小溃疡,并可逐渐融合成不规则的大片溃疡。结肠炎症在反复发作的慢性过程中,大量新生肉芽组织增生,常出现炎性息肉。黏膜因不断破坏和修复,丧失其正常结构,并且由于溃疡愈合形成瘢痕,黏膜肌层与肌层增厚,使结肠变形缩短,结肠袋消失,甚至出现肠腔狭窄。少数患者有结肠癌变,以恶性程度较高的未分化型多见。

(二)临床分型

临床上根据本病的病程、程度、范围和病期进行综合分型。

1.根据病程经过分型

(1)初发型:无既往史的首次发作。

(2)慢性复发型:最多见,发作期与缓解期交替。

(3)慢性持续型:病变范围广,症状持续半年以上。

(4)急性暴发型:少见,病情严重,全身毒血症状明显,易发生大出血和其他并发症。

上述后三型可相互转化。

2.根据病情程度分型

(1)轻型:多见,腹泻每天4次以下,便血轻或无,无发热、脉速,贫血轻或无,红细胞沉降率正常。

(2)重型:腹泻频繁并有明显黏液脓血便,有发热、脉速等全身症状,红细胞沉降率加快,血红蛋白下降。

(3)中型:介于轻型和重型之间。

3.根据病变范围分型

可分为直肠炎、直肠乙状结肠炎、左半结肠炎、全结肠炎以及区域性结肠炎。

4.根据病期分型

可分为活动期和缓解期。

(三)临床表现

起病多数缓慢,少数急性起病,偶见急性暴发起病。病程长,呈慢性经过,常有发作期与缓解期交替,少数症状持续并逐渐加重。

1.症状

(1)消化系统表现:主要表现为腹泻与腹痛。①腹泻:为最主要的症状,黏液脓血便是本病活动期的重要表现。腹泻主要与炎症导致大肠黏膜对水钠吸收障碍以及结肠运动功能失常有关。大便中的黏液或黏液脓血,为炎症渗出和黏膜糜烂及溃疡所致。排便次数和便血程度可反映病情程度,轻者每天排便2~4次,大便呈糊状,可混有黏液、脓血,便血轻或无,重者腹泻每天可达10次以上,大量脓血,甚至呈血水样大便。病变限于直肠和乙状结肠的患者,偶有腹泻与便秘交替的现象,此与病变直肠排空功能障碍有关。②腹痛:轻者或缓解期患者多无腹痛或仅有腹部不适,活动期有轻中度腹痛,为左下腹的阵痛,也可涉及全腹。有疼痛—便意—便后缓解的规律,大多伴有里急后重,为直肠炎症刺激所致。若并发中毒性巨结肠或腹膜炎,则腹痛持续且剧烈。③其他症状:可有腹胀、食欲不振、恶心、呕吐等。

(2)全身表现:中重型患者活动期有低热或中等度发热,高热多提示有并发症或急性暴发型。重症患者可出现衰弱、消瘦、贫血、低清蛋白血症、水和电解质平衡紊乱等表现。

(3)肠外表现:本病可伴有一系列肠外表现,包括口腔黏膜溃疡、结节性红斑、外周关节炎、坏疽性脓皮病、虹膜睫状体炎等。

2.体征

患者呈慢性病容,精神状态差,重者呈消瘦贫血貌。轻症者仅有左下腹轻压痛,有时可触及痉挛的降结肠和乙状结肠。重症者常有明显腹部压痛和鼓肠。若有反跳痛、腹肌紧张、肠鸣音减弱等应注意中毒性巨结肠和肠穿孔等并发症。

(四)护理

1.护理目标

患者大便次数减少,粪质正常;腹痛缓解,营养改善,体重恢复,未发生并发症,焦虑减轻。

2.护理措施

(1)一般护理。①休息与活动:在急性发作期或病情严重时均应卧床休息,缓解期适当休息,注意劳逸结合。②合理饮食:指导患者食用质软、易消化、少纤维素又富含营养、有足够热量的食物,以利于吸收,减轻对肠黏膜的刺激并供给足够的热量,以维持机体代谢的需要。避免食用冷饮、水果、多纤维的蔬菜及其他刺激性食物,忌食牛乳和乳制品。急性发作期患者,应进流质或半流质饮食,病情严重者应禁食,按医嘱给予静脉高营养,以改善全身状况。应注意给患者提供良好的进餐环境,避免不良刺激,以增进患者食欲。

(2)病情观察。观察患者腹泻的次数、性质,腹泻伴随症状,如发热、腹痛等,监测大便检查结果。严密观察腹痛的性质、部位以及生命体征的变化,以了解病情的进展情况,如腹痛性质突然改变,应注意是否发生大出血、肠梗阻、中毒性巨结肠、肠穿孔等并发症。观察患者进食情况,定期测量患者的体重,监测血红蛋白、血清电解质和清蛋白的变化,了解营养状况的变化。

(3)用药护理。遵医嘱给予柳氮磺吡啶(SASP)、糖皮质激素、免疫抑制剂等治疗,以控制病情,使腹痛缓解。注意药物的疗效及不良反应,如应用 SASP 时,患者可出现恶心、呕吐、皮疹、粒细胞减少及再生障碍性贫血等。应嘱患者餐后服药,服药期间定期复查血常规,应用糖皮质激素者,要注意激素不良反应,不可随意停药,防止反跳现象;应用硫唑嘌呤或硫嘌呤时患者可出现骨髓抑制的表现,应注意监测白细胞计数。

(4)心理护理。安慰鼓励患者,向患者解释病情,使患者以平和的心态应对疾病,自觉地配合治疗。

(5)健康教育。①心理指导:由于病情反复发作,迁延不愈,常给患者带来痛苦,尤其是排便次数的增加,给患者的精神和日常生活带来很多困扰,易产生自卑、忧虑,甚至恐惧心理。应鼓励患者以平和的心态应对疾病,积极配合治疗。②指导患者合理饮食及活动:指导患者食用质软、易消化、少纤维素又富含营养、有足够热量的食物,避免食用冷饮、水果、多纤维的蔬菜及其他刺激性食物,忌食牛乳和乳制品。在急性发作期或病情严重时均应卧床休息,缓解期适当休息,注意劳逸结合。③用药指导:嘱患者坚持治疗,不要随意更换药物或停药。教会患者识别药物的不良反应,出现异常症状要及时就诊,以免耽搁病情。

3.护理评价

患者腹泻、腹痛缓解,营养改善,体重恢复。

二、克罗恩病

克罗恩病是一种病因尚不十分清楚的胃肠道慢性炎性肉芽肿性疾病。病变多见于末段回肠和邻近结肠,但从口腔至肛门各段消化道均可受累,呈节段性或跳跃式分布。临床上以腹痛、腹泻、体重下降、腹块、瘘管形成和肠梗阻为特点,可伴有发热等全身表现以及关节、皮肤、眼、口腔黏膜等肠外损害。本病有终身复发倾向,重症患者迁延不愈,预后不良。

(一)病理

病变表现为同时累及回肠末段与邻近右侧结肠者,只涉及小肠者,局限在结肠者。病变可涉及口腔、食管、胃、十二指肠,但少见。

大体形态上,克罗恩病特点为:①病变呈节段性或跳跃性,而不呈连续性;②黏膜溃疡早期呈鹅口疮样溃疡,随后溃疡增大、融合,形成纵行溃疡和裂隙溃疡,将黏膜分割呈鹅卵石样外观;③病变累及肠壁全层,肠壁增厚变硬,肠腔狭窄。

组织学上,克罗恩病的特点为:①非干酪性肉芽肿,由类上皮细胞和多核巨细胞构成,可发生在肠壁各层和局部淋巴结;②裂隙溃疡,呈缝隙状,可深达黏膜下层甚至肌层;③肠壁各层炎症,伴固有膜底部和黏膜下层淋巴细胞聚集、黏膜下层增宽、淋巴管扩张及神经节炎等。肠壁全层病变致肠腔狭窄,可发生肠梗阻。溃疡穿孔引起局部脓肿,或穿透至其他肠段、器官、腹壁,形成内瘘或外瘘。肠壁浆膜纤维素渗出、慢性穿孔均可引起肠粘连。

(二)临床分型

区别本病不同临床类型,有助于全面估计病情和预后,制订治疗方案。

1.临床类型

依疾病行为分型,可分为狭窄型(以肠腔狭窄所致的临床表现为主)、穿通型(有瘘管形成)和非狭窄非穿通型(炎症型)。各型可有交叉或互相转化。

2.病变部位分型

参考影像学和内镜检查结果确定,可分为小肠型、结肠型、回结肠型。如消化道其他部分受累也应注明。

3.严重程度分型

根据主要临床表现的程度及并发症计算 CD 活动指数(CDAI),用于疾病活动期与缓解期区分、病情严重程度估计(轻、中、重度)和疗效评定。

(三)临床表现

起病大多隐匿、缓慢,从发病早期症状出现至确诊往往需数月至数年。病程呈慢性,长短不等的活动期与缓解期交替,有终身复发倾向。少数急性起病,可表现为急腹症,酷似急性阑尾炎或急性肠梗阻。腹痛、腹泻和体重下降三大症状是本病的主要临床表现。但本病的临床表现复杂多变,这与临床类型、病变部位、病期及并发症有关。

1.消化系统表现

(1)腹痛:为最常见症状。多位于右下腹或脐周,间歇性发作,常为痉挛性阵痛伴腹鸣。常于进餐后加重,排便或肛门排气后缓解。腹痛的发生可能与进餐引起胃肠反射或肠内容物通过炎症、狭窄肠段,引起局部肠痉挛有关。体检常有腹部压痛,部位多在右下腹。腹痛也可由部分性或完全性肠梗阻引起,此时伴有肠梗阻症状。出现持续性腹痛和明显压痛,提示炎症波及腹膜或腹腔内脓肿形成。全腹剧痛和腹肌紧张,提示病变肠段急性穿孔。

(2)腹泻:为本病常见症状,主要由病变肠段炎症渗出、蠕动增加及继发性吸收不良引起。腹泻先是间歇发作,病程后期可转为持续性。大便多为糊状,一般无脓血和黏液。病变涉及下段结肠或肛门直肠者,可有黏液血便及里急后重。

(3)腹部包块:见于 10%～20% 的患者,由于肠粘连、肠壁增厚、肠系膜淋巴结肿大、内瘘或局部脓肿形成所致。多位于右下腹与脐周。固定的腹块提示有粘连,多已有内瘘形成。

(4)瘘管形成:是克罗恩病的特征性临床表现,因透壁性炎性病变穿透肠壁全层至肠外组织或器官而成。瘘分内瘘和外瘘,前者可通向其他肠段、肠系膜、膀胱、输尿管、阴道、腹膜后等处,后者通向腹壁或肛周皮肤。肠段之间内瘘形成可致腹泻加重及营养不良。肠瘘通向的组织与器官因大便污染可致继发性感染。外瘘或通向膀胱、阴道的内瘘均可见大便与气体排出。

(5)肛门周围病变:包括肛门周围瘘管、脓肿形成及肛裂等病变,见于部分患者,有结肠受累者较多见。有时这些病变可为本病的首发或突出的临床表现。

2.全身表现

(1)发热:为常见的全身表现之一,与肠道炎症活动及继发性感染有关。间歇性低热或中度热常见,少数呈弛张高热伴毒血症。少数患者以发热为主要症状,甚至较长时间不明原因发热之后才出现消化道症状。

(2)营养障碍:由慢性腹泻、食欲减退及慢性消耗等因素所致。主要表现为体重下降,可有贫血、低蛋白血症和维生素缺乏等表现。青春期前患者常有生长发育迟滞。

(3)肠外表现:本病肠外表现与溃疡性结肠炎相似,但发生率较高,据我国统计报道以口腔黏膜溃疡、皮肤结节性红斑、关节炎及眼病为常见。

(四)护理

1.护理目标

患者腹泻、腹痛缓解,营养改善,体重恢复,无并发症。

2.护理措施

(1)一般护理。①休息与活动:在急性发作期或病情严重时均应卧床休息,缓解期适当休息,注意劳逸结合。必须戒烟。②合理饮食:一般给高营养低渣饮食,适当给予叶酸、维生素B_{12}等多种维生素。重症患者酌用要素饮食或全胃肠外营养,除营养支持外还有助诱导缓解。

(2)病情观察。观察患者腹泻的次数、性质,腹泻伴随症状,如发热、腹痛等,监测大便检查结果。严密观察腹痛的性质、部位以及生命体征的变化,测量患者的体重,监测血红蛋白、血清电解质和清蛋白的变化,了解营养状况的变化。

(3)用药护理。遵医嘱腹痛、腹泻可使用抗胆碱能药物或止泻药,合并感染者静脉途径给予广谱抗生素。给予柳氮磺吡啶(SASP)、糖皮质激素、免疫抑制剂等治疗,以控制病情,使腹痛缓解。注意避免药物的不良反应,如应嘱患者餐后服药,服药期间定期复查血常规,不可随意停药,防止反跳现象等。

(4)心理护理。向患者解释病情,使患者树立战胜疾病信心,自觉地配合治疗。

　　(5)健康教育。①疾病知识指导:指导患者合理休息与活动,戒烟,食用质软、易消化、少纤维素又富含营养、足够热量的食物,避免食用冷饮、水果、多纤维的蔬菜及其他刺激性食物,忌食牛乳和乳制品。②安慰鼓励患者:使患者树立信心,积极地配合治疗。③用药指导:嘱患者坚持服药并了解药物的不良反应,病情有异常变化要及时就诊。

　　3.护理评价

　　患者腹泻、腹痛缓解,无发热、营养不良,体重增加。

第四章 血液内科护理

第一节 急性白血病

一、概述

急性白血病是造血干细胞的恶性克隆性疾病,发病时骨髓中异常的原始细胞及幼稚细胞(白血病细胞)大量增殖并抑制正常造血,广泛浸润肝、脾、淋巴结等各种脏器。表现为贫血、出血、感染和浸润等征象。

二、分类

国际上常用的法、美、英 FAB 分类法将急性白血病(AL)分为急性髓细胞性白血病(AML)和急性淋巴细胞白血病(ALL)两大类。

(一)AML

(1)MO(急性髓细胞性白血病微分化型):骨髓原始细胞>30%,无嗜天青颗粒及 Auer 小体,核仁明显,光镜下髓过氧化物酶(MPO)及苏丹黑 B 阳性细胞<3%;在电镜下,MPO 阳性;CD33 或 CD13 等髓系标志可呈阳性,淋系抗原通常为阴性。血小板抗原阴性。

(2)M1(急性粒细胞白血病未分化型):原粒细胞(Ⅰ型+Ⅱ型,原粒细胞质中无颗粒为Ⅰ型,出现少数颗粒为Ⅱ型)占骨髓非红系有核细胞(NEC,指不包括浆细胞、淋巴细胞、组织嗜碱细胞、巨噬细胞及所有红系有核细胞的骨髓有核细胞计数)的 90% 以上,其中至少 3% 以上细胞为 MPO 阳性。

(3)M2(急性粒细胞白血病部分分化型):原粒细胞占骨髓 NEC 的30%~89%,其他粒细胞>10%,单核细胞<20%。

(4)M3(急性早幼粒细胞白血病):骨髓中以颗粒增多的早幼粒细胞为主,此类细胞在 NEC 中>30%。

(5)M4(急性粒-单核细胞白血病):骨髓中原始细胞占 NEC 的 30% 以上,各阶段粒细胞占 30%~80%,各阶段单核细胞>20%。

(6)M4 Eo:除上述 M4 型各特点外,嗜酸性粒细胞在 NEC 中≥5%。

(7)M5(急性单核细胞白血病):骨髓 NEC 中原单核细胞、幼单核细胞及单核细胞≥80%。如果原单核细胞≥80% 为 M5a,<80% 为 M5b。

(8)M6(红白血病):骨髓中幼红细胞≥50%,NEC 中原始细胞(Ⅰ型+Ⅱ型)≥30%。

(9)M7(急性巨核细胞白血病):骨髓中原始巨核细胞≥30%。血小板抗原阳性,血小板过氧化酶阳性。

(二)ALL

(1)L1:原始淋巴细胞和幼淋巴细胞以小细胞(直径≤12 μm)为主。

(2)L2:原始淋巴细胞和幼淋巴细胞以大细胞(直径>12 μm)为主。

(3)L3(Burkitt 型):原始淋巴细胞和幼淋巴细胞以大细胞为主,大小较一致,细胞内有明显空泡,胞质嗜碱性,染色深。

WHO 髓系和淋巴肿瘤分类法将患者临床特点与形态学和细胞化学、免疫学、细胞遗传学和分子生物学结合起来,形成 MICM 分型。如 APL 的诊断,更强调染色体核型和分子学结果。在 FAB 分类基础上增设了有特定细胞遗传学和基因异常的 AML、伴多系增生异常的 AML 和治疗相关的 AML 3 组白血病亚型。

三、临床表现

AL 起病急缓不一。急者可以是突然高热,类似"感冒",也可以是严重的出血。缓慢者常因脸色苍白、皮肤紫癜,月经过多或拔牙后出血难止而就医时被发现。

(一)起病

起病急骤或缓慢,约半数患者起病急,进展快,以儿童和青壮年尤甚。临床往往以高热、进行性贫血、显著出血倾向或骨关节疼痛为首见症状,常伴齿龈肿胀。约半数患者起病缓慢,于短期内常无明显症状,以渐进性皮肤苍白与无力为主,多见于老年人。部分 ALL 患者可以颈淋巴结肿大为首发症状。

(二)发热及感染

发热是最常见的症状,其原因主要是感染。常见的感染为呼吸道炎症,以肺炎、咽峡炎、扁桃体炎多见,也可有耳部发炎、肾盂肾炎、肛周炎、疖痈、肠炎,甚至并发腹膜炎等。

(三)出血

出血部位可遍及全身,以皮下、口腔、鼻腔最为常见。致命出血如颅内出血、消化道或呼吸道大出血。视网膜出血可致视力减退。耳内出血可引起眩晕、耳鸣等。出血的原因一般为血小板明显减少。M_3 与 M_5 易并发弥散性血管内凝血—纤维蛋白溶解(DIC-FL)综合征,常表现为多部位出血,皮下大片出血,极易发生颅内出血而死亡。

(四)贫血

患者早期即可出现贫血,随病情发展迅速加重,可表现苍白、乏力、心悸、气促、水肿等。

(五)肝脾肿大

为较常见的体征,有半数病例可有肝脾肿大。小儿肝肿大发生率高于成人。肿大的肝脾质地均柔软或轻度坚实,表面光滑,多无触痛,通常在肋缘下 4 cm 以内,但也有脾肿大达到脐水平者。肝脏常有白细胞浸润,但无明显肝损害。

(六)淋巴结肿大

AL 常有淋巴结肿大,多为轻度(直径<3 cm),质地较软,不融合,有别于恶性淋巴瘤。部位多限于颌下、颈部、腋下、腹股沟等处。淋巴结肿大以 ALL 最多见,可在 90% 以上,除体表外,还可有深部淋巴结肿大,如纵隔、腹腔膜后、肝门、脊椎旁淋巴结,并可压迫邻近器官组织而引起相应的症状。

(七)神经系统表现

中枢神经系统出血多见于白血病原始细胞急剧增多,并发 DIC 或血小板明显减少者。患者可有头痛、眼底出血、癫痫样痉挛、进行性意识障碍。血性脑脊液约占 60%。脑部浸润以脑膜为常见,有颅内压增高表现,如头痛、呕吐、视神经盘水肿等。会出现视力障碍,瞳孔改变,面肌麻痹和眩晕。脊髓压迫可出现截瘫,神经根及周围神经也可被累及。有的患者可有精神症状,以不同程度的意识障碍为多见。

(八)骨骼和关节表现

白血病细胞大量增殖,使骨内张力增高,也可浸润破坏骨皮质和骨膜而引起疼痛。急性白血病常有胸骨压痛,对诊断有意义。骨痛多为隐痛。ALL 多表现肢体骨剧痛,常需强烈镇痛药,但也有自然缓解者。骨关节浸润引起疼痛多见于儿童,可波及肘、腕、膝、髋等关节并呈游走性,表面无红、肿、热现象。

(九)皮肤表现

特异性皮肤损害为白血病细胞浸润所致。可出现斑丘疹、结节肿块、红皮病、剥脱性皮炎等,偶可致毛发脱落。非特异性皮肤表现为瘀点、瘀斑、荨麻疹、带状疱疹、瘙痒、多形性红斑等。

(十)五官和口腔表现

鼻黏膜可因白血病细胞浸润而发生炎症、糜烂、破溃,并引起反复大量鼻出血;鼻旁窦可继发感染;眼睑或眼结膜出血较常见;眼眶为绿色瘤好发部位,常引起突眼;视网膜或玻璃体积血可影响视力。并发中枢神经系统白血病者,常显示神经乳头水肿、充血等颅内压升高征象。ALL 患者可有泪腺、腮腺及唾液腺肿大。白血病细胞浸润内耳常伴有出血,出现前庭和耳蜗功能障碍,患者可有眩晕、恶心、耳鸣、重听、走路倾跌、眼球震颤等。中耳出血常可并发感染和听力下降。白血病细胞浸润还可引起齿龈肿胀出血、口腔溃疡和咽痛。

(十一)肺、胸膜表现

肺部浸润主要在肺泡壁和肺泡间隙,也可在支气管、胸膜、血管等。X 线片可显示似肺结核或粟粒性结核。胸膜浸润可伴有血性积液。患者肺、胸膜浸润症状有咳嗽、咯血、呼吸困难、胸痛、胸腔积液等。

(十二)胃肠道表现

患者可表现食欲缺乏、恶心、呕吐、腹胀、腹泻,这些症状也常与贫血、感染、恶液质或抗白血病药物毒性反应有关。胃肠道浸润而发生出血较多见,可大量呕血或便血。也有并发阑尾炎、溃疡病或直肠周围感染的病例。

(十三)泌尿生殖系统表现

肾脏被白血病细胞浸润可有蛋白尿、血尿、管型、水肿等表现。急性白血病活动期或化疗时,可因大量白血病细胞破坏而致高尿酸血症,尿酸排泄增加,如果肾小管内 pH<5.5,则在远端肾小管、集合管、肾实质中结晶沉淀,易发生肾结石或尿酸性肾病,也可引起急性肾衰竭。泌尿系感染多见肾盂肾炎、膀胱炎。

子宫、卵巢、睾丸、前列腺均可被浸润。女性患者常表现阴道出血和月经周期紊乱。男性患者可有性欲减退。

(十四)心脏表现

心肌、心包膜及心内膜可因白血病细胞浸润,表现为心脏扩大、心动过速、心脏传导阻滞、心力衰竭、心包积液,有时易被误诊为心脏病。

(十五)局部肿瘤形成(绿色瘤)

常见于小儿及青年 AML 患者,男多于女。好发于眼眶骨膜之下引起突眼症,也可见于颧骨、鼻旁窦、胸骨、肋骨及骨盆等部位,为向外隆起的结节或肿块。绿色瘤浸润之处皆呈绿色。

绿色瘤的绿色是由于含大量骨髓过氧化物酶所致。

四、诊断

(一)临床表现

AL 发病急骤,表现为感染发热、出血、贫血、淋巴结肿大、肝脾肿大并伴有全身各系统组织器官的白血病细胞浸润,引起相应症状。

(二)实验室检查

1.血常规

显示贫血、血小板计数减少及白细胞质和量的变化。红细胞数和血红蛋白减少。严重者红细胞低于 $1\times10^{12}/L$,血红蛋白低于 30 g/L。血小板可低于 $50\times10^9/L$,甚至有的低于 $10\times10^9/L$。同时存在血小板质和功能的异常。白细胞数多至 $(300\sim500)\times10^9/L$,个别甚至剧增至 $(600\sim700)\times10^9/L$。外周血中出现幼稚型白细胞为诊断白血病的重要依据之一。

2.骨髓象

典型病例骨髓增生极度活跃或明显活跃,白血病细胞极度增生,占有核细胞的 20%~99%,多数在 50% 以上。在白细胞某一系列大量增殖的同时,其他系列及巨核细胞明显减少甚至缺如或伴有发育与成熟障碍。除急性红白血病外,其他各型均表现红系增生明显抑制,各阶段幼红细胞减少,并伴有发育与成熟障碍,原始和幼稚细胞形态发生异常,可在同一涂片上白血病原始细胞大小差异悬殊;核/浆比值增大;胞核形态不规则;核分裂象多见;胞质与胞核发育不平衡,核发育落后于浆;变性退化细胞增多,以 ALL 尤著。少数不典型病例出现骨髓改变较晚,需多次多部位反复穿刺,必要时要行骨髓活检。此外,白血病细胞分型还需采用细胞表面标记和组织化学染色等方法。

五、治疗

白血病确诊后,医生应权衡患者知情权和保护性医疗制度,以适当的方式告知患者和家属。根据患者的 MICM 结果及临床特点,进行预后危险分层,按照患方意愿、经济能力,选择并设计最佳完整、系统的治疗方案。考虑治疗需要及减少患者反复穿刺的痛苦,建议留置深静脉导管。适合行异基因造血干细胞移植(HSCT)者应抽血做 HLA 配型。

(一)一般治疗

1.紧急处理高白细胞血症

当循环血液中白细胞数 $>200\times10^9/L$,患者可产生白细胞淤滞,表现为呼吸困难,低氧血症,呼吸窘迫,反应迟钝,言语不清,颅内出血等。病理学显示白血病血栓栓塞与出血并存,高白细胞不仅会增加患者早期死亡率,也增加髓外白血病的发病率和复发率。因此当血中白细胞 $>100\times10^9/L$ 时,就应紧急使用血细胞分离机,单采清除过高的白细胞(M3 型不首选),同时给予化疗和水化。可按白血病分类诊断实施相应化疗方案,也可先用所谓化疗前短期预处理:ALL 用地塞米松 10 mg/m²,静脉注射;AML 用羟基脲 1.5~2.5 g/6 h(总量 6~10 g/d)约 36 小时,然后进行联合化疗。需预防白血病细胞溶解诱发的高尿酸血症、酸中毒、电解质紊乱、凝血异常等并发症。

2.防治感染

白血病患者常伴有粒细胞减少,特别在化疗、放疗后粒细胞缺乏将持续相当长时间。粒细胞缺乏期间,患者宜住层流病房或消毒隔离病房。G-CSF 可缩短粒细胞缺乏期,用于老年、强化疗或伴感染的 AML。发热应做细菌培养和药敏试验,并迅速进行经验性抗生素治疗。

3.成分输血

严重贫血可吸氧,输浓缩红细胞维持 Hb>80 g/L,白细胞淤滞时,不宜马上输红细胞以免进一步增加血黏度;如果因血小板计数过低而引起出血,最好输注单采血小板悬液。存输血时为防止异体免疫反应所致无效输注和发热反应,可以采用白细胞滤器去除成分血中的白细胞。拟行异基因 HSCT 者及为预防输血相关移植物抗宿主病(TA-GVHD),输注前应将含细胞成分血液辐照 25～30 Gy,以灭活其中的淋巴细胞。

4.防治高尿酸血症肾病

由于白血病细胞大量破坏,特别在化疗时更甚,血清和尿中尿酸浓度增高,积聚在肾小管,引起阻塞而发生高尿酸血症肾病,因此应鼓励患者多饮水。最好 24 小时持续静脉补液。使每小时尿量>150 mL/m² 并保持碱性尿。在化疗同时给予别嘌醇每次 100 mg,每日 3 次,以抑制尿酸合成。少数患者对别嘌醇会出现严重皮肤过敏,应予注意。当患者出现少尿和无尿时,应按急性肾衰竭处理。

5.维持营养

白血病是严重消耗性疾病,特别是化疗、放疗的不良反应引起患者消化道黏膜炎及功能紊乱。应注意补充营养,维持水、电解质平衡,给予患者高蛋白、高热量、易消化食物,必要时经静脉补充营养。

(二)抗白血病治疗

抗白血病治疗的第一阶段是诱导缓解治疗,化疗是此阶段白血病治疗的主要方法。目标是使患者迅速获得完全缓解(CR)。所谓 CR,即白血病的症状和体征消失,外周血中性粒细胞绝对值≥1.5×10⁹/L,血小板≥100×10⁹/L,白细胞分类中无白血病细胞;骨髓中原始粒 Ⅰ型＋Ⅱ型(原始单核细胞＋幼稚单核细胞或原始淋巴细胞＋幼稚淋巴细胞)≤5%,M3 型原始粒细胞＋早幼粒细胞≤5%,无 Auer 小体,红细胞及巨核细胞系列正常,无髓外白血病。理想的 CR 为初诊时免疫学、细胞遗传学和分子生物学异常标志消失。

达到 CR 后进入抗白血病治疗的第二阶段,即缓解后治疗,主要方法为化疗和造血干细胞移植(HSCT)。诱导缓解获 CR 后,体内仍有残留的白血病细胞,称为微小残留病灶(MRD)。此时,AL 体内白血病细胞的数量由发病时的 10¹⁰～10¹² 降至 10⁸～10⁹;同时中枢神经系统、眼眶、睾丸及卵巢等髓外组织器官中,由于常规化疗药物不易渗透,仍可有白血病细胞浸润。为争取患者长期无病生存(DFS)和痊愈,必须对 MRD 进行 CR 后治疗,以清除这些复发和难治的根源。

1.ALL 治疗

随着支持治疗的加强、多药联合方案的应用、大剂量化疗和 HSCT 的推广,成人 ALL 的预后已有很大改善,CR 率可达到 80%～90%。ALL 治疗方案选择需要考虑年龄、ALL 亚型、治疗后的 MRD 和耐药性、是否有干细胞供体及靶向治疗的药物等。

(1)诱导缓解治疗:长春新碱(VCR)和泼尼松(P)组成的 VP 方案是 ALL 诱导缓解的基本方案。VP 方案能使 50% 的成人 ALL 获 CR,CR 期 3～8 个月。VCR 主要不良反应为末梢神经炎和便秘。VP 加蒽环类药物(如柔红霉素,DNR)组成 DVP 方案,CR 率可提高至 70% 以上,但蒽环类药物有心脏不良反应,对儿童尤甚。DNR、阿霉素、去甲氧柔红霉素(IDA)、表柔比星的累积量分别达 1000 mg/m²、500 mg/m²、300 mg/m² 和900 mg/m² 时,心脏毒性风险为 1%～10%。DVP 再加左旋门冬酰胺酶(L-ASP)即为 DVLP 方案,L-ASP 提高患者DFS,是大多数 ALL 采用的诱导方案。L-ASP 的主要不良反应为肝功能损害、胰腺炎、凝血因子及清蛋白合成减少和变态反应。

在 DVLP 基础上加用其他药物,包括环磷酰胺(CTX)或阿糖胞苷(Ara-C),可提高 ALL的 CR 率和 DFS。成熟 B 细胞-ALL 和 ALL-L3 型采用含大剂量 HDCTX 和 HD MTX(氨甲蝶呤)方案反复短程强化治疗,总生存率已由不足 10% 达 50% 以上。伴有 t(9;22)的 ALL 可以合用伊马替尼进行靶向治疗。

(2)缓解后治疗:缓解后强化巩固、维持治疗和中枢神经系统白血病(CNSL)防治十分必要。如未行异基因 HSCT,ALL 巩固维持治疗一般需 3 年。定期检测 MRD 并根据亚型决定巩固和维持治疗强度和时间。L-ASP 和 HD MTX 已广为应用并明显改善了治疗效果。HD MTX 的主要不良反应为黏膜炎、肝肾功能损害,故在治疗时需要充分水化、碱化和及时以甲酰四氢叶酸钙解救。大剂量蒽环类、依托泊苷和 Ara-C 在巩固治疗中的作用,尤其是远期疗效仍待观察。对于 ALL,即使经过强烈诱导和巩固治疗,仍需维持治疗。巯嘌呤(6MP)和MTX 联合是普遍采用的有效维持治疗方案。一般控制白细胞在 $3×10^9/L$ 以下,以控制MRD,为预防 CNSL ,鞘内注射 MTX 10 mg,每周 1 次,至少 6 次。

复发指 CR 后在身体任何部位出现可检出的白血病细胞,多在 CR 后两年内发生,以骨髓复发最常见。此时可选择原诱导化疗方案再诱导,如 DVP 方案,CR 率可达 29%～69%。若选用 HDAra-c 联合米托蒽醌(NVT)或其他药物如氟达拉滨,效果更好。如复发在首次 CR 期18 个月后,再次诱导化疗缓解概率相对高。但 ALL 一旦复发,不管采用何种化疗方案和再缓解率多高,总的二次缓解期通常短暂(中位2～3 个月),长期生存率<5%。

髓外白血病以 CNSL 最常见。单纯髓外复发者多能同时检出骨髓 MRD,血液学复发会随之出现。因此在进行髓外局部治疗的同时,需行全身化疗。对 CNSL 预防有颅脊椎照射和腰穿鞘注两种方法。颅脊椎照射疗效确切,但其不良反应(继发肿瘤、内分泌受损、认知障碍和神经毒性)限制了应用。现在多采用早期强化全身治疗和鞘注预防 CNSL 发生,以省略颅脊椎照射,将其作为 CNSL 发生时的挽救治疗。一旦发生 CNSL,未接受过照射者采用 HD MTX(或 HD Ara-C)联合 CNS 照射,至少半数病例有效;否则可联合鞘内给药。不过,有照射史的 CNSL,鞘内给药的有效率仅30%。要注意此类治疗的中枢神经毒性(如白质脑病)作用。对于睾丸白血病患者,即使仅有单侧睾丸白血病也要进行双侧照射和全身化疗。

HSCT 对治愈成人 ALL 至关重要,异基因 HSCT 可使 40%～65% 的患者长期存活,主要适应证为:①复发难治 ALL;②CR2 期 ALL;③CR1 期高危 ALL。获 CR 时间>4～6 周,CR后 MRD 偏高,在巩固维持期持续存在或仍不断增加。

2.AML 治疗

近年来,由于强烈化疗、HSCT 及有力的支持治疗,60 岁以下 AML 患者的预后有很大改善,30%～50% 的患者可望长期生存。

(1)诱导缓解治疗,DA(3+7)方案:DNR 45 mg/(m² · d)静脉注射,第 1～3 日;Ara-C 100 mg/(m² · d),持续静脉滴注,第 1～7 日。60 岁以下患者,总 CR 率为 63%(50%～80%)。用 NVT 8～12 mg/(m² · d)替代 DNR,效果相等,但心脏毒性低。用 IDA 12 mg/(m² · d)代替

DNR,年轻患者中 CR 率增加。IDA＋Ara-C＋VP16 联合应用可使年轻 AML 患者获得 80％ CR 率。HD Ara-C 方案不增加 CR 率,但对延长缓解期有利。剂量增加的诱导化疗能提高 1 个疗程 CR 率和缓解质量,但相关毒性也随之增加。国内用 HOAP 或 HA(高三尖杉酯碱 3～6 mg/d,静脉滴注 5～7 日)方案诱导治疗 AML,CR 率为 60％～65％。1 个疗程获 CR 者 DFS 长,经过 2 个疗程诱导才达 CR 者 5 年 DFS 仅 10％。达 CR 所用的诱导时间越长则 DFS 越短,2 个标准疗程仍未 CR 者提示患者原发耐药存在,需换方案或进行异基因 HSCT。

APL 患者采用 ATRA 25～45 mg/(m² · d)口服治疗直至缓解。ATRA＋化疗的 CR 率为 70％～95％,同时降低维 A 酸综合征的发生率和死亡率。维 A 酸综合征多见于 APL 单用 ATRA 诱导过程中,发生率为 3％～30％。临床表现为发热、体重增加、肌肉骨骼疼痛、呼吸窘迫、肺间质浸润、胸腔积液、心包积液、皮肤水肿、低血压、急性肾衰竭甚至死亡。初诊时白细胞较高及治疗后迅速上升者易发生 ATRA 综合征。治疗包括暂时停服 ATRA,吸氧,利尿,地塞米松 10 mg 静脉注射,每日 2 次,白细胞单采清除和化疗等。ATRA 的其他不良反应为头痛、颅内压增高、骨痛、肝功能损害、皮肤与口唇干燥、阴囊皮炎溃疡等。APL 常伴有原发纤溶亢进,合并出血者除服用 ATRA 外,还需抗纤溶治疗,补充凝血因子和血小板。如有 DIC,可酌情应用小剂量肝素。对高白细胞的 APL,也可将砷剂作为一线药物。砷剂小剂量能诱导 APL 白血病细胞分化、大剂量则诱导其凋亡。成人用 0.1％的 As₂O₃(亚砷酸)注射液 10 mL 稀释于 5％葡萄糖注射液或生理盐水 250～500 mL 中静脉滴注 3～4 小时,儿童剂量按体表面积 6 mg/(m² · d),每日 1 次,4 周为 1 个疗程,每疗程可间隔 5～7 日,也可连续应用,连用 2 个月未 CR 者应停药。

(2)缓解后治疗:诱导 CR 是 AML 长期 DFS 关键的第一步,但此后若停止治疗,则复发几乎不可避免。复发后不行 HSCT 则生存者甚少。

AML 缓解后治疗的特点如下。①AML 的 CNSL 发生率仅 2％,初诊高白细胞、伴髓外病变、M4/M5、t(8;21)或 inv(16)、CD7 和 CD56 者应在 CR 后做脑脊液检查并鞘内预防性用药。国内多数单位在 AML CR 后仍将 CNSL 预防列为常规,鞘内注药至少 1 次,但较 ALL 预防次数明显减少。②AML 比 ALL 治疗时间明显缩短,APL 用 ATRA 获得 CR 后采用化疗与 ATRA 或砷剂交替维持治疗 2～3 年较妥。③高危组首选异基因 HSCT;低危组(不含 APL)首选 HD Ara-C 为主的强烈化疗,复发后再行异基因 HSCT;中危组强化疗、大剂量化疗＋自体 HSCT 或同胞相合 HSCT 均可。④HD Ara-C 方案巩固强化,每剂 Ara-C 静脉滴注 3 小时,连用 6～12 个剂量,可单用或与安吖啶、NVT、DNR、IDA 等联合使用。AML 用 HD Ara-C 巩固强化至少 4 个疗程,或 1 次 HD Ara-C 后行自身 HSCT,长期维持治疗已无必要。HD Ara-C 的最严重并发症是小脑共济失调,发生后必须停药。皮疹、发热、眼结膜炎也常见,可用糖皮质激素常规预防。因贫困、年龄＞55 岁或有并发症不能采用上述治疗者,也可用常规剂量的不同药物组成化疗方案,每 1～2 个月轮换巩固维持 2 年,但仅 10％～15％的患者能够长期生存。

(3)复发和难治 AML 的治疗:①HD Ara-C 联合化疗,对年龄 55 岁以下,支持条件较好者,可选用;②新方案,如氟达拉滨、Ara-c 和 G-CSF±IDA(FLAG±1);③对于年龄偏大或继发性 AML,可采用预激化疗,G-CSF 300 µg/d 皮下注射,1～14 日;阿克拉霉素 20 mg/d,静脉注射,1～4 日;Ara-C 10～15 mg/m²,每 12 小时一次,皮下注射,1～14 日;④HSCT,除 HLA

相合的 HSCT 外还包括 HLA 部分相合或半相合的移植;⑤免疫治疗,非清髓性干细胞移植(NST)、供体淋巴细胞输注(DU)、抗 CD33 和 CD45 单抗也显示了一定的疗效。

3.老年 AL 的治疗

大于 60 岁、由 MDS 转化而来、继发于某些理化因素、耐药、重要器官功能不全、不良核型者,更应强调个体化治疗。多数患者化疗需减量用药,以降低治疗相关死亡率。少数体质好、支持条件佳者可采用类似年轻患者的方案治疗,有 HLA 相合同胞供体者可行 NST。

六、护理措施

(一)一般措施

(1)休息和活动:①轻度贫血、疲乏无力者可适当活动;②缓解期的患者,可视体力情况鼓励活动,以不产生疲劳感为宜;③保持病室的安静和整洁,避免受凉及潮湿;④中重度贫血患者,以卧床休息为主。

(2)饮食:①加强营养,增强机体抵抗力;②提供高热量、高蛋白质、维生素丰富饮食,如鱼、鸡、鸭、牛奶、瘦肉、新鲜水果和蔬菜等;③化疗期间给予清淡、易消化饮食,少量多餐;④注意饮食清洁卫生。

(3)心理支持:①保持安静,精神愉快;②正确对待疾病,消除紧张、恐惧心理;③家属及病友给予鼓励支持,树立战胜疾病的信心。

(二)重点措施

1.鞘内化疗

(1)做好解释及准备工作,减轻患者及家属紧张情绪。

(2)协助医生进行腰椎穿刺及鞘内注射化疗。

(3)严密观察生命体征及询问患者主诉。

(4)去枕平卧 6 小时,避免穿刺后脑脊液外漏导致颅内压降低引起的头痛。

(5)观察穿刺局部皮肤,保持敷贴清洁干燥,24 小时后去除。

(6)观察鞘内注射引起的急性化学性蛛网膜炎,注意患者有无发热、头痛及脑膜刺激征,并遵医嘱对症处理。

(7)观察鞘内化疗效果。

2.化疗

(1)抗生素类:柔红霉素(DAU)/多柔比星(DOX)/米托蒽醌,干扰 RNA、DNA、蛋白质的合成,或损伤细胞。主要不良反应为骨髓抑制、心肌损害、消化道反应。使用时注意观察心率、心律变化,使用该药后会发生尿色的变化。该药为腐蚀性化疗药物,需从中心静脉通路进入体内,静脉注射时速度宜慢(大于 1 h)。

(2)抗代谢类:阿糖胞苷(Ara-C)/氨甲蝶呤(MTX),对核酸代谢与酶结合有竞争作用,影响及阻断核酸合成。Ara-C 作用强度取决于药物浓度和用药时间,严格根据医嘱控制给药时间,大剂量快速静脉滴注时,注意用药时间不超过 2 小时。阿糖胞苷主要不良反应为骨髓抑制和胃肠道黏膜损伤,大剂量用药时,可引起淤积性黄疸、角膜炎。氨甲蝶呤不良反应有巨幼红细胞贫血、骨髓抑制、口腔溃疡和黏膜炎等。大剂量化疗时可口含冰块,以减少局部血流,减轻其对局部黏膜的不良反应,其解毒剂为甲基四氢叶酸钙。

(3)生物碱类:长春新碱(VCR)/长春地辛(长春酰胺 VDS),干扰纺锤体形成,使细胞停在有丝分裂中期。主要不良反应为末梢神经炎,注意观察有无四肢端麻木、感觉异常,避免接触过冷或过热的物品,按医嘱使用营养神经的药物。该药为腐蚀性化疗药物,需从中心静脉通路进入体内。

(4)糖皮质激素类:此类药物的抗肿瘤作用机制不明,它们可以溶解淋巴细胞,对增殖期和非增殖期细胞都有效。药物不良反应(如满月脸、水牛背、多毛、水钠潴留、高血压、高血糖、低钾、低钙、应激性溃疡、精神性兴奋等),同时要预防口腔真菌感染。

(5)全反式维A酸(ATAR):是白血病(M3)的诱导分化剂,一般不良反应为皮肤干燥、脱屑,口角皲裂,恶心呕吐,肝功能损害。最主要的不良反应是维A酸综合征,表现为用药后出现发热、呼吸困难、体重增加、肢体远端水肿、胸腔或心包积液及发作性低血压,用皮质激素治疗有效。

3.骨髓及干细胞移植

不同的预处理产生不同的毒性,通常有恶心、呕吐及皮肤红斑。糖皮质激素可减轻放射性胃肠道损伤。口腔黏膜炎常出现在移植后5～7日,多需阿片类药物镇痛;继发疱疹感染者应用阿昔洛韦和静脉营养支持,7～12日"自愈"。高剂量CTX可致出血性膀胱炎,采用大量补液、碱化尿液、美司钠和膀胱冲洗防治;罕见急性出血性心肌炎。移植后5～6日开始脱发,氯硝西泮或苯妥英钠能有效预防白消安所致的药物性惊厥。急性出血性肺损伤可表现为弥漫性间质性肺炎,需用高剂量糖皮质激素治疗。

(1)感染:移植后由于全血细胞减少、粒细胞缺乏、留置导管、黏膜屏障受损、免疫功能低下,导致感染相当常见。常采取以下措施预防感染:①保护性隔离;②住层流净化室;③无菌饮食;④胃肠道除菌;⑤免疫球蛋白定期输注(用至移植后100日);⑥医护人员勤洗手、戴口罩、帽子、手套,穿隔离衣等。

(2)肝静脉闭塞病(VOD):其临床特征为不明原因的体重增加、黄疸、右上腹痛、肝肿大、腹水。发病率约10%,确诊需肝活检。高峰发病时间为移植后16日,一般在1个月内发病。多因进行性急性肝功能衰竭、肝肾综合征和多器官衰竭而死亡。

(3)移植物抗宿主病(GVHD):GVHD是异基因HSCT后最严重的并发症。产生GVHD的3个要素:①移植物中含免疫活性细胞;②受体表达供体没有的组织抗原;③受体处于免疫抑制状态不能将移植物排斥掉。

移植后生存期超过6个月的患者,20%～50%合并GVHD。GVHD好发于年龄大、HLA不相合、无血缘移植、PBSCT者。CVHD的临床表现类似自身免疫病表现,如系统性硬化病、皮肌炎、面部皮疹、干燥综合征、关节炎、闭塞性细支气管炎、胆管变性和胆汁淤积。治疗常用的免疫抑制剂为泼尼松和CsA分别单用或联合应用,两者隔日交替治疗可减少不良反应。此外,沙利度胺(反应停)、MMF、西罗莫司、甲氧沙林(补骨脂素)联合紫外线照射、浅表淋巴结照射也有一定效果。GVHD易合并感染,因此应同时注意预防感染。

4.骨髓穿刺

(1)做好解释及准备工作,减轻患者及家属紧张情绪。

(2)协助医生进行骨髓穿刺及活检。

(3)局部压迫20～30分钟,观察穿刺局部皮肤无感染及皮下血肿,保持敷贴清洁干燥,24小时后去除。

(4)送检标本时需及时、安全。

(三)治疗过程中可能出现的情况及应急措施

(1)贫血护理：①严重时要卧床休息，限制活动，避免突然改变体位后发生晕厥，防止跌倒；②胸闷、心悸、气促时应给予吸氧；③给予高热量、高蛋白、高维生素饮食，注意色、香、味烹调，促进食欲；④观察贫血症状如面色、睑结膜、口唇、甲床苍白程度，注意有无头昏眼花、耳鸣、困倦、腿酸等症状，注意有无心悸、气促、心前区疼痛等贫血性心脏病的症状；⑤输血时护士认真做好查对工作，严密观察输血反应，给重度贫血者输血时速度宜缓慢，以免诱发心力衰竭。

(2)出血护理：①做好心理护理，减轻紧张焦虑情绪，保持情绪稳定；②血小板＜20×10^9/L时应绝对卧床休息，床上大、小便；③血小板$(20 \sim 50) \times 10^9$/L患者可轻微活动，避免活动过度及外伤；④严密观察出血部位、出血量，注意有无皮肤及黏膜瘀点、瘀斑、牙龈出血、鼻出血、呕血、便血、血尿；⑤鼻出血时鼻部冷敷，用干棉球填塞压迫止血，严重时请五官科会诊行相应的后鼻道填塞止血处理；⑥牙龈出血时要保持口腔卫生，饭后漱口，避免刷牙时损伤黏膜，局部可用可吸收性明胶海绵止血剂贴敷止血；⑦观察女性患者月经量、颜色、气味及有无血块；⑧特别注意观察有无头痛、呕吐、视物模糊、意识障碍等颅内出血症状，警惕 M3 患者诱导治疗期容易发生 DIC；⑨若有重要脏器出血及有出血性休克时应给予急救处理；⑩按医嘱给予止血药物或配合输注血小板；⑪各种操作应动作轻柔，防止组织损伤引起出血，避免手术，避免或减少肌内注射，穿刺后应延长局部压迫时间；⑫应避免刺激性食物、过敏性食物以及粗、硬食物，有消化道出血患者必要时应禁食，出血停止后给予温凉流食，以后给予半流食、软食、普食；⑬保持大便通畅，必要时使用通便药；⑭避免使用阿司匹林、双嘧达莫(潘生丁)、吲哚美辛(消炎痛)等任何一种对血小板功能有影响的药物。

(3)预防感染：①保持病室环境清洁卫生，空气清新，限制探视，防止交叉感染，患者可戴口罩作自我保护，避免呼吸道感染；②白细胞低下时可采取保护性隔离措施，避免接触花草、新鲜蔬菜、水果等带有活的微生物的东西，避免接触传染患者；有条件者入无菌洁净层流室，防止交叉感染；③接触患者前后洗手，防止交叉感染；严格无菌技术操作，防止各种医源性感染；④做好口腔、会阴、肛周护理，防止各种感染；⑤观察患者有无发热、感染伴随症状及体征；⑥注意保暖，高热时给予物理或药物降温，鼓励多饮水，警惕感染性休克的发生；⑦按医嘱给予抗感染治疗，合理配制抗生素，观察药物效果及不良反应；⑧对患者及家属做好预防感染的卫生宣教工作。

(4)预防高尿酸血症护理：①遵医嘱给予碳酸氢钠片口服或碳酸氢钠溶液静脉滴注；②遵医嘱给予别嘌呤醇口服，抑制尿酸生成；③鼓励多饮水，保持尿量＞ 2500 mL/d，正确记录进出量；④定期监测血尿酸、肾功能；⑤出现肾衰竭时，按肾衰处理。

(5)疼痛护理：①卧床休息，对疼痛剧烈的患者，给予止痛剂；卧床期间，协助患者洗漱、进食、解二便及个人卫生等；②卧床时协助患者每 1～2 小时变换体位，保持患者肢体功能位，适当使用气圈、气垫等，每日用温水擦洗全身皮肤，保持皮肤清洁、干燥，预防压疮发生；③截瘫患者要防止下肢萎缩，严密观察肢体受压情况，并予肢体按摩，进行肢体的被动或主动活动锻炼；④鼓励患者咳嗽和深呼吸，如果没有禁忌证，应饮水 2 000～3 000 mL/24 h，采取预防便秘的措施(充足的液体入量、多纤维食物、躯体活动、便软化剂等)。

(6)高热护理：卧床休息，减少不必要的活动；胸闷、气促时应给予吸氧；给予高热量、高蛋白、高维生素类食物,注意色、香、味烹调,促进食欲;鼓励多饮水,保持尿量＞2 500 mL/d,遵医嘱予降温、补液,必要时记录出入量,保持电解质平衡;做好基础护理,避免诱发因素。

(四)健康教育

1.疾病知识介绍

白血病的特点是血液和骨髓中白细胞数量和质量发生了异常,异常的白血病细胞可浸润全身组织和器官。临床上主要表现有贫血、发热、感染、出血,以及肝、脾、淋巴结肿大等。有急性和慢性白血病之分。目前认为其病因和发病原理复杂,尚未完全被认识,某些因素如放射物质、化学物质、毒物、病毒及遗传与白血病发病有关。

当今白血病已不是不治之症,化疗、造血干细胞移植等疗法发展很快,治疗缓解率明显提高,达80％以上。

2.心理指导

(1)对初入院的患者,避免直接谈论白血病诊断,而以"难治性贫血"代之。随着患者与同室同种疾病病友的自然交流,将逐步认识和接受患白血病的现实,此时其心理已有所准备,并能在周围患者的影响下积极接受检查和治疗。

(2)指导检查、治疗配合方法的同时,鼓励患者增强对治疗的信心,如介绍目前白血病疗法及疗效并列举疗效好的病例。对患者掌握"报喜不报忧"的心理护理原则,尽量减少其心理压力。

(3)随时与患者沟通交流,注意观察患者心理变化,特别是在病情反复或治疗不良反应明显之时,患者极易发生负面心理,应及时疏导,转变消极情绪,帮助并解决心理需求,鼓励坚持治疗,恢复信心。

(4)与患者家属经常沟通,既可了解患者心态也可指导家属阻断不利于患者疗养的信息干扰,如医药费问题、家中意外等,避免各种外来因素的精神刺激,使患者安心疗养。

3.检查治疗指导

白血病治疗期长,缓解后还要进行巩固、强化、维持治疗,其间随时需监测血常规、骨髓象和脑脊液的变化,同时要检查心、肝、肾等功能情况。故化疗期间每日都要采耳血查血常规。未缓解的患者每1个疗程要做骨髓穿刺4次,缓解后做2次。腰椎穿刺鞘内注射每1个疗程做1～2次,共进行4～6次以预防脑膜白血病。穿刺后针眼处有效压迫,保持清洁干燥,防止出血和感染。腰椎穿刺鞘内注射后患者去枕平卧6小时,以防头痛、眩晕、呕吐等症状发生。

4.饮食指导

供给足够的营养要素,以补充疾病消耗。应确保蛋白质、热量、矿物质及维生素 C、维生素 B 及维生素 E 的供应。化疗期间应选用减轻化疗不良反应的食品,如西瓜、芦笋、黄瓜、绿豆、扁豆、黄豆及豆制品、海参、青鱼、鲫鱼、胡桃、猕猴桃、苹果、无花果等,抗贫血可用猪肝、芝麻、花生、蜂乳、黄鱼、海参、鲍鱼等,抗出血可用木耳、香菇、金针菜、葡萄、藕、荸荠菜等。发热或口腔溃疡疼痛影响吞咽时改为半流食或流食。食物烹调尽量适合个人口味,但注意宜清淡,避免辛辣、过热、过酸等刺激性。消化道出血严重者应禁食。

化疗期间,指导患者多饮水或果汁饮料,保证液体摄入量,利于降低血液和尿液的尿酸浓度,保护肾脏。发热汗多丢失水分明显,应指导多进水分,防止虚脱。

5.休息活动指导

贫血较重或有严重出血倾向的患者应绝对卧床休息,以减少耗氧量,防止晕厥,并避免诱发出血。轻症或缓解期患者可适当活动,但防止过度疲劳。完全缓解的患者可视体力恢复的情况出病室小范围活动,如花园内晒太阳,做早操等,以不疲劳为度。

6.预防感染护理指导

(1)患者应用化疗药物后处于骨髓抑制期白细胞减少,抵抗力低下而易并发各种感染,应保持病室环境的清洁,定时通风并每日紫外线空气消毒 2 次,使空气新鲜,阳光充足。床单位用物简洁,尤其床头柜内不要堆放过多的携带物品,随时清理废弃垃圾。减少陪护及探视,一般病情允许的情况下,不必留陪护人员,有利于住院环境保护及卫生管理。当白细胞数<0.5×10^9/L 时,最好进行保护性隔离(住单间层流床或住无菌层流室),室内严格消毒,谢绝探视。

(2)患者因体虚无力和怕受凉常拒绝洗澡、洗头等躯体清洁措施实施,应向患者及家属说明皮肤清洁的必要性。因为发热、出汗,皮脂腺丰富处易发生疖肿而成为感染灶,故保持皮肤的清洁非常重要。勤洗澡,及时更换内衣,勤理发和剃须,以免毛囊皮脂腺管发生阻塞致感染发生。洗浴时,注意适当的温度和关好门窗保持室温,避免拖延时间过久,引起受凉感冒。长期卧床患者按时翻身和行床上擦浴,对经常受压处可涂抹赛肤润,改善局部血液循环,预防压疮的发生。

(3)保持口腔清洁,减少口腔感染的机会。口腔无出血者可用软毛牙刷于晨起、睡前刷牙。每饭后用盐水或新境界漱口液或口泰漱口,每天晨起、三餐后及睡前漱口,漱口前先用温开水将口腔内食物残渣漱洗净然后再用漱口液含漱。口腔血疱、牙龈渗血或形成溃疡的改为盐水和漱口液漱口,随时进行,餐后由护士进行特殊口腔护理,可以根据口腔的 pH 选用不同的漱口液。

(4)注意肛门、外生殖器的清洁,每次便后用温水冲洗,大便后用 1∶5000 高锰酸钾液坐浴 15~20 分钟,每日更换内裤。女性尤应注意经期卫生。

7.出血防治方法指导

(1)不要用力擤鼻涕和挖鼻。宜用软毛牙刷,口腔如已有出血改用漱口液漱口,防止因刷牙加重出血。

(2)活动时避免损伤,进行各种穿刺检查后要局部施压 5~7 分钟。

(3)内衣应柔软、宽大、舒适,避免粗糙、紧束的衣着。勤修剪指(趾)甲,防止抓伤。

(4)保持大便通畅,预防呼吸道疾患,避免因便秘和剧烈咳嗽而诱发和加重出血。

(5)注意观察大、小便颜色、性状,皮肤、黏膜出血征象,出现头痛、视物模糊、喷射性呕吐等情况,立即报告医护人员处理,谨防颅内出血。

8.出院指导

(1)为巩固疗效,防止复发,达到长期存活(存活时间>5 年)和临床痊愈(停止化疗 5 年或无病生存达 10 年)的目的,完全缓解出院后坚持按时治疗。患者应遵医嘱定期来院复查血常规、骨髓象及心、肝、肾功能等,根据医生的治疗方案坚持化疗,不能半途而废,否则疾病很容易复发。

(2)嘱患者避免过度劳累、感染等诱发因素的影响,注意充分合理地休息,防止受凉感冒,保持良好的个人卫生习惯,少去公共场所,防止交叉感染。

第二节　淋巴瘤

一、概述

(一)概念和特点

淋巴瘤是一组起源于血液淋巴组织的恶性肿瘤。主要与免疫应答过程中淋巴细胞增殖分化产生的某种免疫细胞恶变有关。可发生于身体的任何部位,通常以实体瘤形式生长于淋巴组织丰富的组织器官中,其中以淋巴结、扁桃体、脾脏及骨髓等部位最易受累。好发于中青年男性。临床上以进行性、无痛性淋巴结肿大和(或)局部肿块为特征,同时可有相应器官受压迫或浸润受损的表现。依其组织学特征可分为霍奇金淋巴瘤(HL)和非霍奇金淋巴瘤(NHL)两大类,临床以后者较为常见。

(二)病理生理

主要病理特点是淋巴结正常结构的破坏(或)和肿瘤细胞的浸润及远处扩散。其中结外累及最常见的部位是胃肠道,尤其是胃,其余部位还有皮肤、骨髓、鼻咽、肝脏、甲状腺、中枢神经系统、胸(腰)椎等而出现相应的症状与体征。此外,可见恶性肿瘤共有的高代谢、高消耗,还可出现持续性发热、瘙痒、盗汗以及短期之内明显消瘦等表现。

(三)病因与诱因

病因未明。病毒感染、免疫缺陷(遗传性与获得性)及环境因素均可能与疾病的发生与发展有关,其中病毒感染日趋引人关注。

(四)临床表现

淋巴瘤因其病理类型、分期及侵犯部位不同,其临床表现形式多样,错综复杂。不明原因的持续性发热及进行性、无痛性淋巴结肿大或局部肿块是其共有的和(或)首发的表现之一。其中浅表淋巴结受累以颈部、腋下及腹股沟较为常见;深部淋巴结则以纵隔、腹膜后及盆腔淋巴结受累为主。NHL患者常可出现结外和(或)其他器官组织受累的表现,包括吞咽困难、鼻塞,腹痛、腹泻、便血或黑便、腹部包块、肠梗阻,腰背痛,肝肿大、肝区痛等。

(五)辅助检查

1.血常规

注意有无贫血及其严重程度,白细胞总数及分类的变化,血小板的总数。有利于疾病预后及治疗药物应用剂量的选择。

2.淋巴结活检

淋巴结活检是淋巴瘤临床确诊和分型的主要依据。

3.影像学检查

包括腹部B超、胸部X线、胸腹部CT或PET-CT,有助于病变部位及其范围的临床判断。

4.骨髓涂片及活检

非特异性检查。有利于疾病累及骨髓的临床判断。

5.其他检查

红细胞沉降率、血清乳酸脱氢酶、碱性磷酸酶等。

(六)治疗

化疗为主,辅以免疫生物治疗;必要时可联合放疗及造血干细胞移植。

1.化疗药物

依治疗方案的不同,其组合有异。其中 ABVD(阿霉素、博来霉素、长春新碱、达卡巴嗪)为 HL 治疗的首选方案,4 种药物均为静脉注射,每日 1 次;COP(环磷酰胺、长春新碱、泼尼松)为 NHL 治疗的基本方案,其中环磷酰胺、泼尼松为口服,长春新碱为静脉注射;CHOP(环磷酰胺、阿霉素、长春新碱、泼尼松)则为侵袭性 NHL 的标准治疗方案,其中环磷酰胺、阿霉素为静脉滴注,长春新碱为静脉注射,泼尼松为口服。

2.免疫生物制剂

(1)利妥昔单抗(美罗华,375 mg/m^2):静脉滴注。适用于细胞免疫表型为 CD20$^+$ 的 B 淋巴细胞瘤的患者,且主要是 NHL 患者。其作用机制是通过介导抗体依赖的细胞毒性(ADCC)和补体依赖细胞毒性(CDC)作用杀死淋巴细胞,并可诱导淋巴细胞凋亡,增加淋巴细胞对化疗药物的敏感性。联合多种化疗方案均可显著提高患者的完全缓解率及延长无病生存时间,且在造血干细胞移植前用做体内净化,还能提高移植治疗的疗效。主要不良反应是胃肠道反应及过敏,严重者可出现过敏性休克。用药前半小时常规给予止吐(甲氧氯普胺)及抗过敏(异丙嗪、甲泼尼龙等)治疗。

(2)干扰素:是一种能抑制多种血液系统肿瘤增殖的生物制剂。其作用机制主要是直接与肿瘤细胞结合而抑制肿瘤细胞的增殖和间接的免疫调节作用。

二、护理评估

(一)一般评估

1.主诉

有无发热、局部肿块、盗汗、短期内明显消瘦、皮肤瘙痒、吞咽困难、鼻塞、胸闷、气促、食欲下降、腹痛等。

2.生命体征

尤其要注意体温有无升高及其热度、热型的变化及特点;呼吸频率有无加快。

3.其他

身高、体重、饮食、睡眠及排便情况等。

(二)身体评估

1.皮肤及黏膜

有无苍白、抓痕、出血等。

2.浅表淋巴结

尤其是颈部、腋下、腹股沟淋巴结有无肿大,肿大的程度、质地、表面情况、活动与否、有无压痛。

3.胸部

有无呼吸运动受限、呼吸浅促、三凹征及肺部啰音;心率及心搏节律变化等体征。

4.腹部

有无腹部包块及其多少、部位、性质、表面情况、活动度、有无压痛等;肝脾有无肿大;肠鸣音有无亢进。

（三）心理－社会评估

了解患者在疾病治疗过程中的心理反应与需求,增强家庭及社会支持情况。

（四）辅助检查阳性结果评估

1.外周血常规

贫血的有无及其严重程度,与疾病的预后密切相关;白细胞计数与分类变化,有助于疾病类型的判断;白细胞总数及血小板计数则有助于治疗药物剂量的选择。全血细胞减少是骨髓受累或伴发脾功能亢进的表现。化疗期间出现,还应注意药物性骨髓抑制的可能。

2.淋巴结活检

有无发现典型的淋巴结结构的破坏及其特殊形态的细胞,为临床诊断及分型最常用的手段。

3.影像学检查

纵隔、胸肺、肝脾、腹膜后淋巴结、胸(腰)椎等处有无受累的征象;腹部包块的多少、性质与部位等。

4.骨髓穿刺与活检

有无骨髓受累的表现。

5.其他

红细胞沉降率加速是疾病活动的表现;血清乳酸脱氢酶活性升高提示预后不良;碱性磷酸酶活性升高或血钙水平升高,提示骨骼受累。

（五）常用药物治疗效果的评估

(1)肿大的淋巴结或局部包块、肝脾有无缩小及其缩小的程度。

(2)主要用药及其不良反应的观察与评估。①化疗药物:用药剂量与方法的评估;不良反应的观察与评估:有无皮肤损伤及静脉炎、胃肠道反应、脱发、出血性膀胱炎、肝脏损害及骨髓抑制等。②利妥昔单抗(美罗华):用药剂量与方法的评估;不良反应的观察与评估:有无胃肠道反应、过敏(皮疹、休克)。

三、主要护理诊断/问题

1.体温过高

与肿瘤细胞的高度分化、增生或合并感染有关。

2.潜在并发症

化疗药物不良反应。

3.营养失调,低于机体需要量

与肿瘤性消耗及化疗等有关。

4.情绪不佳

与治疗效果差或病情反复有关。

四、护理措施

（一）休息与活动

保证充足的睡眠与休息,以减少机体的消耗;病情允许者应参加一些力所能及的日常室外活动。

（二）饮食护理

鼓励患者进食高蛋白、高维生素、易消化和无刺激的食物,以保证机体的基本需要,尤其是化疗期间,更应注意加强营养。保证足够水分的补充,必要时遵医嘱静脉补液。

(三)合理降温

高热患者病情允许的前提下,鼓励患者多喝水,并可先予以物理降温,必要时可遵医嘱给予药物降温。降温过程中注意监测其体温与脉搏的变化,及时更换衣物,保持皮肤的清洁、干燥,防受凉、防虚脱。

(四)用药配合与护理

1.用药护理

应严格按医嘱用药,并注意观察常用药物的疗效及主要不良反应,并做好相关的预防及监测工作。

2.化疗药物的应用配合与护理

化疗配药、用药期间,要做好个人的自我防护,并应注意患者血管的保护,必要时建议置放PICC或植入输液港;一旦发现液体外渗或血管炎,要按常规及时给予处理。

3.利妥昔单抗(美罗华)的应用配合与护理

治疗前按医嘱常规用药;初期治疗用药滴速要慢,并予以心电监护,及时发现和配合处理各种不良反应。

(五)心理护理

多关心体贴患者,耐心倾听与解答患者的各种疑问,介绍治疗成功的病例等,尽可能减少各种负性情绪对疾病控制与缓解的影响。

(六)健康教育

1.活动与休息指导

保证充足的睡眠与休息;依病情调整好个人的活动形式和活动量。

2.饮食指导

以高营养、低糖、低脂、少产气、适量纤维、无刺激的半流饮食为主,保证足够的营养及水分的补充。避免在治疗前后2小时内或胃肠道反应明显时进餐。

3.感染的预防指导

注意防寒保暖;出汗后要及时更衣;保持皮肤的清洁干燥;做好个人的口腔卫生;外出戴口罩,尽可能避免或减少到人多聚集、空气不流通的地方等,以减少感染的概率。

4.用药指导

强调坚持定期和(或)按疗程进行用药治疗的必要性和重要性。

5.自我观察的主要指标

注意疾病复发或加重及合并感染等征象。主要包括发热、盗汗及消瘦、咽痛或咳嗽咳痰、呼吸困难、腹痛、腹泻、口腔溃疡、局部包块等。

6.及时就诊的指标

告诉患者如果出现下列任何一种情况,速到医院就诊。

(1)发热、咽痛或咳嗽、咳痰、口腔溃疡。

(2)原有包块增大或出现新的包块。

(3)胸闷、气促,呼吸困难。

(4)腹痛、腹泻。

五、护理评估

(1)患者体温基本恢复正常。

（2）患者无并发感染或感染得到有效控制。

（3）患者自觉症状包括疾病相关症状及化疗的不良反应等，逐步好转或得以缓解。

（4）患者饮食合理。

（5）患者情绪趋于稳定，能积极配合治疗与护理。

第三节　出血性疾病

一、概述

(一)概念和特点

出血性疾病是指由于正常的止血功能发生障碍，引起机体自发性出血或轻微损伤后出血不止的一组疾病。根据其产生的原因与机制的不同，出血性疾病可分为血管壁异常、血小板异常、凝血因子数量及质量异常、抗凝及纤维蛋白溶解异常及复合性止血机制异常五大类。根据其临床表现及实验室检查的特点，临床上更倾向于将之划分为三大类：血管性疾病、血小板性疾病和凝血障碍性疾病。

(二)病理生理

生理性止血机制是机体极其重要的自我保护机制，主要表现为正常人体局部小血管受损后引起的出血，几分钟内即可自然停止的现象。其过程可分为血管收缩、血小板黏附及血栓形成、血液凝固三个环节(图 4-1)。任何原因造成血管壁的通透性增加、血小板数目减少及其功能异常和(或)凝血功能障碍，均可能导致出血性疾病，从而引起表现不一，程度不等的出血。

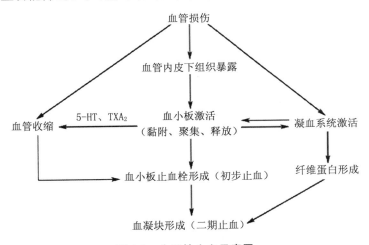

图 4-1　生理性止血示意图

5-HT:5-羟色胺;TXA_2:血栓烷 A_2

(三)病因与诱因

1.血管性疾病

血管性疾病主要与各种原因(包括遗传、过敏、感染、中毒、营养缺乏等)导致血管壁的通透性增加有关，例如过敏性紫癜、败血症、维生素 C 缺乏症等。

2.血小板性疾病

血小板性疾病主要与各种原因导致血小板数目减少和破坏过多或血小板数目增多以及功能异常有关,例如再生障碍性贫血、白血病、特发性血小板减少性紫癜、血小板无力症、抗血小板药物过量、尿毒症等。

3.凝血障碍性疾病

凝血障碍性疾病主要与各种原因导致凝血功能障碍有关,例如各型血友病、DIC、重症肝病、维生素 K 缺乏、抗凝药过量等。

(四)临床表现

不同类型出血性疾病的临床特征见表 4-1。

表 4-1　不同类型出血性疾病的临床特征

临床特征	血管性肌病	血小板性疾病	凝血障碍性疾病
性别	多见于女性	多见于女性	多见于男性
阳性家族史	少见	罕见	多见
出生后脐带出血	罕见	罕见	常见
出血的部位	皮肤黏膜为主,偶有内脏出血	皮肤黏膜为主,重症常有内脏出血	深部组织和内脏出血为主
出血的表现			
皮肤黏膜	皮肤瘀点、紫癜	牙龈出血,皮肤瘀点、紫癜,常见大片瘀斑	罕有瘀点、紫癜,可见大片瘀斑
血肿	罕见	可见	常见
关节腔出血	罕见	罕见	多见
内脏出血	偶见	常见	常见
眼底出血	罕见	常见	少见
月经过多	少见	多见	少见
手术或外伤后出血不止	少见	可见	多见
病程与预后	短暂,预后较好	迁延,预后一般	常为终身性,预后不定

(五)辅助检查

1.筛选检查

有利于初步做出出血基本原因的临床判断,主要包括血管异常(例如束臂试验)及毛细血管脆性、血小板异常(例如血小板计数)及凝血异常(例如凝血时间、活化部分凝血活酶时间、血浆凝血酶原时间及凝血酶时间)的相关检查。

2.其他检查

主要针对上述阳性结果而再做进一步检查。

(六)治疗

有效防治各种原发病;避免使用和(或)接触任何可加重出血的物质、药物及人为性损伤;针对性采用行之有效的止血措施。

1.药物治疗

(1)糖皮质激素及免疫抑制剂:前者具有较强的抗过敏、抑制免疫反应和降低毛细血管通透性的作用,后者仅在激素治疗效果欠佳时加用。主要用于 ITP 及过敏性紫癜的治疗。口服为主,酌情采用静脉注射或滴注。

（2）去氨加压素（DDAVP）：该药可动员体内贮存因子Ⅷ释放的作用，可用于轻症血友病A，对血友病B无效。常用剂量为 0.3 μg/kg，用生理盐水 30～50 mL 稀释后于 20～30 分钟内静脉注射，也可分次皮下注射或鼻腔滴入。

（3）肝素：是 DIC 首选的抗凝疗法，以达到终止 DIC、减轻器官功能损伤、重建凝血－抗凝血功能平衡的目的。常用剂型有两种：普通肝素和低分子肝素。前者适用于急性或暴发型DIC，通常选用肝素10 000～30 000 U/d，一般为 15 000 U/d 左右，静滴，每 6 小时用量不超过4000～6000 U，根据病情可连用3～5日，用药期间必须密切监测 APTT；后者适用于预防、治疗慢性或代偿性 DIC，常用剂量为 75 U/（kg·d），1 次或分 2 次皮下注射，连续用药 3～5 日。紧急情况下，普通肝素可采用稀释后直接静脉注射法，低分子肝素则多采用分次皮下注射法。

2.成分输血和（或）血浆成分制品的补充

有效补充个体血液中缺乏的不同成分。适用于急重症或需手术治疗者，主要包括血小板悬液、凝血因子等。

二、护理评估

（一）一般评估

1.主诉

询问出血发生的急缓、主要表现形式、部位、范围及其严重程度（鼻血、牙龈出血、皮下瘀点或瘀斑、月经量过多、便血等），有无伴随发热、头痛、腹痛、关节痛等。

2.生命体征

若合并感染者体温可有升高；出血较为广泛而严重者可出现脉搏细数和血压下降，提示失血性休克。

3.其他

包括身高、体重、饮食、睡眠及排便情况等。

（二）身体评估

1.皮肤及黏膜

注意口腔黏膜、鼻咽、皮肤有无出血、血疱、血肿。口腔黏膜血疱形成，要注意重症的可能。

2.瞳孔

针对主诉伴有头痛的患者，应列为常规。瞳孔变形、不等大、对光反射迟钝，要警惕并发颅内出血的可能。

3.腹部

针对主诉伴有腹痛、血压偏低的患者，要注意腹部的常规检查，以及时发现特殊类型和（或）重症患者。例如过敏性紫癜腹型患者，可出现腹肌紧张、压痛，甚至反跳痛；肠鸣音活跃或亢进，多提示局部血管性炎症或有活动性出血。

4.四肢关节

注意有无肿胀、压痛、活动受限或功能障碍、畸形等，尤其是血友病患者。

（三）心理－社会评估

了解患者在疾病治疗过程中的心理反应与需求，家庭及社会支持情况，引导患者正确认识和配合疾病的治疗与护理：有关节腔出血者，可能导致关节挛缩、强直、畸形和功能丧失，使患者恐惧紧张;应注意加强安抚及心理支持。

(四)辅助检查结果评估

在共同关注外周血常规相关结果变化的基础上,还应注意针对不同疾病进行以下检查结果的评估。

1.血管性疾病

例如过敏性紫癜患者,要特别注意白细胞计数及分类等炎症反应相关性检查,以及大便隐血、尿常规及肾功能的变化等。

2.血小板性疾病

血小板计数及功能,例如 ITP,要特别关注血小板计数的变化。

3.凝血障碍性疾病

凝血四项——凝血酶原时间(PT)、活化部分凝血活酶时间(APTT)、凝血酶时间(TT)、纤维蛋白原测定(FG)。低凝状态下,PT、APTT、TT 均延长,FG 减少。

4.DIC

血小板减少、APTT 及 PT 延长、FG 减少、FDP(血浆纤维蛋白原降解产物)增加及 D-D(血浆 D-二聚体)减少。

(五)常用药物治疗效果的评估

1.出血状况评估

患者皮肤黏膜、消化道、泌尿生殖道和关节腔等部位的出血有无减轻或停止。

2.主要实验室检查指标的评估

血小板计数、凝血四项等。

3.主要用药及其不良反应的观察与评估

(1)糖皮质激素及免疫抑制剂。

(2)去氨加压素(DDAVP):用药剂量及方法的评估与记录;患者自觉症状及生命体征的观察与评估,用药期间有可能会出现头痛、心悸、颜面潮红、尿量减少、血压升高及脉搏加快等表现。此外,还需注意血浆凝血因子水平变化的观察。

(3)肝素:用药剂量及方法的评估;APTT 等实验室指标的变化,其中肝素过量可导致患者 APTT 明显延长,出血加重。

三、主要护理诊断/问题

1.有出血的危险

与血小板减少、血管通透性增加、凝血因子缺乏等因素有关。

2.疼痛:腹痛、关节痛

与局部出血、过敏性血管炎反应有关。

3.恐惧

与反复出血或出血量大有关。

4.潜在并发症

包括颅内出血、消化道出血、关节腔内出血等。

四、护理措施

(一)休息与活动

目的主要在于避免或减少诱发或加重出血。若出血较轻或仅限于皮肤黏膜,自觉症状不明显,无须作太多限制;若自觉症状明显或近期有活动性出血、血小板计数$<50×10^9$/L,应适当增加卧床休息的时间,避免过早或过多行走与活动;若血小板计数$<20×10^9$/L或重症(内脏)出血,应绝对卧床休息,保证充足的睡眠,协助做好各种生活护理。

(二)饮食护理

基本原则是:避免诱发和(或)加重出血,保证造血原料的摄取与吸收。鼓励患者进食高蛋白、高维生素、易消化和无刺激的软食或半流食,禁食过硬、过于粗糙或骨刺较多的食物。过敏性紫癜患者尤其应避免相关过敏性食物的摄取。伴发消化道出血的患者,应避免过热、刺激性及辛辣饮食,必要时禁食。

(三)出血的预防与护理

1.预防性护理

避免各种人为性损伤诱发和(或)加重出血,例如肢体碰撞或拍打伤、皮肤黏膜的揉抓伤或抠刮伤、剪伤或切割伤。伴高热患者应有效降温且禁用乙醇或温水拭浴。尽可能避免或减少不必要的穿刺及注射;静脉穿刺时避免用力拍打局部和结扎压脉带过紧或时间太长;注射或穿刺部位应交替使用,拔针后需要适当延长局部的按压时间,必要时还要加压包扎;对于血友病患者应禁止使用静脉留置套管针。

2.常规处理配合与护理

口腔、鼻腔黏膜出血可局部采用消毒棉球、可吸收性明胶海绵、凝血酶或0.1%的肾上腺素棉球压迫或填塞,同时做好口腔护理,禁用牙签剔牙及牙刷刷牙,以防牙龈出血。局部深层组织血肿形成和(或)关节腔出血的血友病患者,宜休息(制动)、局部压迫、冷(冰)敷及抬高患肢,并可使用夹板、模具、拐杖或轮椅等,使患者出血的肌肉和(或)关节处于休息位;一旦出现突发头痛、视物模糊、呼吸急促、喷射状呕吐甚至昏迷,双侧瞳孔变形不等大、对光反射迟钝,提示有颅内出血,应及时报告医生并做好各种急救的配合与护理。

(四)用药配合与护理

应严格按医嘱用药,并注意观察常用药物的疗效及主要不良反应,并做好相关的预防及监测工作;正确输注各种血液和(或)凝血因子制品,且输注过程中密切观察有无不良反应。一旦发现问题,应及时向主管医生汇报及做好相关处理的配合。

(五)心理护理

多关心体贴患者,尽可能减少负面情绪对疾病控制与康复的影响。

(六)健康教育

1.活动与休息指导

保证充足的睡眠,以不诱发或加重出血为原则,依病情调整个人的活动形式和活动量。

2.饮食指导

保证足够的营养;避免食(服)用可以诱发或加重出血的生、硬、煎、炸和过热食物或药物。

3.出血的预防指导

避免各种人为性损伤;宜温水沐浴,轻柔抹洗皮肤;勤剪指甲;选用软毛牙刷刷牙;天气过于干燥,可在鼻腔内使用抗生素眼膏涂抹。血友病患者还应注意避免过度负重或参加过于剧烈的接触性运动,例如拳击、篮球和足球等;使用刀、剪、锯等工具时,需小心操作,必要时戴防护性手套;遵医嘱用药,避免使用阿司匹林等有抑制凝血功能作用的药物;尽量避免手术治疗,若必须手术,要主动告知主诊医生相关病情,以利术前根据手术规模大小常规补充足够量的凝血因子。

4.自我观察的主要指标

皮肤及黏膜出血的情况,主要包括牙龈出血;鼻出血;皮肤瘀点、瘀斑、血肿;关节肿痛、活动障碍;腹痛、黑便;女性月经量;头痛、视物模糊;发热、咽喉肿痛或咳嗽、咳痰等。

5.及时就诊的指标

告诉患者如果出现下列任何一种情况,请速到医院就诊。

(1)新发皮肤及黏膜出血或出血增多:牙龈、鼻腔、月经、便血或黑便。

(2)关节肿痛,活动受限。

(3)腹痛。

(4)突发头痛。

(5)发热或咽喉肿痛、咳嗽咳痰。

五、护理评估

(1)患者皮肤及黏膜出血逐步吸收、减少,无新发出血的表现。

(2)患者自觉症状逐步好转,包括腹痛、关节痛、头痛等。

(3)患者无紧张恐惧等不良情绪,病情趋于稳定。

第四节　溶血性贫血

一、概述

溶血是红细胞遭到破坏,寿命缩短的过程。当溶血超过骨髓的代偿能力,引起的贫血即为溶血性贫血(HA)。骨髓具有正常造血6~8倍的代偿能力,溶血发生而骨髓能够代偿时,可无贫血,称为溶血性疾病。

二、临床表现

溶血性贫血的临床表现与溶血的速度、程度及发生部位(血管内或血管外)有关,一般分为急性和慢性两种。慢性溶血有时可并发急性溶血,称为"溶血危象"。

(一)躯体表现

溶血性贫血的表现与起病缓急、溶血程度及溶血场所有关。观察患者有无寒战、高热、乏力、四肢及腰背疼痛、恶心、呕吐等。急性溶血患者多有明显贫血、黄疸,由于贫血缺氧,严重者可发生昏迷、休克,溶血产物可引起肾小管细胞缺血坏死及管道阻塞,导致急性肾衰竭,密切观察患者尿液颜色、性状及量,观察患者有无出现因应用糖皮质激素而发生的不良反应。

(二)急性溶血

多见于血管内溶血。起病急骤,常突发寒战、高热、腰酸背痛、头痛、气促、烦躁,也可有恶心、呕吐、腹痛。因红细胞破坏后,血红蛋白直接进入血浆,与结合珠蛋白形成复合物,该复合物被肝处理为胆红素,故可出现高胆红素血症所致黄疸及尿胆原排泄增加。溶血重时,血浆中游离血红蛋白超过结合珠蛋白的结合能力时,多余的血红蛋白即从肾脏排出形成血红蛋白尿,尿色如浓红茶色或酱油样,严重者可引起少尿、尿闭及急性肾衰竭,一部分血红蛋白被肾小管上皮细胞吸收、分解代谢为含铁血黄素,由尿排出,形成含铁血黄素尿。由于红细胞破坏后的贫血、缺氧,严重者可发生神志淡漠、昏迷、休克与心功能不全。

(三)慢性溶血

多见于血管外溶血,溶血主要发生在脾脏、肝脏及骨髓等处。起病较徐缓,呈乏力、苍白、头晕、心悸、气短等一般慢性贫血表现。在溶血轻、肝功能正常时,可无黄疸。常见脾、肝肿大,因胆汁中胆红素排出增加,较多并含胆色素的胆石症,也可并发肝功能损害。少数患者可并发下肢皮肤顽固性溃疡。在慢性病程中,贫血突然加重,网织红细胞明显降低,并可有轻度血细胞及血小板下降,骨髓成红细胞系统增生停滞或受抑,称为"增生障碍危象"。

三、诊断

(1)详细询问病史,了解有无引起 HA 的物理、机械、化学、感染和输血等红细胞外部因素。如有家族贫血史,则提示遗传性 HA 的可能。

(2)有急性或慢性 HA 的临床表现,实验室检查有红细胞破坏增多或血红蛋白降解、红系代偿性增生和红细胞缺陷寿命缩短三方面实验室检查的依据并有贫血,此时即可诊断 HA。

(3)溶血主要发生在血管内,提示异型输血、PNH、阵发性冷性血红蛋白尿等 HA 的可能较大;溶血主要发生在血管外,提示自身免疫性 HA、红细胞膜、酶、血红蛋白异常所致的 HA 机会较多。

(4)抗人球蛋白试验(Coombs 试验)阳性者考虑温抗体型自身免疫性 HA,并进一步确定原因。阴性者考虑:①Coombs 试验阴性的温抗体型自身免疫性 HA;②非自身免疫性的其他溶血性贫血。

四、治疗

(1)药物治疗:糖皮质激素是目前治疗本病的主要方法,其主要作用是抑制单核吞噬系统,消除表面有 IgG 补体覆盖的红细胞,并阻止抗体与红细胞结合,治疗见效后剂量逐渐减少,改维持剂量。

(2)输血:可改善患者的情况,但可能加重自身免疫性溶血性贫血或诱发阵发性睡眠性血红蛋白尿,所以输血的指征要从严掌握。在贫血进展快、缺氧症状严重或循环衰竭、生命受到威胁时,输血是挽救生命的重要措施。

(3)脾切除:对经糖皮质激素治疗 4~6 周疗效不佳,或有一定疗效但经几个月的治疗贫血仍不缓解,需大剂量激素维持者,年轻患者手术治疗效果较好。

(4)免疫抑制剂治疗:免疫抑制剂有抑制抗体产生的作用,首选药物为环磷酰胺或硫唑嘌呤。

(5)治疗原发病。

(6)其他治疗:血浆交换治疗,部分患者可获得良好效果。

五、护理措施

(一)一般措施

1.生活护理

凡急性血管内溶血或慢性溶血合并溶血危象的患者,应绝对卧床休息,保持环境安静,护理人员做好生活护理;注意观察生命体征及有无尿色改变、黄疸、头痛、腰酸背痛等表现。特别注意观察神志变化、尿色变化及记录尿量。对于慢性期及中度贫血患者,应增加卧床休息的时间,减少活动,患者可生活自理。与患者共同制定活动计划,按计划实施,遵从循序渐进的原则,量力而行,提高生活质量。

2.心理护理

护士应耐心、细致倾听患者诉说,根据患者特定的需要对其进行指导,给予更多关怀。向患者讲解相关知识并明确表示,解决问题的途径一定会找到,同时请已治愈的患者现身说法,树立患者战胜疾病的信心。在治疗结束后,实时恢复患者部分工作,可使患者体会到自身价值及在社会中的作用,从而重新振作。

3.观察病情变化

密切观察患者体温、脉搏、呼吸、血压等变化,注意有无黄疸、血红蛋白尿、头痛、腰酸背痛、肝脾肿大等表现。特别是在大量血管内溶血时,更要注意生命体征及神志、尿量及尿色的变化,并详细记录。密切观察患者贫血的进展程度,皮肤及黏膜有无黄染。慢性溶血通常处于红细胞过度破坏与加速生成的脆弱平衡状态。对突然出现的血红蛋白尿,明显的贫血、黄疸及突然寒战、高热、头痛,应警惕溶血危象的发生。对慢性溶血性贫血的患者,仍应注意观察黄疸、贫血、尿色等表现,要经常询问有何不适,如有异常,及时报告医生处理。

(二)重点措施

(1)针对应用激素治疗的年轻患者,讲解激素治疗的重要性及不良反应,强调这些不良反应治疗停药后可逐渐消失,必要时给予一定的修饰。鼓励患者正确对待形象改变。反复向患者讲解应用药物的注意事项,应按时、按量服用。在停药过程中,应逐渐减量,防止突然停药,出现反跳现象。

(2)对需要进行脾切除的患者,应耐心向其解释,消除紧张心理,让患者及其家属了解手术的重要性,减少其对手术的恐惧感。

(3)输血的护理。急性溶血性贫血和慢性溶血性贫血明显时,输血是一种非常重要的疗法,但对于某些溶血性贫血反而可加重病情。所以要严格掌握输血种类、时间、方法,加强输血中的观察,注意输血速度不宜太快,特别是在开始阶段,警惕输血时不良反应出现的可能性,出现异常及时处理。当出现急性肾衰竭时,不可立即输血,应输入低分子右旋糖酐以改善微循环,待肾功能改善后,再行输血;护士在输血过程中应加强责任心,本着高度负责的态度,严格按照操作规程,做好"三查八对一注意"。溶血性贫血患者在输血时,应严密观察黄疸、贫血、尿色,监测生命体征,出现异常及时通知医生。

由于目前大多数遗传性、先天性溶血性疾病尚无根治的手段,所以急性溶血性贫血和慢性溶血性贫血时,输血是一种非常重要的疗法,对挽救生命至关重要。但在某些溶血性贫血输血反而会加重病情,所以要严格掌握输血种类、时间、方法、量的适应证,是否输血要根据患者的具体情况而定。如有必要,应输入新鲜红细胞。输血量不宜过大,加强输血中的观察,注意输血速度不宜过快,特别是在开始阶段,警惕输血不良反应出现,密切观察有无溶血情况发生,监测生命体征,发现异常立即终止输注。在输血过程中应用皮质激素能减少溶血,使输血更加安全。

输血可以提供并激活补体,所以在阵发性睡眠性血红蛋白尿及自身免疫性溶血性贫血患者可诱发急性溶血发作或加重病情。如必须时,应输入生理盐水洗涤过的红细胞,并在输血前先静脉给予皮质激素。

葡萄糖-6-磷酸脱氢酶缺乏的遗传性疾病,患者应避免在溶血发作时输入也有葡萄糖-6-磷酸脱氢酶缺乏供者的血,以免加重溶血。

避免发生血型不合的输血,护士在输血过程中应加强责任心。本着高度负责的态度,一丝不苟,严格按照操作规程,认真核对患者的姓名、年龄、性别、住院号、床号、交叉配血结果以及血制品种类、血制品剂量,严密观察患者的反应。血型不合、输血反应早期可出现腰背四肢酸痛、畏寒、头痛、恶心、腹痛,严重者出现酱油色尿、血压下降、休克、急性肾衰竭,上述症状的轻重与输血量的多少有关。对患者所诉不适反应,应引起高度重视,立即通知医生,同时应停止或减缓输血。

(三)治疗过程中可能出现的异常情况及应急措施

1.重度贫血

对于重症急性溶血而引起的贫血,应紧急对症处理,否则有生命危险。

(1)去除病因,减少诱发因子。立即停止服用引起溶血的药物或停食生蚕豆。人工催吐,1∶5000高锰酸钾溶液洗胃,25%硫酸镁口服导泻。

(2)给予大剂量糖皮质激素主要是免疫抑制作用,应争取早期、大量、短程用药。

(3)必要时换血或输入新鲜血,急性溶血时贫血严重,输血或输浓集红细胞是最有效的治疗措施。多数患者经输血1~2次后病情即见好转,严重者可反复输血。但对血液来源应行葡萄糖-6-磷酸脱氢酶快速筛选检查,以避免葡萄糖-6-磷酸脱氢酶缺乏者供血,使患者发生第二次溶血。

(4)碱化尿液,适当给予静脉补液和使用利尿剂,积极防治溶血性尿毒症综合征,这是抢救危重患者的关键。应多饮水或输入液体,以改善微循环,维持有效血循环,促进肾脏排酸及排血红蛋白尿功能,防止急性肾衰竭。注意维持水、电解质平衡,血压低者可加输低分子右旋糖酐,以改善血液循环。

(5)对症处理蚕豆病。如合并感染可加重溶血,高热、缺氧和心率加快可出现心力衰竭等,故应积极处理并发症。避免使用对肾脏有损害作用的药物。

2.急性肾衰竭

密切观察患者生命体征及尿色、尿量、尿酸碱度的变化,如果尿色由浅转深,而 pH 低于正常,应遵医嘱口服或静脉滴注碳酸氢钠碱化尿液,保持尿量在 100 mL/h 以上,尿少者给予利尿剂,警惕急性肾衰竭的发生。做好心理护理,消除患者因血红蛋白尿发生尿色改变而引起的紧张情绪,对其有效疏导讲解,以使患者能够积极配合治疗。

3.胆红素脑病

黄疸加重,呈进行性面色苍白。新生儿黄疸可采取光照疗法,以防胆红素脑病的发生。也可行换血疗法,可口服苯巴比妥,并做好相应的护理。

4.低血压

低血压是血浆置换的主要并发症,置换过程中密切观察患者神志及血压变化,当血压低于90/60 mmHg或患者出现心悸、胸闷等不适症状时,遵医嘱给予吸氧及增加血容量等处理。

(四)健康教育

(1)做好有关疾病知识的宣教。

(2)做好卫生宣教工作,宣传有关饮食、药物及生活中一些可以成为溶血发作诱因的知识,提高警惕,避免诱因。

(3)指导患者学会自我护理,观察巩膜有无黄染及有无尿色加深,怀疑病情加重时,应及时带尿液到医院检查。

(4)对葡萄糖-6-磷酸脱氢酶缺乏病高发地区的人群做好健康教育。蚕豆病是溶血病,嘱患者不能吃蚕豆、蚕豆制品和氧化性药物(如奎宁、氨喹啉、磺胺类、呋喃类、氯霉素、维生素 K 等)。阵发性睡眠性血红蛋白尿的患者忌食酸性食物和药物,以减少溶血的发生。对患遗传性溶血性贫血患者家庭进行优生教育,加强婚前指导和婚后咨询,以减少溶血性疾病的发生。

(5)指导患者根据贫血程度安排活动量,以不出现心悸、气短、过度乏力为标准,给予高蛋白、高营养、高维生素饮食,按时服药,定期复查。

第五节　　遗传性球形细胞增多症

一、概述

遗传性球形细胞增多症是一种红细胞膜异常的遗传性溶血性贫血。是常染色体显性遗传,由 8 号染色体短臂缺失,患者红细胞膜骨架蛋白有异常,引起红细胞膜通透性增加,钠盐被动性流入细胞内,凹盘形细胞增厚,表面积减少接近球形,变形能力减退。其膜上 Ca^{2+}-Mg^{2+}-ATP 酶受到抑制,钙沉积在膜上,使膜的柔韧性降低。这类球形细胞通过脾脏时极易发生溶血。

二、临床表现

男女均可发病。常染色体显性型特征为贫血、黄疸及脾肿大。临床根据疾病的严重程度分为 3 种:轻型多见于儿童,由于患儿骨髓代偿功能好,可无或仅有轻度的贫血及脾肿大;中间型多为成年发病,可有轻及中度贫血及脾肿大;重型患者贫血严重,常依赖输血,生长迟缓,面部骨结构改变似海洋性贫血,偶尔或一年内数次出现溶血或再生障碍性贫血危象。常染色体隐性遗传者也多有显著贫血及巨脾,频发黄疸。患者溶血或再生障碍性贫血危象常因感染、妊娠或情绪激动而诱发,表现为寒战、高热、恶心呕吐、急剧贫血,可持续几天或 1～2 周。约 50％的患者可发生的并发症为胆石症,这是由于胆红素排泄过多而沉淀于胆道内产生结石,其他并发症为踝以上腿部慢性溃疡,常迁延不愈。

患者可并发再生障碍性贫血危象,常为短小病毒感染或叶酸缺乏所引起。患者表现为发热、腹痛、呕吐、网织红细胞减少,严重时全血细胞减少,一般持续 10～14 天。贫血加重时并不伴黄疸加深。

三、诊断

(一)临床症状及体征

(1)贫血轻重不等,于再生障碍性贫血危象或溶血危象时加重,多表现为正细胞性贫血。

(2)黄疸或轻或重。

(3)脾脏可轻度至中度肿大,多同时有肝肿大,常有胆囊结石。

(4)半数以上病例有阳性家族史,多呈常染色体显性遗传。

(二)实验室检查

(1)外周血可见小球形红细胞增多。

(2)红细胞渗透脆性(OF)高于正常值。

(3)自溶试验(48小时)溶血>5%。

(4)酸化甘油溶血试验阳性。

(5)应用SDS聚丙烯酰胺凝胶电泳进行红细胞膜蛋白分析可见收缩蛋白等膜骨架蛋白缺少。

四、治疗

脾切除手术疗效显著,可使90%以上病例获得临床进步,包括血常规改善,持续多年的黄疸和贫血在手术后大都很快消失,但一定程度的球形红细胞依然存在,红细胞渗透脆性仍然增高,但因脾脏已不存在,故红细胞不再过早地从血循环中被清除。因此红细胞生存时间有所延长,甚至接近正常,但不能完全恢复正常。少数病例切脾后可能复发,其原因多为手术残留副脾。小儿患者宜在6.5岁以后手术治疗。为减少严重的感染并发症,术前可应用肺炎双球菌疫苗预防接种,术后应用抗生素预防感染。如果患者合并胆石症,脾切除同时行胆囊切除术。少数重型或有溶血危象及再生障碍性贫血危象时需输血治疗。手术后患者取半卧位,密切观察体温、脉搏及血压,保护伤口敷料避免脱落和污染,注意有无渗血,如有异常及时与医师联系处理,术后切口疼痛按医嘱应用止痛剂以减轻痛苦。

五、护理措施

(一)一般措施

1.休息活动

严重贫血、急性溶血合并溶血危象及再生障碍性贫血危象者绝对卧床休息,提供周到的生活照顾;慢性轻度或中度贫血患者可酌情适当下床活动;切脾手术后按腹部手术护理常规以早期活动为宜,酌情先床上变换体位,逐渐增加活动量,有利于肠蠕动恢复而早进食,促进康复。

2.注意个人卫生

皮肤、黏膜、毛发勤洗/擦浴及更换内衣,定期洗头、理发和剃须。患者皮肤瘙痒严防搔抓破损继发感染,指(趾)甲经常修剪。轻症者坚持刷牙漱口,重症或脾切除术后禁食期间给予特殊口腔护理,消除口臭,预防口腔或呼吸道感染。

3.营养

提供高蛋白、高维生素、易消化的饮食,禁忌用油腻及刺激性食品。脾切除后禁食期间静脉输液补充水分和营养。

4.心理

鼓励安慰及耐心解释,消除患者顾虑,尤其对手术治疗的恐惧心理。

5.其他

为患者提供清洁、舒适的休养环境,定时进行空气消毒,保持环境的洁净。限制患者活动范围,避免腹压增加的因素,如突然弯腰、便秘及情绪激动等。

(二)重点措施

(1)严重贫血、急性溶血合并溶血危象及再生障碍性贫血危象的患者,应绝对卧床休息;遵医嘱给予输入红细胞治疗,在输血过程中应严格核对,检查血液质量,不要在室温下放置超过30分钟,输血过程中,加强巡视,注意观察患者的反应。

(2)感染:脾切除手术后注意切口处敷料的清洁,有无渗血,及时换药,防止切口处感染。

(3)严密观察血压、脉搏、体温、呼吸各项生命体征的变化,特别是血压的变化,及时准确记录。

(三)治疗过程中可能出现的情况及应急措施

1.黄疸

多数患者黄疸较轻,有的患者仅有巩膜黄染,但可因情绪波动、受凉和感染而加重,故护理中注意使患者避免以上不良因素的影响,注意观察黄疸的消退或加重情况并做记录。

2.贫血

多为轻度或中度,儿童患者合并感染时贫血加重,这是由于感染期溶血加剧,同时感染可引起骨髓抑制的缘故。故预防感染非常重要,制定患者躯体、环境的清洁、消毒措施,避免受凉、感冒继发感染,注意饮食卫生。贫血严重而心悸、气短、乏力者卧床休息以减少耗氧。

3.脾肿大

一般为轻至中度肿大,质硬。注意观察腹围变化并记录。

4.溶血或再生障碍性贫血危象患者

表现为寒战、高热、恶心、呕吐、急剧贫血,多因诱发因素如感染、情绪激动、妇女妊娠而引起。出现此种情况按医嘱给予对症治疗,一般7～10天可缓解。指导患者注意预防感染,避免情绪激动。

5.下肢慢性溃疡

以无菌敷料包扎保护创面,定时换药,清洁消毒创面及周围皮肤,卧床时抬高患肢,穿宽大的裤子。

6.胆结石、腹痛

及时报告医师给予适当的处理,在未明确腹痛原因时不能随便给止痛剂。经医师鉴别诊断确为胆石症,按医嘱给予解痉止痛药物,继续观察腹痛情况。

(四)健康教育

1.疾病知识介绍

遗传性球形红细胞增多症是一种因红细胞膜的缺陷而引起的溶血性贫血病。多数患者为先天遗传致发病。患者表现主要是贫血、黄疸和脾脏肿大,血化验检查可见红细胞膜结构不正常,原凹盘形的红细胞呈球形,其生存期比正常红细胞缩短,脆性增加易破坏而溶血,从而引起贫血及黄疸。可因某些诱因使症状加重,如感染、劳累、妊娠等,可引起溶血及再生障碍性贫血危象。脾切除手术疗效良好,术后一般能使临床症状和血常规获得改善。

2.心理指导

患者因患慢性遗传性贫血疾病而苦恼,要给予安慰,引导其正确面对患病的现实。通过向患者介绍疾病知识和治疗方法及疗效,使之增加治疗的信心。患者多对手术有恐惧心理,易出现寝食不安状态,应耐心解释、说明手术治疗的配合方法、术前准备和术后护理知识等,使之有一定的心理准备。术前按医嘱应用镇静药物以保证充分睡眠,有利于平静心绪。

3.检查治疗指导

为了解贫血的进展程度,需随时检查血常规,患者因贫血常对采血有顾虑,应解释血常规检查的必要性,说明采血量极少,对病情没有不良影响,同时向其家属说明求得协助配合。接受脾切除手术的患者,术前要按医嘱充分的准备,贫血重的可能需输血,术前一日需洗澡更衣、进行腹部皮肤准备。手术当日晨禁食,接受术前给药后由手术室护士接往手术室。手术室巡回护士要与患者沟通,耐心指导需要患者配合的事项,多安慰、鼓励,使患者消除陌生及不安全感。术后回病房应取半卧位,减少腹部吻合口张力,有利于愈合。一般术后肠蠕动恢复正常之前禁饮食,以静脉补充营养和水分。

4.饮食指导

患者应补充高蛋白、高维生素的食品。要求清淡易消化,禁忌油腻及刺激食品。可选用瘦肉、蛋禽类、豆制品、水果、蔬菜搭配食用。平时多饮水。患者如果手术治疗,于脾切除术之前晚便应改为流食,手术当日晨起停进食物和水,一直到术后胃肠功能恢复(肛门排气后),按医嘱饮食。术后进食当从流食—半流食—普通食逐渐恢复正常饮食,不可操之过急,仍以高蛋白、高维生素食品为宜。

5.休息活动指导

严重贫血、急性溶血危象及再生障碍性贫血危象期的患者应绝对卧床休息,慢性轻度或中度贫血患者可酌情下床活动,也可安排适量的娱乐活动,如观看电视、听广播、读书看报等,但不可过度疲劳。生活应有规律,保证充足的睡眠。脾切除手术后的患者,如果贫血不重,一般状态良好的,以早期活动为宜,手术当日可在床上变换卧位,次日起根据病情酌情由人协助坐起,逐渐沿床边活动片刻,以能承受、不疲劳为度。早期活动能增加肺通气量,有利于气管分泌物排出,减少肺的并发症并促进肠蠕动恢复,增进食欲。术后贫血较重、身体过于虚弱患者,不要勉强离床活动。

6.出院指导

(1)未经手术治疗而病情缓解的患者出院后继续注意不要过度劳累,约束活动范围,预防感染及避免情绪波动。

(2)切脾治疗的患者,尽管临床症状明显好转,但红细胞的缺陷继续存在,红细胞生存时间有所延长,甚至接近正常,但不能完全恢复正常,患者应注意生活起居规律有序,不从事重体力劳动和剧烈运动。

(3)按医师要求定期复查。

(4)病情如有反复的征象随时就诊。

外科篇

第五章　普外科护理

第一节　甲状腺功能亢进症

甲状腺功能亢进症(简称甲亢)是由多种病因引起的甲状腺激素分泌过多的内分泌常见病。多发生于女性,发病年龄以 20～40 岁多见,临床以弥漫性甲状腺肿大、神经兴奋性增高、高代谢综合征和突眼为特征。

一、病因
甲状腺功能亢进症的病因及发病机制主要与以下因素有关。

(一)自身免疫性疾病
已发现多种甲状腺自身抗体,包括刺激性抗体和破坏性抗体,其中最重要的抗体是 TSH 受体抗体(TRAb)。TRAb 在本病患者血清阳性检出率为 90% 左右。该抗体具有加强甲状腺细胞功能的作用。

(二)遗传因素
可见同一家族中多人患病,甚至连续几代有患病。同卵双胞胎日后患病率高达 50%。本病患者家族成员患病率明显高于普通人群。有研究表明本病有明显的易感基因存在。

(三)精神因素
精神因素可能是本病的重要诱发因素。

二、临床表现

(一)高代谢症候群
怕热、多汗、体重下降、疲乏无力、皮肤温暖湿润,可有低热(体温<38 ℃),碳水化合物、蛋白质及脂肪代谢异常。

(二)神经系统表现
神经过敏、烦躁多虑、多言多动、失眠、多梦、思想不集中,少数患者表现为寡言抑郁、神情淡漠,舌平伸及手举细震颤,腱反射活跃、反射时间缩短。

(三)心血管系统表现
心悸及心动过速,常达 100～120 次/分,休息与睡眠时心率仍快,收缩压增高,舒张压降低,脉压增大,严重者发生甲亢性心脏病。①心律失常,最常见的是心房纤颤。②心肌肥厚或心脏扩大。③心力衰竭。

(四)消化系统表现
食欲亢进,大便次数增多或腹泻,肝脏受损,重者出现黄疸,少数患者(以老年人多见)表现为厌食,病程长者表现为恶液质。

（五）运动系统表现

慢性甲亢性肌病、急性甲亢性肌病、甲亢性周期性四肢麻痹、骨质稀疏。

（六）生殖系统表现

女性月经紊乱或闭经、不孕，男性性功能减退、乳房发育、阳痿及不育。

（七）内分泌系统表现

本病可以影响许多内分泌腺体，其中垂体－性腺异常和垂体－肾上腺异常较明显。前者表现性功能和性激素异常，后者表现色素轻度沉着和血 ACTH 及皮质醇异常。

（八）造血系统表现

部分患者伴有贫血，其原因主要是铁利用障碍和维生素 B_{12} 缺乏。部分患者有白细胞和血小板减少，其原因可能是自身免疫破坏。

（九）甲状腺肿大

甲状腺肿大常呈弥漫性，质较柔软、光滑，少数为结节性肿大，质较硬，可触及震颤和血管杂音（表 5-1）。

表 5-1　甲状腺肿大临床分度

分度	体征
I	甲状腺触诊可发现肿大，但视诊不明显
II	视诊即可发现肿大
III	甲状腺明显肿大，其外界超过胸锁乳突肌外缘

（十）突眼，多为双侧性

1.非浸润性突眼（良性突眼）

良性突眼主要由于交感神经兴奋性增高影响眼睑和睑外肌，突眼度小于 18 mm，可出现下列眼征。

（1）凝视征：睑裂增宽，呈凝视或惊恐状。

（2）瞬目减少征：瞬目少。

（3）上睑挛缩征：上睑挛缩，而下视时，上睑不能随眼球同时下降，致使上方巩膜外露。

（4）辐辏无能征：双眼球内聚力减弱。

2.浸润性突眼（恶性突眼）

突眼度常大于 19 mm，患者有畏光、流泪、复视、视物模糊，结膜充血水肿、灼痛、刺痛、角膜暴露，易发生溃疡，重者可失明。

三、实验室检查

（一）反映甲状腺激素水平的检查

1.血清 TT_3（总 T_3）、TT_4（总 T_4）测定

95%～98%的甲亢患者 TT_3、TT_4 增高，以 TT_3 增高更为明显。少数患者只有 TT_3 增高，TT_4 则在正常范围。

2.血清 FT_3（游离 T_3）、FT_4（游离 T_4）测定

FT_3、FT_4 是 TT_3 和 TT_4 有生物活性的部分，诊断优于 TT_3、TT_4 测定。

3.基础代谢率测定

基础代谢率＞＋15％。

(二)反映垂体－甲状腺轴功能的检查

(1)血 TSH 测定:血中甲状腺激素水平增高可以抑制垂体 TSH 的分泌,因此,甲亢患者血清 TSH 水平降低。

(2)甲状腺片抑制试验有助于诊断。

(三)鉴别甲亢类型的检查

(1)甲状腺吸^{131}I 率:摄取率增高、高峰前移,且不被甲状腺激素抑制试验所抑制。

(2)甲状腺微粒体抗体(TMAb)、甲状腺球蛋白抗体(TGAb):桥本甲状腺炎伴甲亢患者 TGAb、TMAb 可以明显增高。

(3)甲状腺扫描:对伴有结节的甲亢患者有一定的鉴别诊断价值。

四、护理评估

(一)病情评估

以下情况出现提示病情严重。

(1)甲亢患者在感染或其他诱因下,可能会诱发甲亢危象,在甲亢危象前,临床常有一些征兆:①出现精神意识的异常,突然表现为烦躁或嗜睡;②体温增高,超过 39 ℃;③出现恶心、呕吐或腹泻等胃肠道症状;④心率在原有基础上增加至 120 次/分以上,应密切观察,警惕甲亢危象的发生。

(2)甲亢患者合并有甲亢性心脏病,提示病情严重,表现为心律失常、心动过速或出现心力衰竭。

(3)患者合并甲亢性肌病,其中危害最大的是急性甲亢肌病,严重者可因呼吸肌受累致死。

(4)恶性突眼,患者有眼内异物感、怕光流泪、灼痛、充血水肿,常因不能闭合导致失明,会给患者带来很大痛苦,在护理工作中要细心照料。

(二)一般甲亢患者的观察要点

(1)体温、脉搏、心率(律)、呼吸改变。

(2)每日饮水量、食欲与进食量、尿量及液体量出入平衡情况。

(3)出汗、皮肤状况、大便次数,有无腹泻、脱水症状。

(4)体重变化。

(5)突眼症状改变。

(6)甲状腺肿大情况。

(7)精神、神经和肌肉症状,如失眠、情绪不安、神经质、指震颤、肌无力、肌力消失等改变。

五、护理措施

(一)一般护理

(1)休息:①因患者常有乏力、易疲劳等症状,故需有充分的休息,避免疲劳,且休息可使机体代谢率降低;②重症甲亢及甲亢合并心功能不全、心律失常,低钾血症等必须卧床休息;③病区要保持安静,室温稍低,色调和谐,避免患者精神刺激或过度兴奋,使患者得到充分休息和睡眠。

（2）为满足机体代谢亢进的需要，给予高热量、高蛋白、高维生素饮食，并多给饮料以补充出汗等丢失的水分，忌饮浓茶、咖啡等兴奋性饮料，禁用刺激性食物。

（3）由于代谢亢进、产热过多、皮肤潮热多汗，应加强皮肤护理。定期沐浴，勤换内衣，尤其对多汗者要注意观察，在高热盛暑期，更要防止中暑。

（二）心理护理

（1）甲亢是与神经、精神因素有关的内分泌系统心身疾病，必须注意对躯体治疗的同时进行精神治疗。

（2）患者常有神经过敏、多虑、易激动、失眠、思想不集中、烦躁易怒，严重时可抑郁或躁狂等，任何不良刺激均可使症状加重，故医护人员应耐心、温和、体贴，建立良好的护患关系，解除患者焦虑和紧张心理，增强治愈疾病的信心。

（3）指导患者自我调节，采取自我催眠、放松训练、自我暗示等方法来恢复已丧失平衡的心身调节能力，必要时辅以镇静、安眠药。同时医护人员给予精神疏导、心理支持等综合措施，促进甲亢患者早日康复。

六、检查护理

（一）基础代谢率检测（BMR）护理

（1）测试前晚必须睡眠充足，过度紧张、易醒、失眠者可服用小剂量镇静剂。

（2）试验前晚 8 时起禁食，要求测试安排在清晨初醒、卧床安静状态下测脉率与脉压，采用公式：$BMR=$（脉率＋脉压）－111 进行计算，可作为治疗效果的评估。

（二）摄 ^{131}I 率检测护理

甲状腺能够摄取和浓集血液中无机碘作为甲状腺激素合成的原料，一般摄碘高低与甲状腺激素合成和释放功能相平行，临床由此了解甲状腺功能。

1.方法

检查前日晚餐后不再进食，检查日空腹 8：00 服 ^{131}I，服后 2 小时、4 小时、24 小时测定其摄 ^{131}I 放射活性值，然后计算 ^{131}I 率。

2.临床意义

正常人 2 小时摄 ^{131}I 率＜15％，4 小时＜25％，24 小时＜45％，摄碘高峰在 24 小时，甲亢患者摄碘率增高，高峰前移。

3.注意事项

做此试验前，必须禁用下列食物和药品：①含碘较高的海产食品，如鱼虾、海带、紫菜；含碘中药，如海藻、昆布等，应停服 1 个月以上；②碘剂、溴剂及其他卤族药物，也应停用 1 个月以上；③甲状腺制剂（甲状腺干片）应停服 1 个月；④硫脲类药物，应停用 2 周；⑤如用含碘造影剂，至少要 3 个月后才进行此项检查。

（三）甲状腺片（或 T_3）抑制试验护理

正常人口服甲状腺制剂可抑制垂体前叶分泌 TSH，因而使摄碘率下降。甲亢患者因下丘脑－垂体－甲状腺轴功能紊乱，服甲状腺制剂后，摄碘率不被抑制。也可用于估计甲亢患者经药物长期治疗结束后，其复发的可能性。

1.方法

(1)服药前 1 天做 ^{131}I 摄取率测定。

(2)口服甲状腺制剂,如甲状腺干片 40 mg,每日 3 次,共服 2 周;或 T_3 20/μg,每日 3 次,共服 7 日。

(3)服药后再做 ^{131}I 摄取率测定。

2.临床意义

单纯性甲状腺肿和正常人 ^{131}I 抑制率大于 50%,甲亢患者抑制率小于 50%。

3.注意事项

(1)一般注意事项同摄 ^{131}I 试验。

(2)老年人或冠心病患者不宜做此试验。

(3)服甲状腺制剂过程中要注意观察药物反应,如有明显高代谢不良反应应停止进行。

(四)血 T_4 (甲状腺素)和 T_3 (三碘甲状腺原氨酸)测定

二者均为甲状腺激素,T_3、T_4 测定是目前反映甲状腺功能比较敏感而又简便的方法,检查结果不受血中碘浓度的影响。由于 T_3、T_4 与血中球蛋白结合,故球蛋白高低对测定结果有影响。一般检测 TT_3、TT_4、FT_3、FT_4、TSH 5 项指标,采静脉血 4 mL 送检即可,不受饮食影响。

七、治疗护理

甲亢发病机制未完全明确,虽有少部病例可自行缓解,但多数病例呈进行性发展,如不及时治疗可诱发甲亢危象和其他并发症。治疗目的是:切除、破坏甲状腺组织或抑制甲状腺激素的合成和分泌,使循环中甲状腺激素维持在生理水平;控制高代谢症状,防治并发症。常用治疗方法有药物治疗、手术次全切除甲状腺、放射性碘治疗 3 种方法。

(一)抗甲状腺药物

常用硫脲类衍生物如他巴唑、甲基(或丙基)硫氧嘧啶。主要作用是阻碍甲状腺激素的合成,对已合成的甲状腺激素不起作用。适用于病情较轻、甲状腺肿大不明显、甲状腺无结节的患者。用药剂量按病情轻重区别对待,治疗过程常分以下 3 个阶段。

1.症状控制阶段

此期需 2~3 个月。

2.减量阶段

症状基本消失,心率 80 次/分左右,体重增加,T_3、T_4 接近正常,即转为减量期,此期一般用原药量的 2/3,需服药 3~6 个月。

3.维持阶段

一般用原量的 1/3 以下,常需服药 6~12 个月。

4.用药观察

药物治疗不良反应如下。①白细胞减少,甚至粒细胞缺乏:多发生于用药 3~8 周,故需每周复查白细胞 1 次,如 WBC$<4\times10^9$/L 需加升白细胞药,如 WBC$<3\times10^9$/L,应立即停药,如有咽痛、发热等应立即报告医师,必要时应予以保护性隔离,防止感染,并用升白细胞药。②药物疹:可给抗组胺药物,无效可更换抗甲状腺药物。③突眼症状可能加重。④部分患者可出现肝功能损害。

(二)心得安

心得安为 β 受体阻滞剂,对拟交感胺和甲状腺激素相互作用所致自主神经不稳定和高代谢症状的控制均有帮助,可改善心悸、多汗、震颤等症状,为治疗甲亢的常用辅助药。有支气管哮喘史者禁用此药。

(三)甲状腺制剂

甲亢患者应用此类药物,主要是为了稳定下丘脑—垂体—甲状腺轴的功能,防止或治疗药物性甲状腺功能减退,控制突眼症状。

(四)手术治疗

1.适应证

(1)明显甲状腺肿大。

(2)结节性甲状腺肿大。

(3)药物治疗复发,或药物过敏。

(4)无放射性碘治疗条件,又不能用药物治疗。

2.禁忌证

恶性突眼,青春期,老年心脏病,未经药物充分准备。

3.术后护理

密切观察有无并发症发生,观察有无局部出血、伤口感染、喉上或喉返神经损伤,甲状旁腺受损出现低钙性抽搐或甲亢危象等。

(五)放射性同位素碘治疗

1.适应证

(1)中度的弥漫性甲亢,年龄 30 岁以上。

(2)抗甲状腺药物治疗无效或不能坚持用药。

(3)有心脏病和肝肾疾病不宜手术治疗者。

2.禁忌证

(1)妊娠、哺乳期。

(2)年龄 30 岁以下。

(3)WBC 计数低于 $3 \times 10^9 / L$。

3.护理要点

(1)服[131]I 后不宜用手按压甲状腺,要注意观察服药后反应,警惕可能发生的甲亢危象症状。

(2)服药后 2 小时勿食固体食物,以防呕吐而丧失[131]I。

(3)鼓励患者多饮水(2000～3000 mL/d)至少 2～3 天,以稀释尿液,排出体外。

(4)服药后 24 小时内避免咳嗽及吐痰,以免[131]I 流失。

(5)服[131]I 后一般要 3～4 周才见效,此期应卧床休息,如高代谢症状明显者,宜加用心得安,不宜加抗甲状腺药物。

(6)部分患者可暂时出现放射治疗反应,如头昏、乏力、恶心、食欲缺乏等,一般很快消除。

(7)如在治疗后(3～6 个月)出现甲减症状,给予甲状腺激素替代治疗。

八、并发症护理

(一)甲亢合并突眼

(1)对严重突眼者应加强思想工作,多关心体贴,帮助其树立治疗的信心,避免烦躁及焦虑。

(2)配合全身治疗,给予低盐饮食,限制进水量。

(3)加强眼部护理,对于眼睑不能闭合者必须注意保护角膜和结膜,经常点眼药,防止干燥、外伤及感染,外出戴墨镜或用眼罩以避免强光、风沙及灰尘的刺激。睡眠时头部抬高,以减轻眼部肿胀,涂抗生素眼膏,并戴眼罩。结膜发生充血、水肿时,用0.5%醋酸可的松滴眼,并加用冷敷。

(4)突眼异常严重者,应配合医师做好手术前准备,作眶内减压术,球后注射透明质酸酶,以溶解眶内组织的黏多糖类,减低眶内压力。

(二)甲亢性肌病

甲亢性肌病是患者常有的症状,常表现为肌无力、轻度肌萎缩、周期性麻痹,甚至重症肌无力和急性甲亢肌病。要注意在甲亢肌病患者中观察病情,尤其是重症肌无力或急性甲亢肌病患者,有时病情发展迅速出现呼吸肌麻痹,一旦发现要立即通知医师,并注意保持呼吸道通畅,及时清除口腔内分泌物,给氧,必要时行气管切开。

对吞咽困难及失语者,要注意解除思想顾虑,给予流质或半流质饮食,维持必要的营养素、热量供应,可采用鼻饲或静脉高营养。

(三)甲亢危象

甲亢危象是甲亢患者的致命并发症,来势凶猛,死亡率高。其诱因主要为感染、外科手术或术前准备不充足、应激、药物治疗不充分或间断等,导致大量甲状腺激素释放入血液中,引起机体反应和代谢率极度增高所致。治疗方法是迅速降低血中甲状腺激素的浓度,控制感染,降温等。其护理要点如下。

(1)严密观察病情变化,注意血压、脉搏、呼吸、心率的改变,观察神志、精神状态,以及腹泻、呕吐、脱水状况的改善情况。

(2)嘱患者绝对卧床休息,安排在光线较暗的单人房间内。加强精神护理,解除患者精神紧张。患者处于兴奋状态,烦躁不安时可适当给予镇静剂,如地西泮5～10 mg。

(3)迅速进行物理降温,如头戴冰帽、大血管处放置冰袋,必要时可采用人工冬眠。

(4)备好各种抢救药品、器材。

(5)建立静脉给药途径,按医嘱应用下列药物。①丙基硫氧嘧啶600 mg(或他巴唑60 mg)口服,以抑制甲状腺激素合成。不能口服者可鼻饲灌入。②碘化钠0.5～1 g加入10%葡萄糖注射液内静脉滴注,以阻止甲状腺激素释放入血,也可用卢戈液30～60滴口服。③降低周围组织对甲状腺激素的反应,常用心得安20 mg,4小时1次。或肌内注射利舍平1 mg,每日2次。④拮抗甲状腺激素,应用氢化可的松200～300 mg静脉滴入。

(6)给予高热量饮食,鼓励患者多饮水,饮水量每日不少于2000～3000 mL,昏迷者给予鼻饲饮食。注意水电解质平衡。有感染者应用有效抗生素。

(7)呼吸困难、发绀者取半卧位,吸氧(2～4 L/min)。

(8)对谵妄、躁动患者注意安全护理,可用床挡,防止坠床。

(9)昏迷患者防止吸入性肺炎,防止各种并发症。

第二节　急性乳腺炎

一、概述

(一)概念

急性乳腺炎是乳腺的急性化脓性感染。多发生于产后 3～4 周的哺乳期妇女,以初产妇常见。主要致病菌为金黄色葡萄球菌,少数为链球菌。

(二)病理生理

急性乳腺炎开始时局部出现炎性肿块,数天后可形成单房或多房性脓肿。表浅脓肿可向外破溃或破入乳管自乳头流出;深部脓肿不仅可向外破溃,也可向深部穿至乳房与胸肌间的疏松组织中,形成乳房后脓肿。感染严重者,还可并发脓毒血症。

(三)病因与诱因

1.乳汁淤积

乳汁是细菌繁殖的理想培养基,引起乳汁淤积的主要原因有:①乳头发育不良(过小或凹陷)妨碍哺乳;②乳汁过多或婴儿吸乳过少导致乳汁不能完全排空;③乳管不通(脱落上皮或衣服纤维堵塞),影响乳汁排出。

2.细菌入侵

当乳头破损时,细菌沿淋巴管入侵是感染的主要途径。细菌也可直接侵入乳管,上行至乳腺小叶而致感染。细菌主要来自婴儿口腔、母亲乳头或周围皮肤。多数发生于初产妇,因其缺乏哺乳经验;也可发生于断奶时,6 个月以后的婴儿已经长牙,易致乳头损伤。

(四)临床表现

1.局部表现

初期患侧乳房红、肿、胀、痛,可有压痛性肿块,随病情发展症状进行性加重,数天后可形成单房或多房性的脓肿。脓肿表浅时局部皮肤可有波动感和疼痛,脓肿向深部发展可穿至乳房与胸肌间的疏松组织中,形成乳房后脓肿和腋窝脓肿,并出现患侧腋窝淋巴结肿大、压痛。局部表现可有个体差异,应用抗生素治疗的患者,局部症状可被掩盖。

2.全身表现

感染严重者,可并发败血症,出现寒战、高热、脉快、食欲减退、全身不适、白细胞上升等症状。

(五)辅助检查

1.实验室检查

白细胞计数及中性粒细胞占比增多。

2.B 超检查

确定有无脓肿及脓肿的大小和位置。

3.诊断性穿刺检查

在乳房肿块波动最明显处或压痛最明显的区域穿刺,抽出脓液可确诊脓肿已经形成。脓液应做细菌培养和药敏试验。

（六）治疗

主要原则为控制感染,排空乳汁。脓肿形成以前以抗菌药治疗为主,脓肿形成后,需及时切开引流。

1.非手术治疗

（1）一般治疗:①患乳停止哺乳,定时排空乳汁,消除乳汁淤积;②局部外敷,用25%硫酸镁湿敷,或采用中药蒲公英外敷,也可用物理疗法促进炎症吸收。

（2）全身抗菌治疗:原则为早期、足量应用抗生素,应用针对革兰阳性球菌有效的药物,如青霉素、头孢菌素等。由于抗生素可被分泌至乳汁,故避免使用对婴儿有不良影响的抗菌药,如四环素、氨基糖苷类、磺胺类和甲硝唑。如治疗后病情无明显改善,则应重复穿刺以了解有无脓肿形成,或根据脓液的细菌培养和药敏试验结果选用抗生素。

（3）中止乳汁分泌:患者治疗期间一般不停止哺乳,因停止哺乳不仅影响婴儿喂养,而且提供了乳汁淤积的机会。但患侧乳房应停止哺乳,并以吸乳器或手法按摩排出乳汁,局部热敷。若感染严重或脓肿引流后并发乳瘘（切口常出现乳汁）需回乳,常用方法:①口服溴隐亭1.25 mg,每日2次,服用7～14日;或口服己烯雌酚1～2 mg,每日3次,2～3日;②肌内注射苯甲酸雌二醇,每次2 mg,每日1次,至乳汁分泌停止;③中药炒麦芽,每日60 mg,分2次煎服或芒硝外敷。

2.手术治疗

脓肿形成后切开引流。于压痛、波动最明显处先穿刺抽吸取得脓液后,于该处切开放置引流,脓液做细菌培养及药敏试验。脓肿切开引流时注意:①切口一般呈放射状,避免损伤乳管引起乳瘘;乳晕部脓肿沿乳晕边缘做弧形切口;乳房深部较大脓肿或乳房后脓肿,沿乳房下缘做弧形切口,经乳房后间隙引流;②分离多房脓肿的房间隔以利引流;③为保证引流通畅,引流条应放在脓腔最低部位,必要时另加切口作对口引流。

二、护理评估

（一）一般评估

1.生命体征（T、P、R、BP）

评估是否有体温升高,脉搏加快。急性乳腺炎患者通常有发热,可有低热或高热;发热时呼吸、脉搏加快。

2.主诉

询问患者是否为初产妇,有无乳腺炎、乳房肿块、乳头异常溢液等病史;询问有无乳头内陷;评估有无不良哺乳习惯,如婴儿含乳睡觉、乳头未每日清洁等;询问有无乳房胀痛、浑身发热、无力、寒战等症状。

3.其他

体温、脉搏、皮肤异常等记录结果。

（二）身体评估

1.视诊

乳房皮肤有无红、肿、破溃、流脓等异常情况;乳房皮肤红肿的开始时间、位置、范围、进展情况。

2.触诊

评估乳房乳汁淤积的位置、范围、程度及进展情况;乳房有无肿块,乳房皮下有无波动感,脓肿是否形成,脓肿形成的位置、大小。

(三)心理－社会评估

评估患者心理状况,是否担心婴儿喂养与发育,乳房功能及形态改变。

(四)辅助检查阳性结果评估

患者血常规检查示血白细胞计数及中性粒细胞比例升高提示有炎症存在;根据 B 超检查的结果判断脓肿的大小及位置,诊断性穿刺后方可确诊脓肿形成;根据脓液的药敏试验选择抗生素。

(五)治疗效果的评估

1.非手术治疗评估要点

应用抗生素是否有效果,乳腺炎症是否得到控制,患者体温是否恢复正常;回乳措施是否起效,乳汁淤积情况有无改善,患者乳房肿胀疼痛有无减轻或加重;患者是否了解哺乳卫生和预防乳腺炎的知识,情绪是否稳定。

2.手术治疗评估要点

手术切开排脓是否彻底;伤口愈合情况是否良好。

三、护理诊断(问题)

(一)疼痛

与乳汁淤积、乳房急性炎症使乳房压力显著增加有关。

(二)体温过高

与乳腺急性化脓性感染有关。

(三)知识缺乏

与不了解乳房保健和正确哺乳知识有关。

(四)潜在并发症

乳瘘。

四、护理措施

(一)对症处理

定时检测患者体温、脉搏、呼吸、血压,监测白细胞计数及分类变化,必要时做血培养及药敏试验。密切观察患者伤口敷料引流、渗液情况。

1.高热

给予冰袋、酒精擦浴等物理降温措施,必要时遵医嘱应用解热镇痛药;脓肿切开引流后,保持引流通畅,定时更换切口敷料。

2.疼痛

(1)患乳暂停哺乳,定时用吸乳器吸空乳汁。若乳房肿胀过大,不能使用吸乳器,应每天坚持用手揉挤乳房以排空乳汁,防止乳汁淤积。

(2)用乳罩托起肿大的乳房以减轻疼痛。

(3)疼痛严重时遵医嘱给予止痛药。

3.炎症

(1)消除乳汁淤积:用吸乳器吸出乳汁或用手顺乳管方向加压按摩,使乳管通畅。

(2)局部热敷:每次 20～30 分钟,促进血液循环,利于炎症消散。

(二)饮食与运动

给予高蛋白、高维生素、低脂肪食物,保证足量水分摄入。注意休息,适当运动,劳逸结合。

(三)用药护理

遵医嘱早期使用抗菌药,根据药敏试验选择合适的抗菌药,注意评估患者有无药物不良反应。

(四)心理护理

观察了解患者心理状况,给予必要的疾病有关的知识宣教,抚慰其紧张急躁情绪。

(五)健康教育

1.保持乳头和乳晕清洁

每次哺乳前后清洁乳头,保持局部干燥清洁。

2.纠正乳头内陷

妊娠期每天挤捏、提拉乳头。

3.养成良好的哺乳习惯

定时哺乳,每次哺乳时让婴儿吸净乳汁,如有淤积及时用吸乳器或手法按摩排出乳汁;培养婴儿不含乳头睡眠的习惯;注意婴儿口腔卫生,及时治疗婴儿口腔炎症。

4.及时处理乳头破损

乳晕破损或皲裂时暂停哺乳,用吸乳器吸出乳汁哺乳婴儿;局部用温水清洁后涂以抗菌药软膏,待愈合后再行哺乳;症状严重时及时诊治。

五、护理评估

(1)患者的乳汁淤积情况有无改善,是否学会正确排出淤积乳汁的方法,是否坚持每天挤出已经淤积的乳汁,回乳措施是否产生效果,乳房胀痛有无逐渐减轻。

(2)患者乳房皮肤的红肿情况有无好转,乳房皮肤有无溃烂,乳房肿块有无消失或增大。

(3)患者应用抗生素后体温有无恢复正常,炎症有无消退,炎症有无进一步发展为脓肿。

(4)患者脓肿有无及时切开引流,伤口愈合情况是否良好。

(5)患者是否了解哺乳卫生和预防乳腺炎的知识,焦虑情绪是否改善。

第三节　乳腺囊性增生

乳腺囊性增生病也称慢性囊性乳腺病,或称纤维囊性乳腺病,是乳腺间质的良性增生。增生可发生于腺管周围,并伴有大小不等的囊肿形成;也可发生在腺管内而表现为上皮的乳头样增生,伴乳管囊性扩张;另一类型是小叶实质增生。本病是妇女的常见病之一,多发生于 30～50 岁妇女,临床特点是乳房胀痛、乳房肿块及乳头溢液。

一、病因病理

本病的症状常与月经周期有密切关系,且患者多有较高的流产率。一般认为其发病与卵巢功能失调有关,可能是黄体素的减少及雌激素的相对增多,致使两者比例失去平衡,使月经前的乳腺增生变化加剧,疼痛加重,时间延长,月经后的"复旧"也不完全,日久就形成了乳腺囊性增生病。主要病理改变是导管、腺泡以及间质的不同程度的增生。病理类型可分为乳痛症型(生理性的单纯性乳腺上皮增生症)、普通型腺病小叶增生症型、纤维腺病型、纤维化型和囊肿型(即囊肿性乳腺上皮增生症),各型之间的病理改变有不同程度的移行。

二、临床表现

乳房胀痛和肿块是本病的主要症状,其特点是部分患者具有周期性。疼痛与月经周期有关,往往在月经前疼痛加重,月经来潮后减轻或消失,有时整个月经周期都有疼痛,部分患者可伴有月经紊乱或既往有卵巢或子宫病史。体检发现一侧或两侧乳腺有弥漫性增厚,可局限于乳腺的一部分,也可分散于整个乳腺;肿块呈颗粒状、结节状或片状,大小不一,质韧而不硬;增厚区与周围乳腺组织分界不明显,与皮肤无粘连。少数患者可有乳头溢液,本病病程较长,发展缓慢。

三、治疗

主要是对症治疗,绝大多数患者不需要外科手术治疗。一般首选具有疏肝理气、调和冲任、软坚散结及调整卵巢功能的中药或中成药,如逍遥散等。由于本病有少数可发生癌变,确诊后应注意密切观察、随访。乳房胀痛严重,肿块较多、较大者,可酌情应用维生素 E 及激素类药物。在治疗过程中还应注意情志疏导,配合应用局部外敷药物、激光局部照射、磁疗等方法也有一定疗效。

四、护理评估

(一)健康史和相关因素

本病的发生与内分泌失调有关。一是体内雌、孕激素比例失调,黄体素分泌减少、雌激素量增多导致乳腺实质增生过度和复旧不全;二是部分乳腺实质中女性雌激素受体的质与量异常,导致乳腺各部分发生不同程度的增生。

(二)身体状况

1.临床表现

(1)乳房疼痛特点是胀痛,具有周期性,常于月经来潮前疼痛发生或加重,月经来潮后减轻或消失,有时整个月经周期都有疼痛。

(2)乳房肿块一侧或双侧乳腺有弥漫性增厚,可呈局限性改变,多位于乳房外上象限,轻度触痛,也可分散于整个乳腺。肿块呈结节状或片状,大小不一。质韧而不硬,增厚区与周围乳腺组织分界不明显。

(3)乳头溢液,少数患者可有乳腺溢液,呈黄绿色或血性,偶有无色浆液。

2.辅助检查

钼靶 X 线摄片、B 超或组织病理学检查等均有助于本病的诊断。

(三)处理原则

主要是观察、随访和对症治疗。

1.非手术治疗

主要是观察和药物治疗。观察期间可用中医中药调理,或口服乳康片、乳康宁等;抗雌激素治疗仅在症状严重时采用,可口服他莫昔芬。由于本病有恶变可能,应嘱患者每隔2～3个月到医院复查,有对侧乳腺癌或有乳腺癌家族史者应密切随访。

2.手术治疗

若肿块周围乳腺组织局灶性增生较为明显,形成孤立肿块,或B超、钼靶X线摄片发现局部有沙粒样钙化灶者,应尽早手术切除肿块并做病理检查。

五、常见护理问题

疼痛:与内分泌失调致乳腺实质过度增生有关。

六、护理措施

(一)减轻疼痛

(1)解释疼痛发生的原因,消除患者的思想顾虑,保持心情舒畅。

(2)用宽松胸罩托起乳房。

(3)遵医嘱服用中药调理或其他对症治疗药物。

(二)定期复查

遵医嘱定期复查,以便及时发现恶性变。

(三)日常护理

为预防乳腺疾病,成年女性每月都要自检。月经正常的妇女,月经来潮后第2～11天是检查的最佳时间。下向介绍3种自检的方法。

1.对镜向照法

面对镜子,将双臂高举过头,观察乳房的形状和轮廓有无变化,皮肤有无异常(主要是有无红肿、皮疹、浅静脉曲张、皮肤皱褶、橘皮样改变等),观察乳头是否在同一水平线上,是否有抬高、回缩、凹陷等现象,用拇指和示指轻轻挤捏乳头,检查是否有异常分泌物从乳头溢出,乳晕颜色是否改变。

2.平卧触摸法

平卧,右臂高举过头,并在右肩下垫一小枕头,使右侧乳房变平。左手四指并拢,用指端掌面检查乳房各部位是否有肿块或其他变化。

3.淋浴检查法

淋浴时,因皮肤湿润更易发现问题,用一手指指端掌面慢慢滑动,仔细检查乳房的各个部位及腋窝处是否有肿块。

第四节　胆囊结石

一、概述

胆囊结石是指原发于胆囊的结石,是胆石症中最多的一种疾病。近年来随着卫生条件的改善以及饮食结构的变化,胆囊结石的发病率呈升高趋势,已高于胆管结石。胆囊结石以女性多见,男女发病比为1∶3～1∶4。其以胆固醇结石或以胆固醇为主要成分的混合性结石为主。少数结石可经胆囊管排入胆总管,大多数存留于胆囊内,且结石越聚越大,可呈多颗小米粒状,在胆囊内可存在数百粒小结石,也可呈单个巨大结石;有些终身无症状而在尸检中发现(静止性胆囊结石),大多数反复发作腹痛症状,一般小结石容易嵌入胆囊管发生阻塞引起胆绞痛症状,发生急性胆囊炎。

二、诊断

(一)症状

1.胆绞痛

胆绞痛是胆囊结石并发急性胆囊炎时的典型表现,多在进油腻食物后胆囊收缩,结石移位并嵌顿于胆囊颈部,胆囊压力升高后强力收缩而发生绞痛。小结石通过胆囊管或胆总管时可发生典型的胆绞痛,疼痛位于右上腹,呈阵发性,可向右肩背部放射,伴恶心、呕吐,呕吐物为胃内容物,吐后症状并不减轻。存留在胆囊内的大结石堵塞胆囊腔时并不引起典型的胆绞痛,故胆绞痛常反映结石在胆管内的移动。急性发作特别是坏疽性胆囊炎时还可出现高热、畏寒等显著的感染症状,严重病例由于炎性渗出或胆囊穿孔可引起局限性腹膜炎,从而出现腹膜刺激症状。胆囊结石一般无黄疸,但30%的患者因伴有胆管炎或肿大的胆囊压迫胆管,肝细胞损害时也可有一过性黄疸。

2.胃肠道症状

大多数慢性胆囊炎患者有不同程度的胃肠道功能紊乱,表现为右上腹隐痛不适、厌油,进食后上腹饱胀感,常被误认为"胃病"。有近半数的患者早期无症状,称为静止性胆囊结石,此类患者在长期随访中仍有部分出现腹痛等症状。

(二)体征

1.一般情况

无症状期间患者大多一般情况良好,少数急性胆囊炎患者在发作期可有黄疸,症状重时可有感染中毒症状。

2.腹部情况

如无急性发作,患者腹部常无明显异常体征,部分患者右上腹可有深压痛;急性胆囊炎患者可有右上腹饱满、呼吸运动受限、右上腹触痛及肌紧张等局限性腹膜炎体征,Murphy 征阳性。有1/3～1/2的急性胆囊炎患者,在右上腹可扪及肿大的胆囊或由胆囊与大网膜粘连形成的炎性肿块。

(三)辅助检查

1.实验室检查

胆囊结石合并急性胆囊炎有血液白细胞升高,少数患者丙氨酸转氨酶也升高。

2.B超检查

B超检查简单易行,价格低廉,且不受胆囊大小、功能、胆管梗阻或结石含钙多少的影响,诊断正确率可达96%以上,是首选的检查手段。典型声像特征是胆囊腔内有强回声光团并伴声影,改变体位时光团可移动。

3.胆囊造影检查

能显示胆囊的大小及形态并了解胆囊收缩功能,但易受胃肠道功能、肝功能及胆囊管梗阻的影响,应用很少。

4.X 线检查

腹部 X 线平片对胆囊结石的显示率为 10％～15％。

5.十二指肠引流检查

有无胆汁可确定是否有胆囊管梗阻,胆汁中出现胆固醇结晶提示结石存在,但此项检查目前已很少用。

6.CT、MRI、ERCP、PTC 检查

在 B 超不能确诊或者怀疑有肝内胆管结石、肝外胆管结石或胆囊结石术后多年复发又疑有胆管结石者,可酌情选用其中一项或几项诊断方法。

(四)诊断

1.症状

20％～40％的胆囊结石可终身无症状,称"静止性胆囊结石"。有症状的胆囊结石的主要临床表现:进食后,特别是进油腻食物后,出现上腹部或右上腹部隐痛不适、饱胀,伴嗳气、呃逆等。

2.胆绞痛

胆囊结石的典型表现,疼痛位于上腹部或右上腹部,呈阵发性,可向肩胛部和背部放射,多伴恶心、呕吐。

3.Mirizzi 综合征

持续嵌顿和压迫胆囊壶腹部和颈部的较大结石,可引起肝总管狭窄或胆囊管瘘,以及反复发作的胆囊炎、胆管炎及梗阻性黄疸,称"Mirizzi 综合征"。

4.Murphy 征

右上腹部局限性压痛,肌紧张阳性。

5.B 超检查

胆囊暗区有一个或多个强回声光团,并伴声影。

(五)鉴别诊断

1.肾绞痛

胆绞痛需与肾绞痛相鉴别,后者疼痛部位在腰部,疼痛向外生殖器放射,伴有血尿,可有尿路刺激征症状。

2.胆囊非结石性疾病

胆囊良、恶性肿瘤,胆囊息肉样病变等,B 超、CT 等影像学检查可提供鉴别线索。

3.胆总管结石

可表现为高热、黄疸、腹痛,B 超等影像学检查可以鉴别,但有时胆囊结石可与胆总管结石并存。

4.消化性溃疡性穿孔

多有溃疡病史,腹痛发作突然并很快波及全腹,腹壁呈板状强直,腹部 X 线平片可见膈下游离气体。较小的十二指肠穿孔,或穿孔后很快被网膜包裹,形成一个局限性炎性病灶时,易与急性胆囊炎混淆。

5.内科疾患

一些内科疾病如肾盂肾炎、右侧胸膜炎、肺炎等,也可发生右上腹疼痛,若注意分析不难获得正确的诊断。

三、治疗

(一)一般治疗

饮食宜清淡,防止急性发作,对无症状的胆囊结石应定期行 B 超随诊;伴急性炎症者宜禁食,注意维持水、电解质平衡,并静脉应用抗生素。

(二)药物治疗

溶石疗法如服用鹅去氧胆酸或熊去氧胆酸对胆固醇结石有一定溶解效果,主要用于胆固醇结石。但此种药物有肝毒性,服药时间长,反应大,价格贵,停药后结石易复发。其适应证为:胆囊结石直径在 2 cm 以下;结石为含钙少的 X 线能够透过的结石;胆囊管通畅;患者的肝脏功能正常,无明显的慢性腹泻史。目前多主张采取熊去氧胆酸单用或与鹅去氧胆酸合用,不主张单用鹅去氧胆酸。鹅去氧胆酸总量为 15 mg/(kg·d),分次口服。熊去氧胆酸为 8~10 mg/(kg·d),分早餐后和晚餐后 2 次口服。疗程 1~2 年。

(三)手术治疗

对于无症状的静止胆囊结石,一般认为无须施行手术切除胆囊。但有下列情况时,应进行手术治疗:①胆囊造影胆囊不显影;②结石直径超过 3 cm;③并发糖尿病且在糖尿病已控制时;④老年人或有心肺功能障碍者。

腹腔镜胆囊切除术适用于无上腹创伤及手术史者,无急性胆管炎、胰腺炎和腹膜炎及腹腔脓肿的患者。对并发胆总管结石的患者应同时行胆总管探查术。

1.术前准备

择期胆囊切除术后引起死亡的最常见原因是心血管疾病。这强调了详细询问病史发现心绞痛和仔细进行心电图检查注意有无心肌缺血或以往心肌梗死证据的重要性。此外还应寻找脑血管疾病特别是一过性缺血发作的症状。若病史阳性或有问题时应做非侵入性颈动脉血流检查。此时对择期胆囊切除术应当延期,按照指征在冠状动脉架桥或颈动脉重新恢复血管流通后施行。除心血管病外,引起择期胆囊切除术后第二位的死亡原因是肝胆疾病,主要是肝硬化。除术中出血外,还可发生肝功能衰竭和败血症。自从在特别挑选的患者中应用预防性措施以来,择期胆囊切除术后感染中毒性并发症的发生率已有显著下降。慢性胆囊炎患者胆汁内的细菌滋生率占 10%~15%,而在急性胆囊炎消退期患者中则高达 50%。细菌菌种为肠道菌如大肠埃希菌、产气克雷伯杆菌和粪链球菌,也可见到产气荚膜杆菌、类杆菌和变形杆菌等。胆管内细菌的发生率随年龄而增长,故主张年龄在 60 岁以上、曾有过急性胆囊炎发作刚恢复的患者,术前预防性使用抗生素。

2.手术方法

对有症状胆石症已成定论的治疗是腹腔镜胆囊切除术。虽然此技术的常规应用时间尚短,但是其效果十分突出,以致仅在不能施行腹腔镜手术或手术不安全时,才选用开腹胆囊切除术,包括无法安全地进入腹腔完成气腹,或者由于腹内粘连,或者解剖异常不能安全地暴露胆囊等。外科医师在遇到胆囊和胆管解剖不清以及遇到止血或胆汁渗漏而不能满意地控制时,应当及时中转开腹。目前,中转开腹率在 5% 以下。

(四)其他治疗

体外震波碎石适用于胆囊内胆固醇结石,直径不超过 3 cm,且胆囊具有收缩功能。治疗后部分患者可发生急性胆囊炎或结石碎片进入胆总管而引起胆绞痛和急性胆管炎,此外碎石后仍不能防止结石的复发。因并发症多,疗效差,现已基本不用。

四、护理措施

(一)术前护理

1.饮食

指导患者选用低脂肪、高蛋白质、高糖饮食,因为脂肪饮食可促进胆囊收缩排出胆汁,加剧疼痛。

2.术前用药

严重的胆石症发作性疼痛可使用镇痛剂和解痉剂,但应避免使用吗啡,因吗啡有收缩胆总管的作用,可加重病情。

3.病情观察

应注意观察胆石症急性发作患者的体温、脉搏、呼吸、血压、尿量及腹痛情况,及时发现有无感染性休克征兆。注意患者皮肤有无黄染及大便颜色变化,以确定有无胆管梗阻。

(二)术后护理

1.症状观察及护理

定时监测患者生命体征的变化,注意有无血压下降、体温升高及尿量减少等全身中毒症状,及时补充液体,保持出入量平衡。

2.T 形管护理

胆总管切开放置 T 形管的目的是为了引流胆汁,使胆管减压:①T 形管应妥善固定,防止扭曲、脱落。②保持 T 形管无菌,每日更换引流袋,下地活动时引流袋应低于胆囊水平,避免胆汁回流。③观察并记录每日胆汁引流量、颜色及性质,防止胆汁淤积引起感染。④如果 T 形管引流通畅,胆汁色淡黄、清澄、无沉渣且无腹痛、发热等症状,术后 10～14 日可夹闭管道。开始每日夹闭 2～3 小时,无不适可逐渐延长时间,直至全日夹管。在此过程中要观察患者有无体温增高、腹痛、恶心、呕吐及黄疸等。经 T 形管造影显示胆管通畅后,再引流 2～3 日,以及时排出造影剂。经观察无特殊反应,可拔除 T 形管。

(三)健康教育

进食少油腻、高维生素、低脂饮食,烹调方式以蒸煮为宜,少吃油炸类的食物。适当体育锻炼,提高机体抵抗力。

第五节　胆道肿瘤

一、概述

(一)概念

胆道肿瘤包括胆囊肿瘤和胆管肿瘤。胆管良性肿瘤不常见。胆管癌发病率存在地区、性别和人群差异。在世界上大部分地区,胆管癌的发病率是比较低的。

1.胆囊息肉样病变

胆囊息肉样病变是指来源于胆囊壁,并向胆囊腔内突出或隆起的局限性息肉样病变的总称。良性多见。形态多样,有球形或半球形,带蒂或基底较宽。

2.胆囊癌

胆囊癌是指发生在胆囊的癌性病变,以胆囊体部和底部多见。发病率不高。但在胆管系统恶性肿瘤中却是较常见的一种,约占肝外胆管癌的 25%。发病年龄在 50 岁以上者占 82%,其中女性发病率约为男性的3～4倍。胆囊癌是为数很少的女性发病率高于男性的一种恶性肿瘤。我国胆囊癌的发生率在消化系统肿瘤中占第 6 位。

3.胆管癌

包括肝内胆管细胞癌、肝门胆管癌和胆总管癌 3 种。肝门胆管癌和胆总管癌属肝外胆管癌,男女发病率无差异,50 岁以上多见。肝外胆管癌发病率低于胆囊癌。我国是胆管癌发病率低的国家。由于胆管癌的预后甚差,故是一个值得重视的问题。女性胆管癌发病率增长速度在所有恶性肿瘤中名列前茅,而男性的增长速度仅次于前列腺癌和肾癌,位居第三。

(二)病理生理

1.胆囊息肉样病变

在病理上分为肿瘤性息肉和非肿瘤性息肉。肿瘤性息肉包括腺瘤、腺癌、血管瘤、脂肪瘤、平滑肌瘤、神经纤维瘤等,非肿瘤性息肉包括胆固醇息肉、炎性息肉、腺肌性增生等。由于术前难以确诊病变性质,故统称为胆囊息肉样病变。

2.胆囊癌

约有 40%以上的胆囊癌患者合并有胆囊结石,同时胆囊结石患者中有 1.5%～6.3%发生胆囊癌。多发生在胆囊体部和底部。癌细胞浸润可使胆囊壁呈弥漫性增厚,乳头状癌突出于囊腔可阻塞胆囊颈和胆囊管而引起胆囊积液。以腺癌多见,约占胆囊癌的 85%,其次是未分化癌、鳞状细胞癌、腺鳞癌等。病理上分为肿块型和浸润型,前者表现为胆囊腔内大小不等的息肉样病变,后者表现为胆囊壁增厚,与肝牢固粘连。转移方式主要为直接浸润肝实质及邻近组织器官,如十二指肠、胰腺、肝总管和肝门胆管。也可通过淋巴结转移,通常先累及胆囊周围和门静脉及胆总管淋巴结,然后转移至胰头部、肠系膜上动脉、肝动脉周围淋巴结以及腹主动脉旁淋巴结。血行转移少见。

3.胆管癌

胆管癌较少见,国外资料报道尸检发现率为 0.012%～0.85%,在胆管手术中的发现率为 0.03%～1.8%。男性发病略多于女性(男：女＝1.3∶1),发病年龄为 17～90 岁,平均发病年龄约 60 岁。大多数胆管癌为腺癌,约占 95%,分化好;少数为低分化癌、未分化癌、乳头状癌或鳞癌。胆管癌生长缓慢,主要沿胆管壁向上、向下浸润生长。肿瘤多为小病灶,呈扁平纤维样硬化、同心圆生长,引起胆管梗阻,并直接浸润相邻组织。沿肝内、外胆管及其淋巴分布和流向转移,并沿肝十二指肠韧带内神经鞘浸润是其转移的特点。也可经腹腔种植或血行转移。

(三)危险因素

胆道肿瘤的病因尚不十分明确,但与下列因素密切相关。

1.胆石

胆石是迄今所知与胆管癌尤其是胆囊癌关系最密切的危险因素。在胆囊未切除的胆石症患者随访的队列研究中发现,随访 20 年后胆囊癌的累计发病率约为 1%;与非胆石症者比较,胆石症者胆囊癌的相对危险度为 3,有 20 年以上胆囊症状者的相对危险度更高达 6 倍。约 85% 的胆囊癌患者合并有胆囊结石,可能与胆囊黏膜受结石长期物理性刺激、慢性炎症及细菌代谢产物中的致癌物质等因素的作用而导致细胞异常增生有关。

2.炎症与感染

胆管癌患者常有慢性胆囊炎病史,尤其是萎缩性胆囊炎患者患癌的危险性很高。手术史、先天畸形,如胰管和胆管的异常联合与胆囊癌和肝外胆管癌有关,患癌的危险性增高 20 倍。

3.遗传因素

有研究发现,一级亲属中有胆石症史者不仅胆石症危险性增高,胆囊癌和肝外胆管癌的危险性也升高。

4.其他危险因素

测定肥胖程度的身体质量指数(BMI)与胆囊癌危险性之间有紧密关系,尤其是女性胆囊癌。肥胖也与男、女性肝外胆管癌危险性升高有关。有些研究发现妊娠次数与胆石症及胆囊癌间有正相关,也有报道月经生育史与胆管癌有联系。吸烟、饮酒与胆管癌的关系尚不明确,有待进一步研究。

近年的流行病学调查显示胆囊癌发病与萎缩性胆囊炎、胆囊息肉样病变有一定的关系,胆囊空肠吻合术后、完全钙化的瓷化胆囊和溃疡性结肠炎等也可能成为致癌因素。胆管癌与胆管结石、原发性硬化性胆管炎、先天性胆管扩张症、慢性炎性肠病、胆管空肠吻合术后及肝吸虫等有关。近年的研究提示,胆管癌的发生还与乙型肝炎、丙型肝炎病毒感染有关。

(四)临床表现

1.胆囊息肉样病变

常无特殊临床表现,部分患者有右上腹部疼痛或不适,偶尔有恶心呕吐、食欲减退、消化不良等轻微症状。体格检查可有右上腹部深压痛。若胆囊管梗阻,可扪及肿大的胆囊。

2.胆囊癌

发病隐匿,早期无特异性症状,但并非无规律可循。按出现频率由高至低临床表现依次为腹痛、恶心呕吐、黄疸和体重减轻等。部分患者可因胆囊结石切除时意外发现。合并胆囊结石或慢性胆囊炎者,早期表现类似胆囊结石或胆囊炎的症状,如上腹部持续性隐痛、食欲减退、恶心、呕吐等。当肿瘤侵犯浆膜层或胆囊床时,出现右上腹痛,可放射至肩背部,胆囊管梗阻时可触及肿大的胆囊。胆囊癌晚期,可在右上腹触及肿块,并出现腹胀、体重减轻或消瘦、贫血、黄疸、腹水及全身衰竭等。少数肿瘤可穿透浆膜,导致胆囊急性穿孔、急性腹膜炎、胆管出血等。

3.胆管癌

(1)症状:①腹痛。少数无黄疸者有上腹部隐痛、胀痛或绞痛,可向腰背部放射。②寒战、高热。合并胆管炎时,体温呈持续升高,达 39～40 ℃或更高,呈弛张热型。③消化道症状:许多患者在黄疸出现之前,有上腹部不适、饱胀、食欲下降、厌油、易疲乏等症状。但这些并非特异性症状,常被患者忽视。

(2)体征:①黄疸。临床上,90%的患者出现无痛性黄疸。包括巩膜黄染、尿色深黄、无胆汁大便(呈灰白色或陶土样)、皮肤黄染及全身皮肤瘙痒等;肝外胆管癌常在相对早期时出现梗阻性黄疸,其程度可迅速进展或起伏。黄疸常在肿瘤相对小、未广泛转移时出现。②胆囊肿大。肿瘤发生在胆囊以下胆管时,常可触及肿大的胆囊,Murphy 征可呈阴性;当肿瘤发生在胆囊以上胆管和肝门部胆管时,如发生在近端胆管癌(左右肝管、肝总管),患者的肝内胆管常扩张,胆囊不能触及,胆总管常萎陷。③肝肿大。部分患者出现肝肿大、质硬,有触痛或叩痛;晚期可在上腹部触及肿块,可伴有腹水和下肢水肿。

(五)辅助检查

1.实验室检查

(1)胆囊癌:患者的血清癌胚抗原(CEA)或肿瘤标记物、CA125 等均可升高,但无特异性。

(2)胆管癌:患者的血清总胆红素、直接胆红素、AKP、ALP 显著升高,肿瘤标记物 CA19-9 也可能升高。

2.影像学检查

(1)胆囊息肉样病变:B 超是诊断本病的首选方法,但很难分辨其良恶性;CT 增强扫描、常规 B 超加彩色多普勒超声、内镜超声及超声引导下经皮细针穿刺活检等可帮助明确诊断。

(2)胆囊癌:B 超、CT 检查可见胆囊壁呈不同程度增厚或显示胆囊内新生物,也可发现肝转移或淋巴结肿大;增强 CT 或 MRI 可显示肿瘤的血供情况;B 超引导下细针穿刺抽吸活检,可帮助明确诊断。经皮肝穿刺胆管造影(PTC)在肝外胆管梗阻时操作容易,诊断价值高,对早期胆囊癌诊断帮助不大。

(3)胆管癌:B 超可见肝内外胆管扩张或查见胆道肿瘤,作为首选检查,其诊断胆管癌的定位和定性准确性分别为 96% 和 60%~80%。CT 扫描对胆管癌的诊断负荷率优于 B 超,其定位和定性准确性分别为 72% 和 60%。磁共振胰胆管成像(MRCP)目前已成为了解胆系解剖和病理情况的一种理想的检查方法,其总体诊断精度已达 97% 以上,能清楚显示肝内外胆管的影像,显示病变的部位效果优于 B 超、PTC、CT 和 MRI。

(六)治疗

1.胆囊息肉样病变

有明显症状者,排除精神因素、胃十二指肠和其他胆管疾病后,宜行手术治疗。无症状者,有以下情况需考虑手术治疗:胆囊多发息肉样变;单发息肉,直径超过 1 cm;胆囊颈部息肉;胆囊息肉伴胆囊结石;年龄超过 50 岁,短期内病变迅速增大者,若发生恶变,则按胆囊癌处理。暂不手术的患者,应每 6 个月 B 超复查一次。

2.胆囊癌

首选手术治疗。化疗及放疗效果均不理想。手术方法有单纯胆囊切除术、胆囊癌根治性切除术或扩大的胆囊切除术、姑息性手术。

3.胆管癌

手术切除是本病的主要治疗手段,化疗和放疗效果均不肯定。肝门胆管癌可行肝门胆管癌根治切除术;中、上段胆管癌在切除肿瘤后行胆总管—空肠吻合术;下段胆管癌多需行十二指肠切除术。肿瘤晚期无法手术切除者,为解除梗阻,可选择胆总管－空肠吻合术、U 形管引流术、PTBD 或放置支架引流等。

二、护理评估

(一)术前评估

1.健康史及相关因素

(1)病因与发病:询问发病与饮食、活动的关系,有无明显诱因,有无肝内外胆管结石或胆囊炎反复发作史,有无类似疼痛史等,以及发病的特点、病情及其程度。

(2)既往史:询问有无胆管手术史,有无用药史、过敏史及腹部手术史。

2.身体状况

(1)全身。注意生命体征(T、P、R、BP)有无变化。患者在发病过程中体温变化情况。有无伴呼吸急促、出冷汗、脉搏细速及血压升高或下降等,有无神志改变,有无巩膜及皮肤黄染及黄染的程度等。

(2)局部。注意腹痛的部位、性质、程度及有无放射痛等;肝区有无压痛、叩击痛;腹膜刺激征是否为阳性;腹部有无不对称性肿大等。

(3)辅助检查。①实验室检查。检测患者的血清癌胚抗原(CEA)或肿瘤标记物、CA125,血清总胆红素、直接胆红素、AKP、ALP,肿瘤标记物 CA19-9 水平。②影像学检查。B 超检查是胆囊息肉样病变首选的检查方法,胆囊癌患者 B 超、CT 检查可见胆囊壁呈不同程度增厚或显示胆囊内新生物,也可发现肝转移或淋巴结肿大;增强 CT 或 MRI 可显示肿瘤的血供情况;B 超引导下细针穿刺抽吸活检,可帮助明确诊断。胆管癌患者 B 超检查可见肝内外胆管扩张或查见胆道肿瘤,可作为首选检查。MRCP 能清楚显示肝内外胆管的影像,显示病变的部位效果优于 B 超、PTC、CT 和 MRI。

3.心理—社会支持状况

了解患者和家属对疾病的认知、家庭经济状况、心理承受程度及对治疗的期望。

(二)术后评估

1.术中情况

了解手术方案、术中探查、减压及引流情况;术中生命体征是否平稳;肿瘤清除及引流情况;各种引流管放置位置和目的等。

2.术后病情

术后生命体征及手术切口愈合情况;T 形管及其他引流管引流情况等。

3.心理—社会评估

患者及其家属对术后康复的认知和期望程度。

三、护理诊断/问题

(一)焦虑

与担心肿瘤预后及病后家庭、社会地位改变有关。

(二)疼痛

与肿瘤浸润、局部压迫及手术创伤有关。

（三）营养失调,低于机体需要量

与肿瘤所致的高代谢状态、摄入减少及吸收障碍有关。

四、护理措施

（一）减轻焦虑

根据患者的心理特点及心理承受能力提供相应的护理措施和心理支持。

(1)积极主动关心患者,鼓励患者表达内心的感受,让患者产生信赖感。

(2)说明手术的意义、重要性及手术方案,使患者积极配合检查、手术和护理。

(3)及时为患者提供有利于治疗和康复的信息,增强战胜疾病的信心。

（二）缓解疼痛

根据疼痛的程度,采取非药物和药物法止痛。

（三）营养支持

营造良好的进食环境,提供清淡饮食;对于因疼痛、恶心、呕吐而影响食欲者,餐前可适当用药控制症状,鼓励患者尽可能经口进食;不能经口进食或摄入不足者,根据患者营养状况,给予肠内外营养支持,以改善患者的营养状况,提高对手术及其他治疗的耐受性,促进康复。

五、护理评估

(1)患者对疾病的心理压力得到及时的调适与干预,依从性较好,并对疾病的诊治有一定了解。

(2)患者自觉症状好转,腹痛得到有效缓解,能叙述自我缓解疼痛的方法。

(3)患者的营养状况保持良好。

(4)有效预防、处理并发症。

第六章　胸外科护理

第一节　胸外科手术前后护理

一、术前护理常规

(一)术前评估

术前充分评估患者,了解患者病情及全身营养情况、自理能力等。

(二)心理护理

护士态度热情,加强与患者的沟通,宣教入院须知、探视制度、作息时间,以及讲解手术前的注意事项,建立良好的护患关系,消除患者的紧张与恐惧。

(三)卫生处置

协助患者洗头、理发、剪指(趾)甲、沐浴,带好手腕带,更换病员服。

(四)术前呼吸道准备

(1)戒烟:术前2周戒烟,减少气管分泌物,预防肺部并发症。

(2)维持呼吸道通畅:痰多者行体位引流,必要时应用雾化祛痰剂及支气管舒张剂,以改善呼吸状况。

(3)预防和控制感染:保持口腔清洁。有肺部感染者,术前3～5日应用抗生素。

(4)呼吸功能训练:指导患者进行呼吸功能训练,教会患者有效咳嗽。

(五)营养补充

改善营养状况,增强机体抵抗力,对于食管疾病患者尤其重要。

(六)胃肠道准备

食管疾病患者积极准备胃肠道。保持口腔清洁,每日认真刷牙,必要时给予漱口液漱口。术前3日改流质饮食,餐后饮温开水漱口,以冲洗食管,减轻食管黏膜的炎症和水肿。不能进食者,做口腔护理,每日2次。手术当日早晨常规留置胃管,通过梗阻部位时不能强行进入,以免穿破食管。

(七)其他准备

1.术前检查

手术前,协助医师采集标本,完成各项术前检查,做好血型鉴定和交叉配血试验。

2.物品准备

准备手术需要的医疗物品,如胸带、水封瓶、术中用药、X线片。

3.皮肤准备

根据手术方式,完成术前皮肤准备。

(1)后外切口:手术侧的前胸正中线至后脊柱线,包括腋下,上从锁骨水平至剑突下。

(2)正中切口:前胸左腋后线至右腋后线,包括双侧腋下。

(3)食管三切口:左颈部、右胸部(同后外切口)、腹部(包括脐孔、会阴部)。

(4)胸腹联合切口:左胸部(同后外侧切口)、左上腹部。

4.宣教指导

给患者讲解手术前注意事项及术后所需生活用品。

5.肠道准备

术前一晚给予开塞露或磷酸钠盐灌肠液(辉力)1支灌肠,术前6～8小时禁食水。

6.保证睡眠

术前一晚,为保证患者的睡眠,按医嘱给予安眠药,给予10%水合氯醛10 mL口服。

7.病情监测

手术当日早晨测体温、脉搏、呼吸、血压、体重,观察有无病情变化,如遇有感冒、发热或女患者月经来潮应报告医师择期手术。

8.术前用药

术前30分钟遵医嘱给予术前镇静药肌内注射。

二、术后护理常规

(一)环境

创造整洁、安静、舒适、安全的病区环境。

(二)手术交接

妥善安置患者回病房,与手术室(或麻醉术后苏醒室)护士认真交接。认真进行术后病情、危险因素、皮肤状况评估并记录。向医师及麻醉师了解术中病情及术后注意事项,认真填写手术交接记录单。

(三)体位

应根据疾病性质、患者全身状况和麻醉方式,选择有利于患者康复及舒适的体位。全身麻醉患者取去枕平卧位,头偏向一侧,避免口腔分泌物或呕吐物误吸,清醒且病情稳定后取半坐卧位,有利于引流。全肺切除术后取平卧位或1/4侧卧位。

(四)生命体征观察

根据手术大小、方式及术中情况,给予持续心电、血压及血氧饱和度监护,密切观察体温、脉搏、呼吸、血压及氧饱和度的变化并记录。

(五)吸氧

持续氧气吸入,维持血氧饱和度90%以上,必要时面罩吸氧。

(六)呼吸道管理

患者麻醉未清醒前头偏向一侧,防止呕吐物吸入呼吸道,24小时内每1～2小时叫醒患者翻身、咳嗽,作腹式深呼吸运动,避免肺部并发症。给予指导有效的咳嗽、咳痰方法,必要时给予叩背咳痰,遵医嘱给予雾化吸入,咳痰无力、气道梗阻者可给予吸痰。

(七)引流管护理

妥善固定各种引流管。做好胸腔闭式引流护理,保持胃肠减压通畅,保持十二指肠营养管或空肠造瘘管通畅。认真观察记录引流液的颜色、量及性质,及时更换引流瓶(袋)。

（八）预防肺栓塞

大手术后或手术时间超过 45 分钟,或患者年龄大于 60 岁,术后指导穿抗血栓弹力袜,给予双下肢气压治疗预防下肢深静脉血栓。鼓励患者早期下床活动,如果生命体征平稳,术后第一天常规下床床边活动。

（九）疼痛护理

给予心理护理,加强护患沟通,耐心倾听患者的诉说,分散患者的注意力;给予安置舒适体位;咳嗽时协助患者按压手术切口减轻疼痛,必要时遵医嘱应用止痛药物。

（十）胃肠道不适护理

患者出现恶心、呕吐、腹胀、呃逆等胃肠道不适时,鼓励患者早下床活动,给予腹部按摩,必要时给予肛管排气、灌肠或胃肠减压。镇痛药物敏感所致者,给予减慢镇痛药泵速或暂停用镇痛泵,必要时遵医嘱给予甲氧氯普胺等药物治疗。

（十一）健康宣教

有针对性地进行健康宣教,向患者和家属说明术后饮食、活动等有关注意项,插管患者告知胃肠减压与肠内营养的重要性,严防脱管发生。

第二节　胸腔闭式引流术护理

一、概述

胸腔闭式引流术是指在胸腔内插入引流管,引流管置于水封瓶的液面下,将胸膜腔内的气体和(或)液体引流到体外,以重建胸膜腔负压的一种方法。

（一）目的

（1）引流胸膜腔内的积气、积液、积血、积脓,重建胸膜腔内负压。

（2）保持纵隔的正常位置。

（3）促使术侧肺膨胀,防止感染。

（二）插管位置与引流装置

（1）插管位置:排除胸膜腔积气时,插管位置在患侧锁骨中线第 2 肋间;引流血胸或胸腔积液时,插管位置在患侧腋中线或腋后线第 6～8 肋间;脓胸常选择脓液积累的最低位置放置引流管。

（2）引流装置:胸腔闭式引流装置有单腔、双腔、三腔装置 3 种。

二、护理措施

（一）保持管道密闭

（1）引流管安装准确,随时检查引流装置是否密闭及引流管衔接是否紧密,有无脱落。

（2）水封瓶长管没入水中 3～4 cm,并始终保持直立。

（3）搬动患者或更换引流瓶时,需双重夹闭引流管,以防空气进入。

（4）引流管连接处脱落或引流瓶损坏,应立即双钳夹闭胸壁引流导管,并按无菌操作原则更换引流装置。

(5)若引流管从胸腔滑脱,立即用手捏紧伤口处皮肤,消毒处理后,用凡士林纱布封闭伤口,并协助医师做进一步处理。

(二)严格无菌操作,防止逆行性感染

(1)引流装置应保持无菌。

(2)保持胸壁引流口处敷料清洁干燥,一旦渗湿,及时更换。

(3)引流瓶应低于胸壁引流口 60～100 cm,以防瓶内液体逆流入胸膜腔。

(4)按规定时间更换引流瓶,更换时严格遵守无菌操作规程。单腔水封瓶每日更换生理盐水,单腔、双腔和三腔水封瓶均需每周更换水封瓶 1 次。

(三)保持引流管通畅

(1)体位:患者取半坐卧位。

(2)挤压:定时挤压胸膜腔引流管,防止引流管阻塞、扭曲、受压。

(3)深呼吸、咳嗽:鼓励患者咳嗽、做深呼吸运动及变换体位,以利胸腔内液体、气体排出,促进肺扩张。

(四)观察和记录

1.观察水柱波动

一般情况下水柱上下波动 4～6 cm。若水柱波动过高,可能存在肺不张;若无波动,则提示引流管不畅或肺组织已完全扩张;但若患者出现胸闷气促、气管向健侧偏移等肺受压的状况,应疑为引流管被血块堵塞,需设法捏挤或使用负压间断抽吸,促使其通畅,并立即通知医师处理。

2.观察引流液情况

注意观察引流液的量、性质、颜色,并准确记录。若引流液≥100 mL/h,持续≥3 小时,引流液呈鲜红色且有血凝块,同时伴有低血容量表现,提示有活动性出血,及时报告医师协助处理。

(五)拔管

1.拔管指征

一般置引流管 48～72 小时后,临床观察无气体逸出;引流量明显减少且颜色变浅,24 小时引流液＜50 mL,脓液＜10 mL;X 线胸片显示肺膨胀良好无漏气;患者无呼吸困难,即可拔管。

2.拔管方法

拔管时患者取健侧卧位或坐在床边,拔管时应嘱患者先深吸气后屏气,在屏气时迅速拔管,并立即用凡士林纱布封闭胸壁伤口,外加包扎固定。

3.拔管后注意事项

观察患者有无胸闷、呼吸困难,切口漏气、渗液、皮下气肿等,如发现异常应及时通知医师处理。

三、健康教育

(一)休息与运动

适当活动,根据病情指导患者进行深呼吸及有效咳嗽。

(二)饮食指导

加强营养,进食高热量、高维生素、高蛋白饮食。

(三)用药指导

遵医嘱用药。

(四)心理指导

了解患者思想状况,解除顾虑,讲解胸腔引流管的目的及重要性,增强战胜疾病信心。

(五)康复指导

指导患者及家属在活动或搬动患者时注意保护引流管,勿脱出、打折。引流瓶应低于胸部水平,避免引流瓶过高,瓶内引流液倒流造成逆行感染。

第三节 肋骨骨折

一、概述

(一)定义

肋骨骨折是指肋骨的完整性和连续性中断,是最常见的胸部损伤。肋骨骨折多发生于第4～7肋。多根、多处肋骨骨折,可出现反常呼吸运动,又称为连枷胸,表现为吸气时软化胸壁内陷,呼气时外凸,严重者可发生呼吸和循环衰竭。

(二)病因

1.外来暴力

多数肋骨骨折是由外来暴力所致。

2.病理因素

多见于恶性肿瘤转移和严重骨质疏松等。

(三)临床表现及并发症

1.临床表现

主要表现为骨折部位疼痛,深呼吸、咳嗽或体位改变时加重,可有骨擦音,可触及骨折断端和骨摩擦感,连枷胸者可出现反常呼吸运动。

2.并发症

气胸、血胸、低血容量性休克、皮下气肿。

(四)辅助检查

胸部X线检查为首选检查方法,可显示肋骨骨折的断裂线或断端错位、血气胸等。

(五)诊断和鉴别诊断

1.诊断

依据受伤史、临床表现和X线检查可诊断。

2.鉴别诊断

肋软骨炎、胸壁结核。

（六）治疗

治疗原则是止痛、固定和预防肺部感染，积极处理并发症。

二、常见护理诊断

（一）疼痛

与肋骨骨折，胸壁损伤有关。

（二）气体交换受损

与胸廓受损，反常呼吸运动有关。

三、护理措施

（一）术前护理常规

（1）现场急救：多根、多处肋骨骨折患者极易出现严重的呼吸循环功能障碍，应配合医师采取紧急措施。用厚敷料加压包扎固定或牵引固定伤处胸壁，消除反常呼吸，促使伤侧肺膨胀，维持正常呼吸功能。

（2）观察生命体征：注意神志、瞳孔、呼吸频率、节律、幅度变化，观察有无气管移位、皮下气肿等。注意胸部和腹部体征以及肢体活动情况，警惕复合伤。

（3）保持呼吸道通畅：及时清除气道内血液、分泌物和吸入物。

（4）减轻疼痛与不适：遵医嘱行胸带或宽胶布固定，应用镇痛镇静剂；患者咳痰时，协助或指导其用双手按压患侧胸壁。

（5）术前准备：协助医师做好术前准备。

（6）心理护理：与患者交流，减轻焦虑情绪和对手术的担心。

（二）术后护理常规

（1）病情观察与记录：观察生命体征、呼吸状况等。

（2）维持有效气体交换：给予持续吸氧，鼓励咳嗽、深呼吸，指导呼吸功能训练，促进患侧肺复张。

（3）减轻疼痛与不适：同术前护理。

（4）预防肺部和胸腔感染：鼓励患者有效地咳嗽咳痰，遵医嘱应用抗生素。

（5）胸腔闭式引流的护理：按胸腔闭式引流护理常规。

四、健康教育

（一）休息与运动

根据损伤的程度进行合理的休息，适当活动，避免剧烈运动。

（二）饮食指导

加强营养，进食高热量、高维生素、高蛋白饮食。

（三）用药指导

遵医嘱用药。

（四）心理指导

了解患者思想状况，解除顾虑，增强战胜疾病信心。

（五）康复指导

注意安全，防止意外事故的发生。

（六）复诊须知

骨折后 3 个月后复查 X 线,以了解骨折愈合情况。告知患者若出现胸痛、呼吸困难等症状应及时与医师联系。

第四节　气　胸

一、概述

（一）定义

气胸就是由于各种原因导致胸膜腔内气体积聚促使肺萎陷,引起机体一系列的病理生理改变。一般分为闭合性、开放性和张力性 3 类。

（二）病因与分类

肺组织损伤或胸壁创伤是引起气胸的主要原因,3 类气胸的病因分别如下。

1.闭合性气胸

多并发于肋骨骨折。

2.开放性气胸

多并发于胸部穿刺伤。

3.张力性气胸

主要原因是较大的肺泡破裂、较大较深的肺裂伤或支气管破裂。

（三）临床表现及并发症

1.临床表现

（1）闭合性气胸:胸腔积气量小,肺萎陷小于 30％以下,多无明显症状。积气量大时主要表现为胸闷、胸痛、气促和呼吸困难。胸膜腔内压力小于大气压。

（2）开放性气胸:主要表现为气促、明显呼吸困难、鼻翼扇动、口唇发绀,重者伴有休克症状。胸膜腔内压力基本等于大气压。

（3）张力性气胸:主要表现为严重或极度的呼吸困难、发绀、烦躁、意识障碍、大汗淋漓、昏迷、休克,甚至窒息。胸膜腔内压力大于大气压。

2.并发症

皮下气肿、血胸。

（四）辅助检查

1.影像学检查

X 线检查为气胸主要诊断方法。

2.诊断性穿刺检查

胸膜腔穿刺可抽出气体。

（五）诊断和鉴别诊断

1.诊断

根据临床表现及辅助检查可诊断。

2.鉴别诊断

肺大疱、急性心肌梗死。

(六)治疗

以抢救生命为首要原则。

1.局部治疗

(1)闭合性气胸:肺萎陷超过30%者,应行胸膜腔穿刺抽气或胸腔闭式引流。

(2)开放性气胸:应先封闭伤口,尽早行清创缝合,后行胸膜腔闭式引流。

(3)张力性气胸:应先穿刺抽气降低胸膜腔内压力,后行胸膜腔闭式引流。

2.全身治疗

(1)预防感染。

(2)维持呼吸与循环。

二、常见护理诊断

(一)气体交换受损

与疼痛、胸部损伤或肺萎陷有关。

(二)疼痛

与组织损伤有关。

(三)潜在并发症

肺部或胸腔感染。

三、护理措施

(一)术前护理

(1)现场急救:危及生命时,护士应协同医师施以急救。开放性气胸立即用敷料封闭伤口,使之成为闭合性气胸。

(2)保持呼吸道通畅:吸氧,雾化吸入,协助患者咳嗽、排痰。必要时吸痰。

(3)缓解疼痛:指导患者及家属咳嗽时用双手按压胸壁,减轻疼痛,必要时给予镇痛药。

(4)动态观察病情变化:观察生命体征变化,呼吸频率、节律、幅度变化,观察有无气管移位、皮下气肿等。

(5)预防感染:保持呼吸道通畅,遵医嘱使用抗生素。

(6)术前准备:协助医师做好术前准备。

(7)心理护理:与患者交流,减轻焦虑情绪和对手术的担心。

(二)术后护理

(1)病情观察与记录:观察生命体征、呼吸状况等。

(2)维持有效气体交换:给予持续吸氧,鼓励咳嗽、深呼吸,指导呼吸功能训练,促进患侧肺复张。

(3)减轻疼痛与不适:同术前护理。

(4)预防肺部和胸腔感染:鼓励患者有效地咳嗽咳痰,遵医嘱应用抗生素。

(5)做好胸腔闭式引流的护理:按胸腔闭式引流护理常规。

四、健康教育

(一)休息与运动

适当活动,活动量逐渐增加,避免剧烈运动。

(二)饮食指导

加强营养,进食高热量、高维生素、高蛋白饮食。

(三)用药指导

遵医嘱用药。

(四)心理指导

了解患者思想状况,解除顾虑,增强战胜疾病信心。

(五)康复指导

戒烟,注意口腔卫生,预防感冒。

(六)复诊须知

告知患者若出现胸痛、呼吸困难等症状应及时与医师联系。

第五节　血　胸

一、概述

(一)定义

血胸是指胸部损伤导致的胸膜腔积血。血胸与气胸可同时存在,称为血气胸。

(二)病因

多数因胸部损伤所致。肋骨断端或利器损伤胸部均可能刺破肺、心脏、血管而导致胸膜腔积血。

(三)临床表现及并发症

1.临床表现

小量血胸无明显症状。中量血胸和大量血胸,可出现脉快、气促、胸闷,严重者可出现低血容量休克。

2.并发症

低血容量休克、气胸。

(四)辅助检查

1.实验室检查

血常规检查示血红蛋白和血细胞比容下降。

2.X线检查

小量血胸显示肋膈角消失,大量血胸显示胸膜腔大片阴影。

3.胸膜腔穿刺检查

抽出血性液体时即可确诊。

(五)诊断和鉴别诊断

1.诊断

根据临床表现及辅助检查可诊断。

2.鉴别诊断

陈旧性胸腔积液、膈肌破裂。

(六)治疗

1.非进行性血胸

小量积血可自行吸收,大量积血应早期行胸膜腔穿刺抽出积血,必要时放置胸膜腔闭式引流。

2.进行性血胸

应立即剖胸止血,补充血容量。

3.凝固性血胸

出血停止后数日内剖胸清除积血和血块。

二、常见护理诊断

(一)组织灌注量改变

与失血引起的血容量不足有关。

(二)气体交换受损

与疼痛、胸部损伤、肺组织受压有关。

(三)潜在并发症

感染。

三、护理措施

(一)术前护理

1.现场急救

胸部若有较大异物,不应立即拔除,以免出血不止。若出现危及生命的情况,应协同医师施以急救。

2.动态观察病情变化

(1)生命体征监测:严密观察生命体征,尤其注意呼吸频率及呼吸音的变化,注意有无缺氧征象,如有异常,立即报告医师予以处理。

(2)观察引流液:应密切观察胸腔引流液颜色、性质和量。若每小时引流量大于 100 mL,并持续 3 小时以上,呈鲜红色,有血凝块,患者出现烦躁不安、血压下降、脉搏增快、尿少等血容量等不足的表现,血细胞计数、血红蛋白及血细胞比容持续下降,胸部 X 线显示胸腔大片阴影,提示有活动性出血。需立即通知医师,做好开胸止血的准备。

3.维持有效循环血量和组织灌注量

建立静脉通路,积极补充血容量和抗休克;遵医嘱合理安排输注晶体液和胶体液,根据血压和心肺功能等控制补液速度。

(二)术后护理

1.血流动力学监测

密切观察生命体征及引流变化,若发现有活动性出血的征象,应立即报告医师并协助处理。

2.维持呼吸功能

(1)观察呼吸:密切观察呼吸频率、节律及幅度的变化。

(2)吸氧:根据病情给予吸氧,观察血氧饱和度变化。

(3)体位:若生命体征平稳,可取半卧位,以利呼吸及引流。

(4)清理呼吸道:协助患者叩背、咳痰,教会其深呼吸及有效咳嗽的方法,以清除呼吸道分泌物。

3.预防并发症

(1)用药:遵医嘱合理使用抗生素,有开放性伤口者,应注射破伤风抗毒素。

(2)病情观察:密切观察体温、局部伤口和全身情况的变化。

(3)保持呼吸道通畅:鼓励患者咳嗽、咳痰,保持呼吸道通畅,预防肺部并发症的发生。

4.疼痛护理

给予心理护理,加强护患沟通,耐心倾听患者的诉说,分散其注意力;安置舒适体位;咳嗽时协助患者按压手术切口减轻疼痛,必要时遵医嘱应用止痛药物。

四、健康教育

(一)休息与运动

适当活动,活动量逐渐增加,避免剧烈运动。

(二)饮食指导

加强营养,进食高热量、高维生素、高蛋白饮食,提高机体免疫力。

(三)用药指导

遵医嘱用药。

(四)心理指导

了解患者思想状况,解除顾虑,增强战胜疾病的信心。

(五)康复指导

注意安全,防止意外事故发生。戒烟,注意口腔卫生,预防感冒。

(六)复诊须知

告知患者若出现胸痛、呼吸困难等症状应及时与医师联系。

第七章　心外科护理

第一节　冠心病

一、概述

冠状动脉粥样硬化性心脏病,是指冠状动脉发生严重粥样硬化性狭窄或阻塞,或在此基础上合并痉挛,以及血栓形成,造成管腔阻塞,引起冠状动脉供血不足、心肌缺血或心肌梗死的一种心脏病,简称冠心病。我国虽是冠心病的低发国家,但近年来冠心病发病率和死亡率的逐年上升是不容忽视的。目前,据统计我国每年新发生的心肌梗死的患者高达 300 万之多。

冠状动脉的病变主要在动脉内膜,病变发展缓慢(一般需要 10～15 年才能发展成为典型的动脉粥样硬化斑块),早期无症状,临床不易检出。发病时通常表现为胸骨后的压榨感、闷胀感,持续 3～5 分钟,常发散到左臂、左肩、下颌、咽喉部、背部,也可放射到右臂。用力、情绪激动、受寒、饱餐等增加心肌耗氧情况下发作的称为劳力性心绞痛,休息或含服硝酸甘油缓解。若表现为持续性剧烈压迫感、闷塞感,甚至刀割样疼痛,伴有低热、烦躁不安、多汗和冷汗、恶心、呕吐、心悸、头晕、极度乏力、呼吸困难、濒死感,休息和含服硝酸甘油不能缓解,此种情况称为心肌梗死型。冠状动脉阻塞性病变主要位于冠状动脉前降支的上、中 1/3,其次为右冠状动脉,再次为左回旋支及左冠状动脉主干,后降支比较少见。

冠心病的外科治疗主要是应用冠状动脉旁路移植术(CABG),简称"搭桥"。CABG 为缺血心肌重建血运通道,改善心肌的供血和供氧,缓解和消除心绞痛症状,改善心肌功能,延长寿命。目前,CABG 已成为治疗冠心病最常用和最有效的方法之一。由于动脉移植物的远期通畅率明显高于自体大隐静脉,可提高手术的远期效果,因此,近年来大力提倡用动脉如胸廓内动脉、胃网膜右动脉、桡动脉等作为冠状动脉旁路移植术的移植物。并且,不用体外循环,在心脏跳动下进行的冠状动脉旁路移植术取得较大进展,加快了患者的恢复,缩短了住院时间,取得了良好的效果。冠状动脉旁路移植术后约有 90% 以上的患者症状消失或减轻,心功能改善,可恢复工作,延长寿命。

二、术前护理

(一)一般准备

1.完成各项检查

完成各项血标本的化验,包括全血常规、血型、凝血常规、生化系列、血气分析,如近期有心肌梗死者,加做血清酶学检查。辅助检查包括 18 导联心电图、胸部 X 线、超声心动图、核素心肌显像和冠状动脉选择性造影。

2.呼吸道准备

患者入院 3 天后,可教会其练习深呼吸和有效咳嗽,每日进行训练,直到手术。病情较平稳的患者(重度左主干狭窄和药物不能控制心绞痛的患者可先不参与此项训练),可进行吹气球训练。患者取卧位或坐位,吸氧(氧流量 4～5 L/min),深吸气后平稳呼气,吹鼓气球。吹的时间尽量长,但以不感憋气为度,以免诱发心绞痛,每次 5～10 分钟,每天 6～8 次。训练期间,应鼓励患者做腹式呼吸。吹气球训练是一种深呼吸运动操,在吸氧的情况下进行,可增加肺活量和肺部功能残气量,提高血氧饱和度,改善心肌缺氧。

3.术前功能训练

冠状动脉搭桥术常取大隐静脉作为移植用材料,因此,术前必须保证其完好无损。患者入院后,向其健康宣教,了解保护好大隐静脉的重要性。同时指导患者切勿用手抓挠下肢,以免造成表面皮肤的损伤。如有下肢损伤、局部炎症等情况,需制定相应的护理方案。术前进行静脉注射时,为保证手术安全,禁忌选用双下肢血管进行静脉穿刺。对于长时间站立工作的患者,嘱咐其穿长筒弹力袜,休息时双下肢适当抬高,以预防下肢静脉曲张。对已发生下肢静脉曲张的患者,应及早治疗。对于长期卧床的患者,应适当协助其进行床上运动、按摩,经常用温水泡脚,以促进血液循环。

4.常规准备

向患者介绍病情及注意事项,讲清楚避免情绪激动的重要性,向家属讲清手术的必要性及术中、术后可能发生的危险情况,术前请家属签字并备同种血型血制品。术野备皮,取下肢静脉,包括颈部以下所有部位均需准备,术前晚常规清洁灌肠。保证术前良好睡眠,必要时遵医嘱口服用药。

(二)其他疾病治疗

患者如合并其他疾病,应进行治疗,并做好如下准备。择期手术患者术前应停用抗血小板药 5 天,防止术后出血,糖尿病患者术前应控制血糖在 6～8 mmol/L。高血压是冠心病的诱发原因之一,尤其是舒张压与冠心病的发作呈因果关系,故保持血压稳定至关重要,理想血压控制在 120/75 mmHg。药物控制血压同时,避免紧张、激动。不宜用力咳嗽、排便,注意卧床休息。

有心绞痛发作的患者,应将硝酸甘油片放置于患者易拿取的地方,并指导硝酸甘油的正确保存方法和重要性。吸烟患者,术前 3 周戒烟。呼吸功能不全或出现呼吸道感染的患者,给予相应的治疗,感染控制、呼吸功能改善后方可手术。

对于急诊入院患者,应即给予吸氧 2～3 L/min,限制活动,绝对卧床休息。床边心电监测,维持静脉通道,按医嘱使用硝酸甘油 0.5～2 μg/(kg·min)持续微量注射泵泵入,使用时需用避光注射器、避光延长管及避光头皮针,定时巡视。严格控制液体的入量,避免加重心脏负荷。保持环境安静舒适,减少对患者的不良刺激,以免诱发心绞痛发作。紧急做好配血及备皮准备。

(三)术前心理准备

现代医学模式认为,冠心病是一种心身疾病,其发病、转归均与心理社会因素有关。因此,充分认识冠心病患者的性格、心理特点,在冠心病的围术期加强心理护理,对促进冠心病患者的康复有着重要意义。需要做到以下 4 个方面:①热情接待新入院的患者;②关心体贴患者;③帮助患者,满足患者的需要,遵医嘱坚持治疗,树立恢复健康的信心,增加应变能力,帮助患者合理使用健康的适应行为,制止不良的适应行为;④防止消极情绪,解除紧张情绪,避免因过度焦虑、恐惧而引起疾病变化。

(四)术前访视

冠心病旁路移植术后的患者需要进入 ICU 进行监护,待生命体征等各项指标平稳,符合转出标准时再返回普通病房。研究表明,不少患者进入 ICU 后,难以适应这个陌生、密闭,而且与外界隔绝的环境,容易产生恐惧、焦虑甚至谵妄等一系列精神障碍现象,这种现象在医学界被称为"ICU 综合征"。ICU 综合征即监护室综合征,是指患者在 ICU 监护期间出现的以精神障碍为主,兼具其他一系列表现,如谵妄状态、思维紊乱、情感障碍、行为和动作异常等的一组临床综合征。国内相关文献报道其发生率为 20%～30%,而机械通气患者的发生率高达 60%～80%。对 ICU 患者进行研究表明,发生谵妄的机械通气患者病死率较其他患者明显增高。ICU 综合征的出现不但影响患者的康复治疗,也会影响医护人员的工作效率和诊疗工作开展。有关资料显示,加强术前访视的力度,应用人文护理可避免或减轻 ICU 综合征的发生。ICU 护士可于术前 1 天前往心外病房访视,尽量避开患者进餐、治疗、休息的时候。首先,阅读病历,了解患者的一般情况。对患者的身体状况、个人性格、文化程度、经济条件有所掌握,对患者作出评估诊断。接下来再到床旁向患者做自我介绍,发放自制卡片,标明术前应注意的相关事项,具体为术前禁食水,防止着凉感冒并戒烟,术晨更换清洁病号服,义齿需在术前取下,贵重物品如首饰、手机、钱、物勿带入手术室,可在术前交家属妥善保管,术前一夜保证充足的睡眠,可遵医嘱适当应用艾司唑仑等药物,晨起排空大小便,待手术室的护理员来接等内容。

请患者及家属翻阅 ICU 自制宣传画报,向患者逐条讲解,让患者充分理解术前准备的必要性,解除思想顾虑,轻松等待手术。由于冠心病患者以中老年患者为主,可交由患者自己阅读,记住照办。如果患者年纪很大,可让其家人阅读解释、逐条落实。另外,画报可采用通俗易懂的少量文字,配以颜色鲜艳、生动的图片,提高患者的阅读兴趣,使患者及家属了解 ICU 的工作流程,术后可能出现的不舒服、不适应症状,心里有所准备。同时,在宣传册中可加入针对患者家属的宣教内容,包括:指导患者家属在患者入住 ICU 期间需要准备的物品和询问病情的方式,知道应该如何配合医护人员的工作等。另外,还可以集中患者和家属观看 ICU 自制宣传片,以消除对 ICU 环境的陌生和恐惧。有需要时,可带领患者更换隔离服进入 ICU 病房内,熟悉各种监护仪器设备,包括监护仪、呼吸机的报警声音,以免在术后增加患者恐惧。

耐心询问了解患者对手术的认知和顾虑,评估患者的心理状态,并根据评估内容针对患者的职业特点、文化程度、心理素质以及对健康和疾病的不同认识对症下药,有的放矢地进行心理疏导。介绍病房中的成功病例,树立患者的信心。详细解答患者提出的各种问题以提高术前访视的效果,使患者准备充分,积极主动应对手术。

随着医疗改革和医保的普及,患者对医院收费问题很敏感和重视,所以术前应向患者及患者家属交代有关自费项目,让患者准备好这一部分费用,做到收费合理、实事求是、一视同仁,减少不必要的费用,避免经济纠纷的发生。

术前访视的工作是至关重要的,ICU 的术前访视已开展了很多年。并且,ICU 护士会不定时地对术前、术后患者进行问卷调查,以便随时了解患者及家属关心和感兴趣的内容。根据内容随时调整和扩充访视所用的卡片和宣传手册。通过对患者的术前访视并进行护理干预,发现该方法可有效地减轻患者的焦虑和恐惧情绪,让患者主动配合医护人员并平稳度过在

ICU 的监护阶段,增强了患者对医护人员的依从性和配合程度,同时也提高了患者及家属的满意度,有利于构建和谐的医患、护患关系。

三、术中配合

提前将手术室温度调至 24℃,等待患者进入手术室,防止术中低温引起心室颤动,备好各种抢救器材、药品。用亲切的语言缓解患者紧张情绪,取得其信任与支持,尽量避免患者由于过分紧张出现亢进症状,如心悸、出汗、烦躁不安、呼吸困难等,以免增加心肌耗氧量,诱发心绞痛甚至心肌梗死。患者入手术室后建立有效静脉通路,协助患者取仰卧位,胸骨正中对应的背部用小方软垫抬高 15°～20°,双腿微屈,膝关节外展,臀下贴好电极板。安全、合理、舒适的体位是手术成功的保障。术中严密观察手术进展,及时提供手术所需物品,调节无影灯及手术床角度,并保证吸引器及血液回收机管道通畅。随时调节压力大小,及时、准确地调整电凝输出功率,取乳内动脉时调至 30 W/s,开胸和取大隐静脉时调至 50 W/s。备好 30～35 ℃生理盐水冲洗吻合口,术中采取有效保暖措施,使患者体温维持在 36 ℃以上,避免由于体温过低引起心室颤动。

手术室护士应熟练掌握冠状动脉旁路移植术手术特殊器械的性能、用途及使用方法,熟悉冠状动脉解剖及手术程序,术中主动积极配合医生操作,使手术迅速、顺利完成。术中注意妥善保管血管桥,轻拿轻放,保持湿润,防止牵拉及锐器伤,静脉瓣方向应做好标记,剩余血管桥应保留至手术结束。术中搭桥器械精细、尖锐、昂贵,应注意防止损坏或误伤手术人员。积极的护理配合是手术顺利进行的保障,有利于促进患者康复。

四、术后护理

(一)术后常规护理

ICU 近年有了重大的发展,已成为临床医学的一门新兴学科,专业技术队伍不断壮大,仪器设备不断更新,监测项目更加完善。冠状动脉搭桥术后患者均被安置在心外监护室内进行严密监护。术后监护的目的是让患者尽快恢复到正常的生理状态,可转至普通病房开展治疗护理,并尽可能避免术后并发症的发生。

1.术后早期护理

(1)术后患者入 ICU 前:应做好准备工作。包括:清洁防压疮床垫的床单位,准备妥当;运行正常的治疗和监测设备,如呼吸机(按照千克体重已完成初调,并试用无误)、监护仪、负压吸引器、人工呼吸器、氧气装置、吸痰管等,使患者及时地处于监测条件下,一旦出现意外时,能及时发现和得到处理;配备控制升压药或血管扩张剂的微量输液泵、急救复苏的电除颤等装置,急救或常规必用的药物,常用的输液及冲洗管道的肝素液,主动脉球囊反搏机,各种观察记录表格。

(2)术终回室护理:患者手术结束后会由手术室送至 ICU。回病室后,由平车搬到病床之前,要注意血压是否平稳,各管道连接是否牢固。搬动患者时要分工明确,专人托住患者头部,轻抬轻放,避免管道脱落。抬到病床上后,马上连接呼吸机、心电导线、动脉血压、血氧饱和度,听诊双肺呼吸音以确定呼吸机送气正常。待血压处于平稳状态后,更换术中带回药物至 ICU 输液泵上,理清并保持每条输液管道的通畅。选择中心置管较粗的分支监测中心静脉压,三通连接口处应标示该路输注液体。标示引流刻度,记录各项指标。回病室 30 分钟后采集血气分析,根据化验回报再次调节呼吸机。

(3)与术中工作人员交接:向麻醉师与外科医生了解手术过程是否平稳,术中所见冠状动脉病变程度、分布,冠状动脉血运重建的满意度以及是否经过体外循环。同时需要交接术中血压、心功能情况、尿量、电解质和酸碱,以及用药的反应及其用量,手术过程的特殊情况,目前正在使用的药物剂量及配制方法。与手术室护士交接患者的衣物,带回的血制品和药品,交接患者的皮肤情况,各管路是否通畅等内容,并共同填写交接记录单。冠心病患者在 ICU 的监护项目如表 7-1 所示。

表 7-1   冠心病患者在 ICU 的监护项目

生命体征	血流动力学	特殊检查	化验检查	出入量	其他
体温	动脉压	心电图	血尿常规	尿量	血氧饱和度
脉搏	中心静脉压	床旁 X 线胸片	电解质	胸腔引流量	呼气末二氧化碳
呼吸	肺动脉嵌压/左心房压	床旁心脏彩超	血气		
神志	心排血量/心排血指数		血尿素氮/肌酐		
	外周血管阻力		心肌酶/肌钙蛋白		

2.冠状动脉旁路移植术后处理

与一般心脏手术后的处理原则相同,即维持生命体征的平稳,其特殊性是必须保持心脏血氧供需平衡、水与电解质平衡及酸碱平衡。针对左心功能状态不同的患者,术后处理侧重点有所不同。左心功能良好的患者,术后生命体征大多平稳,处理的重点是保持心脏血氧供需平衡,减慢心率和放宽负性肌力药物的运用。左心功能不全的患者,如缺血性心肌病,合并大的室壁瘤及严重的瓣膜病变,术后着重维护和提高心功能,通过维持适当的血压水平及保证心脏供血来实现心脏血氧供需平衡,减慢心率。

(1)保持心脏血氧供需平衡,补充血容量:冠心病的病理基础是冠状动脉发生严重粥样硬化性狭窄或阻塞而引起的心脏氧供需不平衡,术后保证心脏氧供,减少氧的消耗非常重要。导致心脏供氧量减少的原因通常包括血容量不足、低心排综合征、心脏压塞、循环负荷过重、呼吸道阻塞、胸腔积液等。而血压高、心率快、躁动、高热等原因导致了搭桥术后患者的氧耗量增多。针对上述原因,冠状动脉搭桥术后早期应控制收缩压在 90~120 mmHg。观察患者引流量的多少,如无出血倾向,可控制收缩压在 150 mmHg 以下。由于冠心病患者术前多有高血压病史,术后可静脉应用硝酸甘油、亚宁定、硝普钠等药物控制血压。维持 CVP 在 6~12 cmH_2O,保持容量平衡,纠正低心排,保持呼吸道通畅,给予患者充分的镇静、镇痛,必要时可应用肌松剂。持续监测体温,如体温过高,给予物理降温,若降温效果不佳,可遵医嘱用药物退热。

(2)保持电解质和酸碱平衡:冠状动脉搭桥术后,维持电解质平衡对于预防心律失常非常重要。通常每 4 小时查血钾 1 次,如果有异常,应 1~2 小时复查 1 次。血清钾的浓度应控制在4.0~5.0 mmol/L。低钾血症应在短时间内纠正,可在中心静脉处持续泵入 6% 氯化钾溶液,在肾功能不良和尿量较少时,应适当减速。成人患者,每补给 2 mmol 氯化钾可提高血钾0.1 mmol/L。当血钾高于 6.0 mmol/L 时,则有心搏骤停的危险,应给予利尿剂、高渗葡萄糖加胰岛素、钙剂、碱性药物,使血钾迅速降至正常水平。临床上一般容易忽视对镁剂的补充,它对室性心律失常有抑制作用,并能扩张冠状动脉。血清镁应维持在 1.3～2.1 mmol/L 范围,在 2～4 小时内可补充硫酸镁 5 g。

(3)呼吸系统的管理:搭桥术后患者,通常给予呼吸模式的设置为容量控制。术后早期,如果患者病情稳定,清醒并配合治疗,可应用间歇通气,潮气量设置为 8～12 mL/kg,频率为 10 次/分,呼气末正压(PEEP)为 5～8 cmH$_2$O,以防止肺不张。使用呼吸机期间必须加强气道湿化,湿化液须使用蒸馏水,有利于肺部气体交换,防止纤毛干燥而不利于痰液的排除。若湿化使用生理盐水,会导致氯化钠颗粒沉积在气管壁上,影响纤毛活动。湿化吸入温度要求控制在 28～32 ℃,相对湿度<70%。调整呼吸机参数后,应定时复查血气分析。冠状动脉搭桥术后的患者清醒、循环稳定时,应使患者尽早拔除气管插管,脱离呼吸机,脱机过程太长是最常见的错误。搭桥术后早期拔管可改善静脉回流,降低右心负荷,并增加左心室充盈,从而增加心排血量。可促进患者更早咳痰,排出痰液,减少肺部并发症,缩短住 ICU 时间,最终节省医疗开支。拔除气管插管的指标,应根据患者的具体临床表现及各项监测指标决定,当患者神志清醒,可完全配合治疗,肌力正常后,即可考虑拔除气管插管。另外,需要血流动力学稳定、无出血并发症、无酸中毒及电解质紊乱,具体拔管指征见表 7-2。

表 7-2　拔管指征

神经系统	意识清醒
	服从命令
	没有脑卒中并发症
血流动力学	稳定
	无出血并发症或胸腔引流量<200 mL/h
	平均动脉压 70～100 mmHg
	适量肌松药物(主动脉球囊反搏并非禁忌证)
呼吸系统	pH≥7.32
	PaO$_2$>80 mmHg(FiO$_2$=50%)
	自主呼吸时 PaCO$_2$<55 mmHg
	潮气量>5 mL/kg
	吸气负压>−25 cmH$_2$O
放射影像学	无大量积液、积气
	无大面积肺不张
生化指标	血清钾浓度 4.0～4.5mmol/L

据文献报道,冠状动脉搭桥术患者常于术后 16～18 小时拔管。对于非体外循环下心脏不停搏搭桥患者,由于没有使用体外循环,对机体生理影响不大,平均拔管时间可缩短至术后 4～6 小时。拔除气管插管后,可给予鼻导管吸氧或储氧面罩吸氧。每日给予雾化吸入 2～3 次,每次 15 分钟。对于术前患有慢性阻塞性肺病患者,由于痰液多且黏稠,往往较难咳出,可遵医嘱静脉应用大剂量氨溴索化痰。拔除气管插管的患者,早期要严密观察生命体征。注意呼吸型态,观察是否存在鼻翼扇动、呼吸浅快、呼吸困难、三凹征、发绀、烦躁不安等缺氧现象。对于呼吸状态不佳的患者,可考虑使用序贯通气。序贯通气时,患者感觉舒适,可以经口

进食,避免气管插管带来的相关损伤,保护了气道的防御功能,降低了院内肺部感染的发生率。

(4)血流动力学监测:冠状动脉搭桥术后患者常需植入 Swan-Ganz 导管监测血流动力学和持续监测心排量。对于血流动力学改变的处理见表7-3。

表7-3　血流动力学改变和处理

血流动力学改变				处理	
MAP	CO	PCWP	SVR	首先	其次
↓	↓	↓	↓↑	补充容量	
↓	↓	↓	↑	补充容量	扩张血管药
↓↑	↑	↑	↑	扩血管药	正性肌力药 IABP
↓	↓	↑	N↑	正性肌力药	
↓	N↑	N	↓	缩血管药	
N	N	↑	↑↓	利尿剂	

(二)术后并发症观察与护理

1.低心排血量综合征(LOCS)

冠状动脉搭桥术后出现 LOCS 是非常危险的,它会引起血管收缩或移植血管痉挛,加之血管移植物内血流量的减少,从而加重心肌缺血,进一步导致心排血量减少,最后造成难以扭转的低血压状态。低心排量可增加手术死亡率和术后并发症发生率,如呼吸衰竭、肾衰竭、神经系统并发症等。冠状动脉搭桥术后,发生 LOCS 的最常见原因为低血容量,可由过度利尿、失血、外周血管过度扩张、心肌收缩功能不良、外周循环阻力增强等原因造成。其他常见原因还包括心脏压塞、心律失常和张力性气胸。

(1)临床表现:烦躁或精神不振,四肢湿冷发绀,甲床毛细血管再充盈减慢,呼吸急促,血压下降、心率加快,尿量减少<0.5 mL/(kg·h),血气分析提示代谢性酸中毒。

(2)预防和护理:术后早期应用正性肌力药物(如多巴胺、多巴酚丁胺)等扩血管药,补足血容量,纠正酸中毒,预防 LOCS 的发生。一旦临床表现提示出现低心排血量综合征,应立即报告医生,详细分析,找出原因,尽早作出相应处理。补充血容量,纠正酸中毒,减轻组织水肿,保持容量平衡。每隔30～60分钟复查血气,观察分析疾病发展趋势,给予相应治疗。若药物治疗无效,要及时应用 IABP,改善冠状动脉灌注,保护左心功能。

2.心律失常

(1)心房颤动和心房扑动:心房颤动是冠状动脉搭桥术后最常见的心律失常。美国胸外科学会(STS)报道,心房颤动发生率为20%～30%。一般发生在术后2～3日,通常为阵发性,但可反复发作。多数心脏外科医生认为,冠状动脉搭桥术后心房颤动是一个较严重的问题,它对血流动力学有一定的影响。心房颤动通常由以下5个因素引起:①外科损伤;②手术引起的交感神经兴奋;③术后电解质和体液失衡;④缺血性损伤;⑤体外循环时间过长等。

预防和护理:①心律的监测,监测术后心律、心率的变化,对高龄、术前有心功能不良或心房颤动病史等的高危患者进行重点监护;②术后尽早应用 β 肾上腺素能受体拮抗剂,预防性给予镁剂。若患者已出现心房颤动,治疗的首要任务是控制心室率,然后再进行复律治疗,尽量恢复并维持室性心律。

(2)室性心律失常:冠状动脉搭桥术后的偶发室性期前收缩,通常不需要治疗。而出现室性心律失常如室性心动过速、心室颤动,术后并不常见,一般发生在术后 1～3 日。产生的主要原因如下:①围术期心肌缺血和心肌梗死;②电解质紊乱,如低钾血症和低镁血症;③血肾上腺素浓度过高;④术前已有左心室室壁瘤和严重的收缩功能减退。对大多数患者来说,术后室性心律失常及其诱发因素是能被纠正的。

预防和护理:①维持水、电解质及酸碱平衡,术后早期常规每 4 小时检查血气离子一次,根据化验回报补充离子、调整内环境;常规应用镁剂,即使血镁正常,应用镁剂不仅可有效控制室性心律失常,还可以扩张冠状动脉,增加冠状动脉血流;②给予患者充分镇静,使用强心药物,并应用利多卡因等抗心律失常药物。

3.急性心肌梗死

由于手术技术和心肌保护技术的改善,冠状动脉搭桥术后的心肌梗死已不常见。不稳定性心绞痛患者术后心肌梗死发生率高于稳定性心绞痛患者。发生的原因可能与以下因素有关:①心肌血管重建不彻底;②术后血流动力学不稳定;③移植血管病变。

预防和处理:减少心肌氧耗,保证循环平稳。血流动力学支持,标准的药物治疗,纠正电解质紊乱和心律失常。术后早期,给予患者保暖有利于改善末梢循环并稳定循环,继而保护心肌供血,能有效防止心绞痛及降低心肌梗死再发生。对于心肌梗死继发低心排血量的患者,应尽早放置主动脉内球囊反搏或心室辅助装置,提供血流动力学支持,减轻心脏负荷。

4.出血

冠状动脉搭桥术后的出血发生率为 1%～5%,主要原因为外科手术因素和患者凝血功能障碍、长时间体外循环、高血压和低温等。患者引流量大于每小时 200 mL,持续 3～4 小时,临床上即认为有出血并发症。

预防和处理:术前对于稳定性心绞痛患者,提前 1 周停用抗血小板药物。对于不稳定性心绞痛患者,可改为低分子肝素抗凝。术后严格控制收缩压在 90～100 mmHg。定时挤压引流,观察引流液的色、质、量,静脉采血检查 ACT(活化凝血酶原时间),使其达到基础值范围,确认肝素已完全中和。若出现大量快速出血,血压下降,应立即床旁紧急开胸止血。

5.急性肾衰竭

患者行冠状动脉搭桥术之前,若存在肾功能不全、高龄、瓣膜手术、糖尿病、严重左心室功能不全等情况,术后极易出现急性肾衰竭。其在术前血清肌酐正常患者的发生率为 1.1%,而术前血清肌酐升高患者的发生率为 16%,其中 20% 的患者需行血液净化治疗(CRRT)治疗。急性肾衰竭增加手术死亡率,可高达 40% 左右,并延长住院时间,增加患者负担。

预防和处理:对于有肾衰竭危险因素的患者,术前应避免使用肾毒性的药物。若术前出现血清肌酐升高,在病情允许的情况下,可适当延迟手术时间,待血清肌酐值控制在较合适的范围内时,再行手术治疗。术前需合理限制液体入量以减少肾脏损害。术后小剂量应用多巴胺 $2～3 \mu g/(kg \cdot min)$,可扩张肾动脉,增加肾灌注。若患者出现严重的急性肾衰竭症状,应及早给予 CRRT 支持,不能等到出现血流动力学紊乱、多脏器功能衰竭时才开始应用,宜早不宜迟。

6.脑卒中

脑卒中是造成冠状动脉搭桥术后并发症和死亡的主要原因之一。据 Puskas 多中心调查研究,脑卒中发生率为 6%～13%。临床上将脑损害分为Ⅰ型和Ⅱ型。Ⅰ型为严重的永久的神经系统损伤,发生率为 3%,死亡率可达到 21%。Ⅱ型为轻度脑卒中,患者出院时可恢复神经系统和肢体功能,发生率为 3%,死亡率为 10%。

预防和处理:早期的脑卒中治疗只是支持疗法,预防才是关键。造成术后脑卒中的原因有:①升主动脉粥样硬化;②心房颤动;③术前近期心肌梗死和脑血管意外;④颈动脉狭窄;⑤体外循环等。术后需每小时观察并记录瞳孔及对光反射,麻醉清醒患者,观察其四肢活动情况。出现脑卒中的患者中,需给予头部冰帽降温,降低氧耗;防止或减轻脑水肿;使用甘露醇、激素、利尿剂、清蛋白;神经细胞营养剂和全身营养支持。若患者出现抽搐,应立即给予镇静剂和肌松剂抑制抽搐。定时给予患者翻身、叩背,促进痰液排出,防止肺部感染。

7.主动脉球囊反搏应用

主动脉球囊反搏(IABP)是机械辅助循环方法之一,是通过动脉系统植入一根带气囊的导管到降主动脉内锁骨下动脉开口远端,在舒张期气囊充气,主动脉舒张压升高,冠状动脉流量增加,心肌供氧增加;在心脏收缩前气囊排气,主动脉压力下降,心脏后负荷下降,心脏射血阻力减少,心肌耗氧量下降,以此起到辅助衰竭心脏的作用。对于冠状动脉搭桥术后出现心力衰竭、心肌缺血及室性心律失常等并发症而药物不能控制者,应及早使用 IABP。但是由于IABP 是有创植入性操作,并且使用期间需维持 ACT 在较高的水平,因此在使用 IABP 期间易出现并发症,延长患者的住院时间。据文献报道,应用 IABP 的并发症发生率为 13.5%～36%,可出现下肢缺血、球囊破裂、感染、出血、血肿、栓塞、动脉穿孔、主动脉夹层等并发症。

并发症预防与处理如下。

(1)下肢缺血:下肢缺血为常见的并发症,与 IABP 管堵塞动脉管腔或血管内血栓脱落栓塞影响下肢供血有关。表现为 IABP 术后,患侧疼痛、肌肉萎缩、颜色苍白、末梢变凉、足背动脉消失。

术前应选用搏动较好的一侧植入导管;选择合适的型号;适当抗凝;持续搏动,不能停,以防止停搏时在气囊表面形成的血栓在搏动时脱落。术后每 15 分钟对比观察双侧足背或胫后动脉搏动,注意患肢皮肤的温度、颜色变化。抬高下肢,4～6 小时行功能锻炼,以促进下肢血液循环。遵医嘱给予肝素治疗,每 2～4 小时监测 ACT,调整 ACT 在正常值的 1.5 倍左右。患者翻身时,避免患侧屈膝屈髋,防止球囊管打折引起停搏。若出现机器报警,应立即处理,避免机器停搏导致患者生命体征出现变化。

(2)球囊破裂:主要原因为插入气囊导管时,尖锐物擦划气囊;动脉粥样硬化斑块刺破气囊;动脉内壁有突出的硬化斑块,气囊未全部退出鞘管或植入锁骨下动脉内形成打折、弯曲,该部位膜易打折破裂。

术前应常规检查气囊有无破裂,避免接触尖锐、粗糙物品。了解患者血管造影是否有斑块,了解术中置 IABP 管是否困难。临床表现为反搏波形消失,导管内有血液流出。一旦发现,需立即停止反搏,拔出气囊导管,否则进入气囊内的血液凝固,气囊将无法拔出,只能通过动脉切开取出。

（3）感染：常见于动脉切开植入导管。术后需加强无菌操作，及时更换被血、尿污染的敷料，并密切观察 IABP 置管处伤口有无红、肿、热、痛等感染征象。同时每日监测体温、血常规的动态变化，如有异常及时报告。遵医嘱全身及切口局部应用抗生素。

（三）术后康复护理

冠状动脉搭桥术后患者，尽早进行科学的康复锻炼对术后顺利恢复有很大的帮助。有效的康复锻炼可以扩张冠状动脉，在一定程度上预防冠脉搭桥的狭窄和闭塞，促进血液循环，促进伤口愈合，促进心功能恢复，预防肺部、消化道等各器官并发症发生，使患者尽快恢复正常生活。并且，随着患者活动量的逐步增加可有效预防深静脉血栓形成，还能改善血液动力学状态。患者在由 ICU 转回病房后，病情趋于平稳，除进行必要的抗生素和相关药物治疗外，需加强康复护理。

为了有效地进行肺部扩张，尽早恢复吹气球训练，方法同术前，可防止肺不张，减轻肺间质水肿。据报道，此项训练能明显改善缺氧和二氧化碳潴留。吹气球训练的同时，配合定时雾化吸入每日 4 次，每次15 分钟。雾化吸入后痰液稀释，较易咳出，此时可鼓励患者咳嗽。惧怕切口疼痛是患者不愿意咳嗽的主要原因，可采取胸带固定伤口、护士协助按压伤口等方法缓解咳嗽时引起的疼痛。同时，可教会患者采取"抱胸式"咳嗽的方法，即鼓励患者深吸气后双手交叉抱于胸前，每当用力咳出时，双手用力向身体内抱胸，此方法可减轻咳嗽时震动引起的疼痛，并且可自行控制抱胸的时机和力度。

鼓励患者进食高蛋白、高热量饮食，既为康复训练储备能量，也可促进手术切口的愈合。由 ICU 转回病房 24～48 小时后，在患者体力允许情况下，护士协助患者在床上慢慢坐起，待适应后再缓慢移到床边，直到搀扶站起。切记，患者由于卧床时间较长，初次活动会感到乏力、头晕、四肢无力，同时还要谨防直立性低血压的发生。早期活动可搀扶患者离床短距离步行，72 小时后根据患者体力和心功能的恢复情况逐渐加大活动量，可沿病房走廊步行。若扩胸运动导致患者牵拉伤口引起疼痛，为防止关节僵硬，可鼓励患者多做一些柔软的伸展运动，例如，上肢缓慢抬起，举过头顶或者两手缓慢平举，以不引起疼痛为宜，逐步增加动作幅度。

鼓励患者生活自理包括洗脸、刷牙、自己进餐和大小便等，可促进上肢功能锻炼，又在一定程度上增加了运动量。此时，嘱患者多进食蔬菜、水果等易消化食物，排便时切勿用力，如厕时动作宜迟缓，防止血压骤升骤降发生意外。患者一旦生活自理能力恢复，既满足了患者自我实现的需求，也增加了其自信心，利于患者心态的调整和病情的恢复。

在进行康复锻炼时，要求患者逐渐加大运动量，不可急于求成，应以患者能自我耐受、不感过度疲劳、无心慌气短、不诱发心律失常和剧烈胸痛为度。

五、健康教育

患者术后状态平稳，复查心电图、X 线胸片、心脏超声如无异常，即可出院。向患者宣讲和发放出院健康指导手册，包括指导患者饮食、功能锻炼、合理用药、定期复诊等内容。

（一）饮食指导

冠状动脉搭桥术后患者饮食宜清淡、高营养，应限制饮食中的高热量、高胆固醇食品如肥肉、动物脂肪、动物内脏、甜食等，可多食蔬菜、水果等富含维生素和膳食纤维的食物。一日三餐要规律,切勿暴饮暴食,合理控制体重,戒烟酒。

(二)功能锻炼

散步是一种全身性运动,可加快血流速度,保持血流畅通,防止冠状动脉狭窄,降低心脏并发症与再次手术率。对于冠状动脉搭桥术的患者,这是很好的一项运动,鼓励患者出院后养成散步的好习惯,可根据自身情况和耐受程度逐渐延长散步时间,增加散步距离。在完全恢复体力前,感觉乏力是正常的,如果出现胸痛、气短、轻度头晕、脉搏不规则应立即停止锻炼,及时到医院复查。

(三)用药指导

即将出院,很多患者会认为手术过后,症状消失或改善了就万事大吉了,此时需强调出院后定时服用口服药的重要性:减轻动脉硬化程度,延缓和控制病变的进程和冠状动脉再狭窄的发生。

服用口服药应注意:清楚了解和熟悉常用药物的名称和剂量;遵照医生医嘱按时服药,禁忌自行调整服药剂量或擅自停药;按照药品的使用说明合理保存药物,防止药物在阳光下暴晒影响药效,延误治疗。

(四)定期复查

一般术后 3～6 个月回手术医院复查一次,以后 1 年、3 年、5 年、10 年各复查一次,复查项目包括心电图、X 线胸片、心脏超声、生化系列等。

(五)维持情绪稳定

实践表明,脾气暴躁、易怒、易紧张的人很容易出现血压增高,冠脉血管张力增加而患心脏病。经历手术治疗后,指导患者时刻保持愉快的心情,避免争吵和过度兴奋。让患者多听音乐,参加社会活动,从而达到精神放松,提高生活质量,延长寿命。

第二节　风湿性心瓣膜病

一、概述

(一)二尖瓣狭窄

二尖瓣狭窄是由于各种因素致心脏二尖瓣瓣叶及瓣环等结构出现异常,造成功能障碍,使二尖瓣开放受限,引起血流动力学改变(如左心室回心血量减少、左心房压力增高等),从而影响正常心脏功能而出现一系列症状。其中,由风湿热所致的二尖瓣狭窄最为常见。风湿性心瓣膜病中大约有 40% 为不合并其他类型的单纯性二尖瓣狭窄。在我国以北方地区较常见,女性发病率较高,二尖瓣狭窄多在发病 2～10 年出现明显临床症状。根据瓣膜病变的程度和形态,将二尖瓣狭窄分为隔膜型和漏斗型两类。

正常二尖瓣口面积为 $4～6\ cm^2$,当瓣口狭窄至 $2\ cm^2$ 时,左房压升高,导致左心房增大、肌束肥厚,患者首先出现劳累后呼吸困难、心悸,休息时症状不明显,当瓣膜病变进一步加重致狭窄至 $1\ cm^2$ 左右时,左房扩大超过代偿极限,导致肺循环瘀血。患者低于正常活动即感到明显的呼吸困难、心悸、咳嗽,可出现咯血,表现为痰中带血或大量咯血。当瓣口狭窄至 $0.8\ cm^2$ 左右时长期肺循环压力增高,超过右心室可代偿能力,继发右心衰竭,表现为肝肿大、腹水、颈静脉怒张、下肢水肿等。此时患者除典型二尖瓣面容(口唇发绀、面颊潮红)外,面部、乳晕等部位也可出现色素沉着。

瓣膜狭窄病变不明显且症状轻、心功能受损轻者可暂时不手术,随诊观察。症状明显,瓣膜病变造成明显血流动力学改变致症状明显者宜及早手术,伴心衰者在治疗控制后方可手术。单纯狭窄,瓣膜成分好者可行闭式二尖瓣交界分离术或球囊扩张术。伴左房血栓、瓣膜钙化等,需在直视下行血栓清除及人工心脏瓣膜置换术。

(二)二尖瓣关闭不全

二尖瓣关闭不全是任何二尖瓣装置自身各组成结构异常或功能障碍致瓣膜在心室射血期闭合不完全,主要病因以风湿性病变、退行性病变和缺血性病变等较为多见,50%以上病例合并二尖瓣狭窄。

左心室收缩时,由于二尖瓣两个瓣叶闭合不完全,一部分血液由心室通过二尖瓣逆向流入左心房,使排入体循环的血流量减少,左心房血流量增多,压力升高,左心房前负荷增加,左心房扩大,左心室也逐渐扩大和肥厚。同时二尖瓣环也相应扩大,使二尖瓣关闭不全加重,左心室长期负荷加重,最终发生左心衰竭。表现为咳嗽频繁,端坐呼吸,咳白色或粉红色泡沫样痰。同时导致肺循环压力增高,最后可引起右心衰竭。表现为颈静脉怒张、肝肿大、腹水、下肢水肿。

二尖瓣关闭不全症状明显,心功能受影响,心脏扩大时应及时行手术治疗。手术方法分为两种。第一,二尖瓣成形术,包括瓣环重建或缩小,腱索和乳头肌修复及人工腱索和人工瓣环植入。这种术式可以最大限度地保存自身瓣膜功能,对患者术后恢复及远期预后有较大意义,但要求患者二尖瓣瓣环、腱索、乳头肌等结构和功能病变较轻。近些年来,随着手术技术及介入技术的飞速发展,经皮介入二尖瓣成形术也逐渐成为治疗二尖瓣关闭不全的一种方法。第二,二尖瓣置换术。若二尖瓣结构和功能严重损坏,如瓣膜严重增厚、钙化,腱索、乳头肌严重粘连,伴或不伴二尖瓣狭窄,不适于实施瓣膜成形的患者需行二尖瓣置换术。二尖瓣置换术后效果较好,但需严格抗凝及保护心脏功能治疗。临床常使用的人工心脏瓣膜有机械瓣膜、生物瓣膜两大类。各有其优缺点,根据实际情况选用(图7-1)。

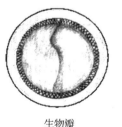

生物瓣　　　　　机械瓣

图 7-1 　生物瓣膜、机械瓣膜示意图

(三)主动脉瓣狭窄

主动脉瓣狭窄(AS)是指由于各种因素所致主动脉瓣膜及其附属结构病变,致使主动脉瓣开放受限。单纯主动脉瓣狭窄的病例较少,常伴有主动脉瓣关闭不全及二尖瓣病变等。

正常成人主动脉瓣口面积约为 3.0 cm²，按照狭窄的程度可将主动脉瓣狭窄分为轻度狭窄、中度狭窄和重度狭窄。由于左心室收缩力强，代偿功能好，轻度狭窄并不产生明显的血流动力学改变。当瓣膜口面积<1.0 cm² 时，左心室射血受阻，左室后负荷增加，长期病变的结果是左心室代偿性肥厚，单纯的狭窄左室腔常呈向心性肥厚。早期临床表现常不明显，病情加重后出现心悸、气短、头晕、心绞痛等。心肌肥厚劳损后心肌供血不足更加明显，常呈劳力性心绞痛。心衰后左室扩大，舒张末压增高，导致左心房和肺毛细血管的压力也明显升高，患者出现咳嗽、呼吸困难等症状。在主动脉区可闻及 3～4 级粗糙的收缩期杂音，向颈部传导，伴或不伴有震颤。严重狭窄时，由于心排血量减低，导致收缩压降低，脉压缩小。继而病情发展累及右心功能致右心衰竭时，出现肝肿大、腹水、全身水肿表现。重症患者可因心肌供血不足发生猝死。

主动脉瓣狭窄早期常没有临床症状，有的重度主动脉瓣狭窄患者也没有明显的症状，但有猝死和晕厥等潜在的风险，因此把握手术时机很关键。临床上呈现心绞痛、晕厥和心力衰竭的患者，病情往往迅速恶化，故应尽早实施手术治疗，切除病变的瓣膜，进行瓣膜置换术，也有少数报道用球囊扩张术，但远期效果很差，易造成瓣膜关闭不全和钙化赘生物脱落，导致栓塞并发症，因此已基本不使用。

（四）主动脉瓣关闭不全

主动脉瓣关闭不全是指主动脉瓣叶变形、增厚、钙化，活动受限而不能严密闭合，主动脉瓣关闭不全一般单独存在，常合并主动脉瓣狭窄。一般可由风湿热、细菌性心内膜炎、马方综合征、先天性动脉畸形、主动脉夹层动脉瘤等引起。

主动脉瓣关闭不全时左心室在舒张期同时接受来自左心房和经主动脉瓣逆向回流的血液，收缩力相应增强，并逐渐扩大、肥厚。当病变过重，超过左室代偿能力，则出现左室舒张末压逐渐升高，心排血量减少，左心房和肺毛细血管的压力升高，出现心慌、呼吸困难、心脏跳动剧烈、颈动脉搏动加强等症状。由于舒张压降低，冠脉供血减少，加上左心室高度肥厚，耗氧量加大，心肌缺血明显，心前区疼痛也逐渐加重，最后出现心力衰竭。听诊时可在胸骨左缘第 3 肋间闻及舒张期泼水样杂音，脉压增大。

人工瓣膜置换术是治疗主动脉瓣关闭不全的主要手段，应在心力衰竭症状出现前实施。风湿热和绝大多数其他病因引起的主动脉瓣关闭不全均宜施行瓣膜置换术，机械瓣和生物瓣均可使用。瓣膜修复术较少用，通常不能完全消除主动脉瓣反流。由于升主动脉动脉瘤使瓣环扩张所致的主动脉瓣关闭不全，可行瓣环紧缩成形术。

二、术前护理

（一）一般准备

1.入院相关准备

护士应热情接待患者，介绍病区周围环境、负责医生、护士及入院须知，遵医嘱给予患者相应的护理及处置。

2.完善术前检查

向患者讲解相关检查的意义及注意事项，并协助其完成。如心尖区有舒张期隆隆样杂音伴 X 线或心电图显示左心房增大，一般可诊断为二尖瓣狭窄；心尖区典型的收缩期吹风样杂音伴有左心房和左心室扩大,可诊断二尖瓣关闭不全,超声心动图检查可明确诊断。

3.心功能准备

根据心功能情况分级,严密观察病情,注意有无发热、关节痛等风湿活动症状,心律、心率的变化,如心律不齐,脉搏短绌,应及时记录并报告医生,给予患者强心、利尿药物治疗,调整心功能,并检查血钾、血钠等,发现电解质失衡应及时纠正。

4.呼吸道准备

避免受凉,防止呼吸道感染的发生。做好口腔清洁。并检查全身有无感染病灶,如有应治愈后方能手术,术前一周遵医嘱给予抗生素治疗,合并气管痉挛、肺气肿及咳痰者,使用支气管扩张剂及祛痰药,必要时给予间断吸氧。对于并发急性左心衰的患者吸氧时湿化瓶里加入适量的30%乙醇,目的是降低肺泡表面张力,改善通气,改善缺氧。做深呼吸及咳嗽训练:指导患者将两手分别放于身体两侧、上腹部、肩、臂及腹部放松,使胸廓下陷,用口逐渐深呼气,每日3次,每次做5~6遍。有效咳嗽、咳痰可预防呼吸道并发症的发生,尤其是对肺炎、肺不张有预防作用。可在深呼吸后,利用腹肌动作用力咳嗽,将痰液排出。

5.练习床上大小便

术后拔除导尿管后仍不能下床者,要在床上进行排二便。因此,术前1周应开始练习在床上排尿。成年人床上排尿比较困难,可指导患者用手掌轻压腹部,增加腹压,以利排尿。

6.消化系统准备

告知患者于术前12小时起禁食,4小时起禁水,以防因麻醉或手术引起呕吐导致窒息或吸入性肺炎。

7.术区备皮

目的是清除皮肤上的微生物,预防切口感染。充分清洁术野皮肤并剃除毛发,范围大于预定切口范围。

8.其他准备

备血,做抗生素过敏试验。术前量身高、体重,为术中、术后用药和呼吸机潮气量的调节提供依据。

9.活动与休息

适当进行活动,增强心肺功能,嗜烟者必须戒烟。术前晚上督促患者及时休息,充分的休息对于疾病的康复起着不容忽视的作用。

(二)心理准备

患者入院时,应主动热情迎接,护士耐心听取患者意见,向患者及家属讲解疾病的相关知识及手术治疗的重要性和必要性,介绍手术相关注意事项。告知患者心脏瓣膜手术是在全身麻醉的情况下进行的。针对文化程度不同的患者,负责医生应用恰当的语言交代手术情况及治疗方案,使患者深感医护人员对其病情十分了解,对手术极为负责。另外做过同类手术患者的信息,对术前患者的情绪影响较大,护士可有针对性地组织交流。护士还应介绍手术医生和护士情况,在患者面前树立手术医生的威信,以增加患者的安全感。并可使患者正视现实,稳定情绪,配合医疗和护理。对术后如需用深静脉置管、引流管、鼻饲管、留置尿管、呼吸机气管插管等,术前也应向患者说明,使患者醒来后不会惧怕。如需做气管插管的患者,耐心向患者解释由于个体的差异,预后情况各不相同,保持良好的情绪、合理的饮食、充足的睡眠、适当的活动等,都能有利于术后早日恢复。经常与患者交流与沟通,及时发现引起情绪或心理变化的诱因,对症实施心理疏导,建立良好的护患关系,以缓解和消除患者及家属的焦虑和恐惧。

(三)术前访视

开展术前访视,让患者及家属了解手术治疗的基本情况、围手术期注意事项及手术室环境和监护室环境,手术方法、麻醉方式,术后监护期间可能发生的问题,术后可能留置的各类导管、约束用具及其目的、重要性,满足患者适应需要。可在一定程度上缓解患者的压力,减轻手术所带来的应激反应,使患者主动配合麻醉和手术。

说明来访的目的,向患者介绍自己,建立良好的护患关系。告知患者进入手术室的注意事项及术中有关情况,并详细介绍手术的重要性及安全性。向患者讲解手术前的注意事项:①术前 1 日洗澡更衣,注意保暖,成人术前 6～8 小时禁食,术前 4 小时禁饮;小儿术前 4 小时禁奶制品,术前 2 小时禁饮;②术晨洗脸刷牙,但不能饮水,将义齿、手表、首饰项链等贵重物品取下;③不化妆、不涂口红,以免掩盖病情变化,影响观察;④术日晨排空大小便,身着病号服,卧床静候,手术室人员将在 7:30～8:00 到床旁接患者;⑤告知手术室护士患者是否打了术前针,对药物及消毒液有无过敏史,如患者本身发热或来月经请告诉手术室护士;⑥因手术床较窄,嘱患者在床上不要随意翻身,以免坠床;⑦手术间各种手术仪器、麻醉机、监护仪发出声响时,嘱患者不要紧张;⑧在手术过程中,如果有任何不适,请及时告诉医师、护士;⑨在病情及条件允许的情况下,可带领患者参观重症监护室,了解环境,以消除术后回病室后的紧张恐惧感,以防 ICU 综合征的发生。

三、术中护理

(一)手术体位

仰卧位。

(二)手术切口

一般用胸骨正中切口。

(三)术中特殊用物

测瓣器,人工瓣膜,持瓣器,长无损伤镊,长持针器,55 号换瓣线,冠脉灌注器。

(四)配合要点

1.巡回护士

(1)患者进入手术间后,尚未麻醉前与之交谈,分散其注意力并鼓励其树立手术成功的信心。

(2)体外循环建立后,可降低室温,复温后升高室温。

(3)摆好患者手术体位(取平卧位),在患者右侧放一骨盆架,右上肢固定于手术床中单下,协助麻醉师行颈内静脉和桡动脉穿刺。

(4)与器械护士共同清点器械,准备好胸骨锯,配制肝素盐水和鱼精蛋白。

(5)与器械护士共同核对术中所需的瓣膜大小,密切观察转机前、中、后尿量的多少、颜色,并记录及报告医生。

(6)正确控制手术床,行二尖瓣替换时,手术床向左倾斜,开放主动脉前手术床呈头低脚高位。

2.器械护士

(1)开胸体外循环的建立:正中切口锯开胸骨,开胸器牵开胸骨,切开心包显露心脏。缝合主动脉插管荷包,插主动脉管,依次缝上腔荷包插上腔管,缝下腔荷包插下腔管,与体外循环机管道连接,开始体外循环,再插左房吸引管。

(2)心肌保护:在阻断和切开主动脉后,向冠状动脉口内直接插入冠状动脉灌注管,左右冠状动脉灌注 4∶1 的冷氧合血心肌麻痹液,心包腔内放冰屑,间歇向心腔内注入 4℃ 的冷盐水,以维持心肌的均匀深低温状态(15℃左右)。

(3)手术程序:一般先替换二尖瓣,后替换主动脉瓣,但是切开左房探查二尖瓣后,必须探查主动脉瓣的病变程度和瓣环大小,再切除、缝合二尖瓣。

(4)缝瓣配合:①二尖瓣置换,切开左房,瓣膜剪下后测量瓣环大小,放置二尖瓣自动拉钩,缝合四点定点线,用 2-0 的 20 mm 换瓣线,选用 2 种颜色交替缝合,一般缝 14～16 针,每缝好一象限后用蚊式钳夹住把针剪下,瓣膜缝合完毕用试瓣器检验瓣膜的开放和关闭功能;②主动脉瓣置换,显露主动脉瓣后切除瓣膜,缝合三点定点线,用 2-0 的 17 mm 换瓣线,选用 2 种颜色交替缝合,一般缝 10～12 针。如效果满意用 4-0 带垫片的 Prolene 缝合主动脉切口,再用 3-0 带垫片的 Prolene 缝合左房切口。

(5)排气方法:主动脉根部插入 Y 形排气管,然后取头低脚高位再缓慢松开主动脉阻断钳,闭合左房切口前挤肺排气后再打结。

(6)复跳和辅助循环:备好除颤板,心脏复跳后应保持心脏表面的湿润,如心率较慢应放置起搏导线,检查心脏切口有无漏血,辅助循环效果满意时,撤离体外循环。

(7)关胸:准备好纱布、骨蜡、电刀行伤口止血,放置心包和纵隔引流管,清点器械、纱布无误后,逐层缝合伤口。

四、术后护理

(一)常规护理

1.置监护病房加强护理

完善呼吸机、心电监护仪、有创动脉血压监测、中心静脉压及肺动脉压监测。连接好胸腔引流瓶、导尿管、起搏导线和肛温探头等,保持各项监测处于良好工作状态。约束四肢至患者清醒,能合作者可解除约束。向麻醉医生和术者了解术中情况,如有无意外,如何处理,术中出入量(含胶体和晶体)、输血量、尿量、电解质平衡、血气分析和肝素中和情况等,目前特殊用药的用法和用量。

2.循环功能的维护

注意监测动态血流动力学的变化,根据病情变化调整血管活性药物如正性肌力药(洋地黄类、米力农、多巴胺、多巴酚丁胺等)和扩血管药的用量并注意药物的不良反应。术后护理应注意维护心功能,控制输液速度和量,以防发生肺水肿和左心衰竭,对于单独二尖瓣狭窄的患者尤为重要。

3.监测心率和心律变化

术后应严密监测有无期前收缩、心房颤动、心房扑动及心动过缓等心律失常的发生,如有异常变化应及时通知医生,及时处理。

4.补充血容量,维持有效循环血量

患者因术中失血、体外循环稀释血液、术后尿量多及血管扩张药的应用,往往会造成术后血容量不足,应及时补充有效循环血量。

5.呼吸道管理

术后常规应用呼吸机治疗,根据患者的性别、年龄及体重设定呼吸机参数,对于术前有肺动脉高压或反复肺部感染者,应延长机械通气时间,加强呼吸道管理,保证供氧。加强人工气道的湿化、温化,保持呼吸道内湿润通畅,避免气道黏膜损伤。

拔管指征:停机24~48小时患者未出现呼吸窘迫,患者主观上舒适,HR<120 次/分或增加<20 次/分,呼吸<35 次/分,血气分析中无酸中毒或低氧血症。

6.引流管护理

水封瓶装置要密闭,胸管长度适宜,保持管内通畅,经常挤压,同时注意观察引流液的量、颜色、性质,如每小时引流液>100 mL,持续达 3 小时,可能有活动性出血,应立即报告医生。

7.泌尿系统护理

记录每小时尿量,注意观察尿的颜色、比重、酸碱度等变化。当尿量减少至每小时 20 mL,持续 2 小时以上,可用利尿剂。若尿量仍不增加,应警惕急性肾衰竭的发生。若尿色为血红蛋白尿,应加强利尿。留置尿管的患者保持管道通畅,每日进行会阴护理两次,以防尿路感染的发生。

8.加强口腔护理

因应用机械通气 24 小时内 88% 的吸气管路被来自患者口腔部的细菌寄殖,并随某些操作(如吸痰)进入下呼吸道,成为肺部感染的原因之一,因此要加强口腔护理。建立人工气道前加强口腔、鼻腔的清洁,插管后每日检查口腔情况,用生理盐水棉球擦拭,每日 2 次。口腔护理液要根据口腔 pH 选择,pH 高时应选用 2%~3% 硼酸溶液,pH 低时选用 2% 碳酸氢钠溶液,pH 中性选用 1%~3% 的过氧化氢溶液。对长期应用机械通气患者,应对口腔分泌物进行常规细菌培养(每周 1 次),根据培养结果适当选择口腔冲洗液和抗生素,及时清除呼吸道的分泌物。必要时行气管切开者,按气管切开护理进行常规护理。

9.持续监测深部温度

低于 36.0 ℃采取保暖复温措施,一般肛温达 38.0 ℃,要积极做降温处理。术后常规预防感染治疗5~7 日,连续监测体温 3 日,无发热后可改为每日 1 次测量。如有发热症状改换抗生素,必要时联合用药,发热时每日 3 次测量体温。待体温正常后,再监测 3 日,如无异常,3 日后可改为每日 1 次测量。

10.维持电解质平衡

瓣膜置换术后的患者对电解质特别是血钾的变化要求很严格,低钾血症易诱发心律失常,一般血清钾宜维持在 4~5 mmol/L,为防止低钾血症造成的室性心律失常,术后需高浓度补钾,注意补钾的原则,并及时复查血钾,以便为下一步诊疗提供依据。

11.定期测凝血酶原时间

要求凝血酶原时间维持在正常值的 1.5～2 倍。置换机械瓣膜患者必须终身服用抗凝药物,注意观察患者有无出血倾向,如有血尿、鼻、牙龈出血,皮肤黏膜瘀斑以及女性月经量增多或栓塞偏瘫等症状出现,及时通报医生。口服华法林要掌握定时定量、药量准确原则。

12.饮食护理

患者清醒后,拔除气管插管后 4～6 小时无恶心、呕吐者,可分次少量饮水。术后 18～24 小时,如无腹胀、肠鸣音恢复可进流质饮食,并逐渐增加进食量和更改品种。

13.疼痛护理

切口疼痛影响呼吸的深度和幅度,不利于肺扩张,不利于患者休息,增加体力消耗。遵医嘱适当给予止痛镇静等处理,减轻患者病痛。

(二)术后并发症护理

1.出血

出血是心脏瓣膜置换术后最常见的并发症之一,多发生在术后 36 小时内。主要原因有两点:一是凝血功能紊乱,二是止血不彻底。

对于此类患者,由于凝血功能差,术前应给予肌内注射维生素 K_1,并检查凝血酶原时间及活动度。术后通过有创监测仪,监测血压、脉搏、中心静脉压、左房压的变化,注意尿量的变化,观察心包及纵隔引流的情况,计算和比较每 0.5～1 小时内引流量,若每小时大于 100 mL,连续3～4 小时,则考虑有胸内出血。若出血较多或大量出血后突然中止,应警惕并发心脏压塞,注意心脏压塞的症状和体征,如胸闷气急、心搏过速、颈静脉怒张、中心静脉压逐渐上升、动脉血压和脉压逐渐下降、面色灰白、周围发绀、尿量减少等,后期会出现奇脉。另外,注意观察有无切口渗血,鼻腔出血,气管吸引时的血痰、血尿或皮下出血等。

2.心律失常

心房纤颤最为常见。早期有室上性心动过速、房性或室性期前收缩,可因创伤、应激,水、电解质紊乱所致。一旦出现心律失常,应首先明确病因并协助医生进行处理。可进行临时起搏或电复律等,包括给予抗心律失常药如利多卡因、维拉帕米、毛花苷 C 等,根据检验结果,及时补钾。

术后早期监测内容包括心率、心律、血压、脉搏、中心静脉压、尿量的变化,随时监测电解质的变化、动脉血气分析的结果,完善呼吸循环恢复。进入普通病房后仍然需注意病情的观察,保证饮食及睡眠良好,提供舒适安静的环境,稳定患者的情绪。

3.低心排血量综合征

低心排血量综合征是心脏瓣膜置换术后常见的严重并发症之一,也是术后造成死亡的最常见因素。心排血量的下降,需低至心指数 2.5 L/(min·m²)时才出现一些临床体征,如心率增快、脉压变小、血压下降(收缩压低于 12 kPa)、足背动脉脉搏细弱、中心静脉压上升、四肢末梢血管收缩、四肢末梢发冷苍白或发绀等。尿量每小时可减少至 0.5～1 mL/kg 以下。发生原因一般有心脏压塞、有效血容量不足、心功能不全。

术后严密监测患者各项生命体征,严格血管活性药物应用,保持心包、纵隔、胸腔引流管通畅。保证桡动脉及中心静脉置管通路通畅,根据病情合理安排晶体、胶体输液。纠正水、电解质、酸碱失衡。

4. 心脏压塞

一旦确诊,需紧急再次开胸手术,清除血肿或血凝块,手术准备过程中,应继续反复挤压引流管,尽可能引流出部分积血。

5. 有效血容量不足

根据血细胞比容(HCT)、CVP 合理搭配晶体液和胶体液比例,积极合理补液,维持水、电解质、酸碱平衡,必要时应用止血药减少血容量丧失,参照激活全血凝固时间(ACT)值,合理应用鱼精蛋白。

6. 心功能不全

合理应用血管活性药物,如多巴胺、肾上腺素等,可提高心肌收缩力,增加心排血量;硝普钠、酚妥拉明等,可降低后负荷,减少心肌耗氧,增加心排血量,改善冠脉血供。同时严格记录并控制液体出入量,必要时做主动脉球囊反搏术(IABP)辅助循环。

7. 感染

感染是心脏瓣膜置换术后较少见的并发症。术前有潜在性的感染来源或菌血症,如皮肤或鼻咽部的金黄色葡萄球菌感染、牙龈炎或尿路感染等应认真评估,查明并进行处理。术中牢固地对合胸骨,缩短手术时间,是预防继发纵隔感染最重要的环节。术后患者有创性插管很多,需严格遵守无菌操作原则,按规程做好管道护理。加强口腔护理,注意监测体温的变化。定时心脏听诊,以便及时发现新的杂音。当患者咳嗽时,应尽量加强胸骨,避免发生感染的机会。对术后长期、大量使用广谱抗生素的患者,同时服用抗真菌药物如酮康唑等,以预防真菌引起的二重感染。

(三)术后康复护理

根据心外科手术治疗护理常规,密切观察患者体温、心率、呼吸和血压,进行心电监护,并观察胸管及心包引流管的通畅情况和引流液颜色等,术后需记录尿量,观察尿液颜色,持续心电监护,若心率>100 次/分以上,给予对症处理,若心率<60 次/分,可按医嘱给阿托品或异丙肾上腺素等,必要时用体外临时起搏器调控,适当补充血容量,尿量每小时维持在>1 mL/kg。

患者从复苏室转入病房后开始进行床边康复护理,勤翻身,鼓励患者深呼吸及做有效的咳嗽,拍背排痰,当患者咳嗽时,用双手或枕头按着伤口深吸气后,用力咳痰。痰多黏稠不能咳出时,采用吸痰管将痰液吸出,保持呼吸道通畅。协助患者进行各关节的屈伸运动,直至离床活动。在病情稳定情况下,鼓励并协助患者早期离床活动,教会患者测量脉搏。先平台慢步行走后再走阶梯,每次从 60 m 增至 300 m,每天2次,每次 20～30 分钟,以休息状态心率为基础值,运动强度保持在基础值心率加 20 次/分,运动应该循序渐进,指导患者纠正术后不正确姿势。

五、健康教育

(一)生活指导

(1)术后早期是恢复手术及其造成的创伤、改善体质、稳定各系统和器官平衡的重要阶段。原则上患者应充分休息和静养,可适当进行室内和室外活动,但要量力而行,以不引起心慌气促为度。

（2）预防感冒及肺部感染，同时要保证充足的睡眠，防止过度劳累。

（3）出院后，一般不限制饮食，饮食注意多样化、少量多餐，进食清淡、易消化的食物，保证蛋白质、维生素的摄入。

（4）瓣膜置换术后患者存在不同程度的心理压力，指导患者保持精神愉快、心情舒畅、生活乐观，尽量消除来自于生理、心理的压力，正确认识、对待抗凝治疗，有利于病情的稳定和康复。

（5）生活要规律，早睡早起，不要过度劳累，避免酗酒与吸烟。

（二）用药指导

抗凝治疗将终身伴随心脏机械瓣膜置换术后的患者，而抗凝治疗的不足或过量都会引发严重的并发症，因此要将坚持按时按量服用抗凝药的重要性及必要性告诉患者及家属，不能擅自更改抗凝药的剂量。同时告知患者增加抗凝作用的药物，如氯霉素、阿司匹林等；减弱抗凝作用的药物，如维生素 K_1、雌激素、口服避孕药等，必须在医生指导下服用上述药物，尽量避免盲目服用活血化瘀类中药。教会患者自我监测出血征象，如有不适，及时来院就诊及监测 PT 值，以免抗凝过量引起出血或抗凝不足引起血栓形成。

（三）病情观察指导

指导患者有下述情况应尽快就医复查：身体任何部位有感染，不明原因的发热、呕吐、腹泻；有明显心慌气短，并出现水肿；咯泡沫血痰；有皮下出血、血尿、鼻出血及牙龈出血、大便带血或黯黑色柏油便等出血倾向；巩膜及周身皮肤出现黄染；发生新的心律不齐，有突然晕厥、偏瘫或下肢疼痛、发凉、苍白现象发生；女性怀孕或计划怀孕经血或阴道流血量增加或不规则；严重摔伤或遭受严重创伤；某部位疼痛、红肿不适或任何其他不正常症状或体征。

（四）复查指导

心脏手术患者出院时应保管好出院诊断证明书以及相关病历，复查时应携带出院通知书和其他医院所做的各项检查结果，如心电图、X 线胸片、化验检查等作为参考。华法林抗凝治疗时 PT 值早期波动较大，出院后定期定点检查 PT，开始每周 1 次，逐渐延长至每个月 1 次，6 个月后病情稳定者延长至 3 个月 1 次，1 年后 3～6 个月 1 次，正确记录 PT 值。

第三节　主动脉夹层动脉瘤

一、概述

主动脉夹层动脉瘤的准确定义是：主动脉壁中层内裂开，并且在裂开间隙有流动或凝固的血液。中层裂开通常是在中层内 1/3 和外 2/3 交界面。夹层将完整的主动脉壁一分为二：即由主动脉壁内膜层和中层的内 1/3 组成的夹层内壁和由中层外 2/3 和外膜层组成的夹层外壁。夹层内、外壁间隙为夹层腔，或称为假腔，主动脉腔称为真腔。主动脉夹层的病因尚不明确，但其基本病变为含有弹力纤维的中膜破坏或坏死，常与以下情况有关：高血压、遗传性结缔组织病（如马方综合征、Turner 和 Ehlers-Danlos 综合征）、多囊肾病、主动脉中膜变性、主动脉缩窄、先天性主动脉瓣疾病、妊娠、动脉硬化、主动脉炎性疾病、钝性或医源性创伤或肾上腺诱导性病变等。

在夹层形成和发展过程中,主动脉壁中层撕裂导致的疼痛和主动脉夹层动脉瘤3个常见并发症(主动脉破裂、主动脉瓣反流、主动脉及其分支血管的阻塞)相应的表现是急性主动脉夹层动脉瘤常见的症状和体征。慢性主动脉夹层动脉瘤患者,主动脉扩大但常无症状。当扩大的主动脉侵犯邻近结构,则表现为相应部位的疼痛。扩大的主动脉压迫邻近组织也产生症状,如声音嘶哑、Horner综合征、反复肺炎。近端主动脉发生慢性夹层时,多合并主动脉瓣的关闭不全,严重者产生急性左心衰竭症状。慢性主动脉夹层患者也可出现组织灌注不良,如慢性肾衰竭、跛行等。慢性夹层患者出现低血压,多是由于主动脉破裂或严重的主动脉瓣关闭不全、心力衰竭所致。慢性病症外周脉搏消失较急性常见。主动脉瓣关闭不全时,除典型的舒张期泼水样杂音外,多有外周血管征,如毛细血管搏动、枪击音、脉压增大,腹部体检可发现扩大的主动脉。

未经治疗的主动脉夹层动脉瘤预后很差。急性主动脉夹层动脉瘤患者,50%在夹层发生后48小时内死亡,75%的患者在2周内死亡。慢性夹层患者,5年生存率低于15%。主动脉夹层动脉瘤患者绝大多数死于主动脉破裂。临床实践结果表明,人造血管置换术是主动脉夹层动脉瘤外科治疗的最有效方法。理想的置换术是在一次手术中能用人工血管置换所有夹层病变累及的主动脉段,即所谓完全治愈。然而这是难以达到的,因为大范围的替换手术创伤大,术后并发症多,死亡率高。因此,绝大多数仅置换破裂、危险性很高的主动脉段,且通常是近端主动脉进行尽可能大范围的替换。

二、术前护理

(一)一般准备

1.休息

绝对卧床休息,减少不必要的刺激,限制探视的人数。护理措施要相对集中,避免搬动患者,操作时动作要轻柔,避免发出噪声,尽量在患者床边完成相关的检查。

2.术前常规准备

术前停止吸烟,术前8小时禁食水,以免麻醉或手术过程中引起误吸。术前晚应常规清洁灌肠,术前一日备皮,剃去手术区及其附近的毛发,术前一晚按照医嘱给予镇静药物。完善各项血、尿标本的化验,包括血常规、血型、凝血常规、生化系列、血气分析、尿常规。辅助检查包括18导联心电图、胸部X线、超声心动图、CT或MRI、主动脉造影等。

3.止痛

主动脉夹层动脉瘤难以忍受的剧烈疼痛本身引起血压升高,因此要做好疼痛护理。可以适当应用镇静和镇痛药物,止痛药物要选择对呼吸功能影响小的药物,通常是10 mg吗啡皮下或肌内注射,必要时4~6小时后可重复给药,年老体弱者要减量。如果疼痛症状不明显,但是患者烦躁不安可给予地西泮等镇静药物。在使用镇静药物后要观察患者的呼吸状况,如有异常立即通知医生。

4.吸氧

患者持续低流量吸氧,增加血氧含量。吸氧也可以改善心肌缺氧及应用血管扩张药物而引起的循环血容量减少导致的氧供应不足。另外,疼痛也会增加机体的耗氧量,吸氧后可增加患者的氧供应量,改善患者的不良情绪。

5.预防便秘

对于主动脉夹层动脉瘤的患者来说绝对卧床休息和焦虑、抑郁是导致便秘发生的主要原因,另外患者的饮食结构和生活习惯也是造成便秘的原因,还有一部分患者因为怕用力排便造成动脉瘤破裂而不愿排便。患者要多食素食,少食荤食,多吃蔬菜水果软化粪便,给胃肠道休息的时间,减少胃肠道的负担,保持胃肠的正常蠕动。多饮水,促进新陈代谢,缩短大便在胃肠道停留的时间,减少毒素的吸收。安排合理科学的饮食结构,粗细搭配,避免以猪肉、鸡肉等动物性食物为主食。每日睡前或晨起喝一杯温蜂蜜水或淡盐水以保持大便通畅。一旦发生便秘,给予开塞露灌肠,此方法作用迅速有效。服用麻仁软胶囊、蜂蜜水及香蕉虽然有效但作用较慢。禁忌做腹部按摩及运动疗法,以免诱发夹层动脉瘤破裂。因患者绝对卧床,要求床上排便,嘱患者建立定时排便的习惯,每日早餐后排便,早餐后易引起胃-结肠反射,此时锻炼排便,以建立条件反射。另外,患者排便时要注意环境隐私,用屏风遮挡,便后要帮患者做好清洁工作,病室通风,保持空气清新。

6.其他疾病治疗

(1)心血管系统常见疾病。①缺血性心脏病:动脉瘤手术对患者心脏供血、供氧和氧耗影响都很大,术前如有缺血性心脏病,术中、术后易并发心肌梗死,一旦发生心肌梗死则死亡率极高。术前应了解患者有无心绞痛症状或者有无心电图异常改变。但约半数以上的冠心病患者无任何症状,因此对有冠状动脉疾病的患者,可做冠状动脉造影检查。②高血压:轻度高血压并不构成动脉瘤手术的危险因素,中度以上的高血压除非必须做急诊手术,术前应控制好血压再择期手术。长期服用降压药物的,要一直服药到术前,术后也要尽早恢复服药。术中要特别注意防止血压忽高忽低,术后要口服降压药维持血压平稳。③心律失常:房性期前收缩一般不需要特别处理。心房颤动者术中及术后应控制心率,偶发单源性室性期前收缩不需特殊处理,但频发或多源期前收缩需要用利多卡因或胺碘酮等有效药物治疗。新出现的恶性心律失常则应检查有无血生化异常、酸中毒、低氧血症、贫血等。④心脏瓣膜疾病:升主动脉瘤时常伴有主动脉瓣环扩大或瓣膜附着缘撕脱,一旦出现主动脉瓣关闭不全,常有急性左心功能不全的表现,因此应尽早进行手术治疗。这种患者不能平卧、心功能Ⅲ级或Ⅳ级,药物控制效果不佳的也应尽早手术或急诊手术,而不必等待心功能改善后再手术治疗。合并轻度主动脉瓣狭窄或轻度二尖瓣脱垂,术中可不处理,如中度以上的病症,术中应同时处理。

(2)呼吸系统疾病。①急性呼吸道、肺部炎症:呼吸系统急性炎症,气管分泌物或痰液增多,再加上麻醉和手术侵袭,术后感染易扩散,发生肺不张和肺炎并发症的危险性增大。所以,除急诊手术外,术前应先治疗呼吸系统急性炎症,待炎症完全治愈后1～2周再行择期手术。②慢性支气管炎:慢性支气管炎要去除诱因,另外慢性支气管炎时气管内黏液分泌过多和易引起气管及支气管痉挛,因此术前准备应以祛痰、排痰和解痉为中心,使用祛痰药物及雾化吸入。③慢性肺气肿:术前应锻炼呼吸以促进呼气,通常采用吹口哨及锻炼腹式呼吸改善肺内气体交换。另外术前也要口服祛痰解痉药物,合并感染要选用敏感抗生素。

(3)糖尿病。合并糖尿病的患者术后易发生感染,主要是因为机体免疫力下降,微血管病的血液循环障碍以及白细胞功能降低等。术前要正确调节葡萄糖和胰岛素的用量,使血糖值在允许的范围内波动,防止发生酮症酸中毒。通常要求控制空腹血糖在正常范围或

7.5 mmol/L以内,但要注意防止发生低血糖。另外还要纠正患者的营养状态,特别是低蛋白现象,并消除潜在感染灶。

7.用药护理

目前临床上常用的药物有 3 类:血管扩张剂、β肾上腺素受体阻滞剂和钙通道阻滞剂。主动脉夹层动脉瘤的急性阶段(发病初 48 小时),主动脉破裂的危险性最大,应选择静脉途径给药方法,待病情控制后再改为口服长期维持量。慢性主动脉夹层动脉瘤而无症状的则可提倡口服药物治疗。硝普钠应用输液泵准确输入体内。从小剂量[0.5 μg/(kg·min)]开始,然后根据血压的高低逐渐增加用量,一般不超过[10 μg/(kg·min)]。当用大剂量硝普钠仍达不到满意的效果时,改用其他血管扩张剂。应用硝普钠时要现用现配,避光泵入,输液泵控制速度。应用硝普钠同时可应用β肾上腺素受体阻滞剂,如艾司洛尔,注射时要稀释并使用输液泵控制速度。值得注意的是艾司洛尔有很强的降压作用,如患者仅应用艾司洛尔就能维持满意的血压和心率,则不需要同时使用硝普钠。在应用艾司洛尔的过程中要密切观察患者的心率。普萘洛尔有很强的心肌收缩功能抑制作用,需要急诊手术的患者应避免使用或减小用量。临床中常用的钙通道阻滞剂是乌拉地尔,应用输液泵泵入,也可稀释后静脉注射。

8.预防瘤体破裂

夹层动脉瘤破裂引起失血性休克是导致患者死亡的常见原因。预防主动脉夹层破裂,及时发现病情变化是术前护理的重要内容。尤其是患者主诉突然发生的剧烈腰背部疼痛,常是夹层动脉瘤破裂的前兆。高血压是夹层分离的常见原因,导致夹层撕裂和血肿形成的常见原因与收缩压和射血速率的大小有关。因此术前要将血压控制在 100~130/60~90 mmHg,心率 70~100 次/分。血压下降后疼痛会明显减轻或消失,是主动脉夹层停止进展的临床指征,而一旦发现血压大幅度下降,要高度怀疑夹层动脉瘤破裂。

9.周围动脉搏动的观察和护理

当主动脉夹层累及分支血管会引起相应脏器的缺血症状,主动脉分支急性闭塞可导致器官的缺血、坏死,要预见性地观察双侧桡动脉、足背动脉的搏动情况,要注意观察末梢的皮肤温度及皮肤颜色。要勤巡视、勤观察,严格交班,做到早发现、早报告、早救治。

10.观察胃肠道及泌尿系统病变

观察动脉瘤向远端发展,可延伸到腹主动脉下端,累及肠系膜上动脉或肾动脉,引起器官缺血和供血不足症状,夹层累及肾动脉会出现腰痛、血尿、急性肾衰竭、尿量减少。夹层累及肠系膜上动脉时会出现恶心、呕吐、腹胀、腹泻等症状。每小时记录尿量,尿色,记录 24 小时出入量。

11.休克的观察和护理

患者因刀割样疼痛而表现为烦躁不安、焦虑、恐惧和濒死感,且为持续性,一般镇痛药物难以缓解,伴有皮肤苍白、四肢末梢湿冷、脉搏细速、呼吸急促等休克症状。护士要迅速建立静脉通路,抗休克治疗,观察患者尿量、皮肤温度、血压及心率变化。

12.其他并发症的观察和护理

主动脉分支闭塞会引起器官的缺血、坏死,如颈动脉闭塞表现为晕厥,冠状动脉缺血表现为急性心肌梗死,累及骶髂神经可出现下肢瘫痪。累及交感神经节可出现疼痛,累及喉返神经可以发生声音嘶哑,因此护士要严格观察有无呼吸困难、咳嗽、咯血、头痛、偏瘫、失语、晕厥、视物模糊、肢体麻木无力、大小便失禁、意识丧失等征象。

(二)心理护理

绝大部分患者在住院时可以了解自己的病情,对手术和疾病充满了紧张和恐惧,同时夹层动脉瘤的首发症状是胸背部剧烈的疼痛,呈难以忍受的撕裂样。刀割样疼痛伴有濒死感,严重者伴有短暂的晕厥,因此患者会有烦躁和焦虑,但是患者期盼着手术治疗以减轻痛苦,顾虑重重,同时也担心手术是否成功,这些心理问题会影响患者的休息,同时会使交感神经兴奋,血液中儿茶酚胺含量增加,使血压升高、心率加快,病情加重。不良的心理问题还会降低机体的免疫力,使抵抗力下降,对手术治疗不利。首先要倾听患者的主诉,鼓励患者说出自己内心的不快、顾虑以及身体的不适,与患者建立信任关系。向患者讲述成功病例,组织经验交流会,通过观看图片等讲解疾病相关知识,增强患者战胜疾病的信心。与家属配合鼓励患者,增强其战胜疾病的信心。

(三)术前访视

术前一日 ICU 护士到病房对拟进行手术者进行访视,术前访视采用视频和发放宣传册以及一对一咨询的方式进行,以确保患者及家属能够理解,并且在访视过程中一定要注意询问他们是否能听懂。护士除了常规介绍 ICU 工作环境,还需要向患者及家属解释患者在这里的这段时间内可能会发生什么,他们可能会有什么样的感受以及会听到什么并看到什么;气管内插管的存在会对他们产生什么影响,以及如何用另一种方式进行交流;重症监护室护士的角色,重症监护设备,以及重症监护室的探视制度。所有这些信息都应记录细节备份,以便患者回顾需要说明或提醒的要点。护士需要评价患者的心理生理状况,确定可能影响术后恢复的问题。

(四)急诊手术术前准备

急诊的主动脉夹层动脉瘤患者,绝大多数存在主动脉瘤濒临破裂危险或已发生破裂,有严重的组织、器官灌注不良,病情危重。为了挽救患者的生命,应在密切的监护和药物治疗的同时,在最短的时间内进行必要的术前检查和做出明确的诊断,以便及早接受手术治疗。

1.监测

所有夹层动脉瘤或可能急诊手术的患者,都必须送至重症监护室或直接到手术室,进行血流动力学连续监测。为了方便静脉应用药物治疗,快速输液和监测中心静脉压,要求建立中心静脉通路。建立动脉连续直接测压,达到实时监测血压的目的。放置尿管,便于对尿量进行监测,这是对液体的补充,抗高血压治疗效果判断的一个很好的观察指标,在双侧肾无灌注时常发生无尿症。定时触摸并对比四肢动脉脉搏的强弱,在监护过程中,护士用这种简单的方法判断有无组织灌注不良。有条件者还可放置 Swan-Ganz 漂浮导管,进行肺动脉压、肺毛细血管楔压、心排血量等监测。除上述监测外还要观察患者的神经系统功能及腹部状况,同时还要密切观察患者的动脉血气分析结果。

2.药物治疗

临床实践中,仅有极少数主动脉夹层动脉瘤患者需要急诊手术。假如已在其他医院确定了主动脉夹层动脉瘤的诊断和明确了夹层累及的范围和有无并发症,来院就诊时可直接送入手术室进行治疗。药物治疗主要是静脉给药,普萘洛尔有很强的心肌收缩功能抑制作用,需急诊手术的患者应避免使用。需要急诊手术而又出现组织灌注不良的患者,术前是否进行降血压治疗仍存在分歧,反对者认为降低血压加重组织缺血,赞成者认为组织灌注不良是由于夹层所致,降低血压是防止夹层发展、预防夹层破裂的有力措施。在术前准备过程中,有些患者仍出现难以忍受的疼痛则应肌内或静脉注射止痛药和镇静药。

三、术中护理

由于夹层动脉瘤起病急骤,加上剧烈的疼痛,往往使患者出现恐惧、焦虑的情绪,在拟定手术方案后,手术室护士应当尽快到病房做好术前访视,以亲切的态度介绍手术成员及手术的成功经验,鼓励患者以放松的心态准备手术。洗手护士在术前准备好常规心脏大血管手术器械和敷料包,准备各种类型的人造血管及心血管补片、特殊血管缝线和可吸收缝线,大银夹钳和特殊鼻式针持,胸骨锯、骨蜡、无菌冰泥、除颤器、生物胶、止血粉、止血纱布,特细神经拉钩等。检查各种备用插管、手术器材的有效期,准备好充足的手术器械、用物、药品,保障术中及时准确地配合。

患者进入手术室后,巡回护士要热情接待,仔细核对患者姓名、床号、手术部位及术前用药。安慰关怀患者,减轻其紧张情绪。迅速建立两条良好的静脉通路。麻醉完成后,将患者置于平卧位,头下垫软头圈,胸后垫胸枕。肩胛骨、骶尾部、足跟处分别贴减压贴,减少因手术时间长和深低温体外循环导致的皮肤压疮。由于手术位置在主动脉,而且是深低温环境,会引起血流动力学和内环境的变化,术中密切配合麻醉师、体外循环灌注师工作,观察血压、血氧饱和度、尿量及体温的变化。遇异常情况,及时遵医嘱做好相应的处理。

心脏大血管手术器械种类繁多,要求器械护士提前 30 分钟刷手,与巡回护士一起仔细清点缝线、敷料和器械等物品。考虑到手术大,影响术式的不确定因素较多,皮肤消毒范围要足够大。消毒范围原则上同冠状动脉旁路移植手术,但双耳郭、乳突和双上肢也应充分消毒。铺单应预留双侧锁骨下动静脉和股动脉切口位置。暴露右侧腋动脉备体外循环插管用。大血管手术开胸时的风险较大,尤以二次开胸行大血管手术为甚。从开胸到完成心脏血管游离的过程中应做好随时应对大出血、心律失常和启动体外循环的准备。

四、术后护理

(一)常规护理

1.ICU 常规护理

准备好麻醉床、心电监护仪、呼吸机、简易呼吸器、吸痰器、除颤仪等急救监测设备。患者回 ICU 后立即给予心电、血压、血氧饱和度监测。连接呼吸机进行机械辅助通气。与麻醉师进行交接包括患者使用药物如何配制、血气分析结果以及术中是否出现异常情况。同时还要交接患者的衣物,带回的血制品及药物,血制品要严格交接,双人核对。病情允许可与手术室护士共同为患者翻身查看皮肤情况,出现异常要记录在重症护理记录单上,并填写压疮评估表,并且要把情况告知家属。

2.体位护理

麻醉未醒时患者取平卧位,尽量减少搬动患者,如生命体征不稳定要禁止翻身。麻醉清醒后生命体征稳定的患者可将床头抬高 30°。

3.管道护理

与麻醉师一起确定气管插管的位置,听诊呼吸音,观察双侧是否对称,常规进行 X 线检查,了解气管插管的位置及双肺的情况。交接深静脉及动脉压管路的位置,检查管路是否通畅。妥善固定尿管、引流管,在引流瓶上贴好标记,以便观察患者的引流量。保持各管路通畅,避免打折、扭曲、脱出、受压,每班需要确定各种管路的位置,每个小时记录深静脉及气管插管的位置。

4.保证外出检查安全

患者外出做检查时要备好抢救设备及药物,准备简易呼吸器、氧气袋、负压吸引器、吸痰管、除颤仪、肾上腺素,以保证患者发生意外情况能够给予及时救治。

5.血糖监测

术后监测血糖每小时 1 次,连续 3 小时,如有异常立即应用胰岛素,以控制血糖在正常范围。

6.心理护理

患者进入 ICU 后要掌握其心理动态,及早告知患者手术成功,现在正在 ICU 接受治疗,对患者实施周到的护理及热情的鼓励。积极指导自我放松训练,转移注意力,使患者配合治疗,促进康复。对患者提出的问题,要耐心细心解答,让患者信任 ICU 护士。

(二)其他观察与护理

1.血压控制

维持理想的血压,减少血压波动是大血管术后护理的难点。术后难以控制的持续高血压可增加脑出血、吻合口出血及冠状动脉痉挛,有心肌缺血的危险。术后要给予患者镇痛、镇静,加强心理护理,使患者有安全感,防止由于过度焦虑和烦躁而引起的血压升高。术后要给予缓慢复温,防止由于体温过低引起的外周血管收缩而导致的血压升高。当患者麻醉苏醒时,可应用丙泊酚镇静,同时血压有升高趋势时,要遵医嘱给硝普钠、亚宁定、利喜定等降压药物,使血压缓慢降低,收缩压维持在 120 mmHg 左右。术后早期血压低多是因为渗血多,术中出血、失液,血容量不足引起的,应用药物血压仍控制不理想时,要警惕是否发生低心排血。所有患者均采用有创血压监测,妥善固定穿刺针的位置,每班都要校对零点,保证测量血压的真实可靠。使用血管扩张药要单路给药,使用微量注射泵是避免应用"快进"键,以免血压骤然降低。

2.心电监测

全主动脉置换涉及主动脉根部的置换及头臂干血管的再造,术前主动脉瓣关闭不全,冠状动脉病变,长时间的体外循环及心肌阻断,都会导致术后的心律失常、心肌缺血,低心排血甚至心搏骤停。术后立即给予多参数的生理监测及血流动力学监测,定时观察心率、中心静脉压及心电图的变化。高龄患者中心功能较差、心排血量降低,易发生充血性心力衰竭,对于这样的患者术后可以给予 IABP 辅助心脏功能,增加心脏射血、心脏灌注,改善肾脏的血液灌注。

3.纠正电解质紊乱、酸碱平衡失调及出入量失衡

术中血液稀释、利尿剂的应用、低流量灌注、应用呼吸机等都会引起酸碱平衡失调及电解

质紊乱。术后要参照多方面的因素,包括心率、血压、中心静脉压、尿量、引流量、血气分析结果以及心肺功能。血容量不足时要以补充胶体为主,维持血红蛋白＞100 g/L,血浆可以预防由于凝血因子减少而造成的引流多,补充胶体还可以防止由于胶体渗透压降低而造成的肺内液体增多,护理过程中不能机械地控制入量小于出量。

4.意识监测

脑部并发症是人工血管置换常见的并发症之一。临床表现为苏醒过缓、偏瘫、昏迷、抽搐等。护士在患者未清醒前要观察并记录患者双侧瞳孔是否等大等圆,是否有对光反射及程度如何,清醒后要记录清醒的时间及程度,密切观察患者的认知情况、精神状态及有无脑缺氧。患者清醒后护士要观察和记录四肢的活动情况,皮肤的温度,感觉动脉搏动情况。

5.胃肠道护理

留置胃管持续胃肠减压是术后常见的护理措施,留置胃管禁食水的患者常有口渴、咽部疼痛等不适,每天要给予两次口腔护理,以促进患者舒适。每班听诊肠鸣音,观察腹部体征,注意有无腹胀、腹痛,定时测腹围,观察有无腹腔脏器缺血表现。患者肠道功能恢复后可给予胃肠道营养,以促进患者体力的恢复。

6.呼吸道护理

(1)术后呼吸机辅助呼吸:根据血气分析结果及时调整呼吸机参数。术后带管时间长,不宜长时间持续镇静的患者易出现呼吸机对抗,随时监测呼吸频率、潮气量、气道压及患者的呼吸状态。调整呼吸机模式为 SIMV＋PS(压力支持)或者压力控制通气(PC),在 PC 情况下要注意观察患者的潮气量变化,及时调整压力。

(2)预防呼吸机相关性肺炎(VAP):呼吸机相关性肺炎是指经气管插管行机械通气 48 小时以后发生的肺部感染,或原有肺部感染发生新的病情变化,临床上高度提示是一次新的感染,并经病原学证实者。机械通气是 ICU 常用的一种治疗方法,由于人工气道的建立破坏了呼吸道正常的生理防御机制,使机械通气并发的呼吸机相关性肺炎发生率增加 4～12 倍。呼吸机相关性肺炎的发生使得患者治疗时间延长,住院费用增加,死亡率增高,影响疾病的预后。

1)ICU 环境管理:严格限制探视,减少人员流动,同时也要减少可移动设备的使用。必要探视时家属需要穿隔离服、戴口罩帽子、更换拖鞋后才能进入。每日要进行通风,地面每天用含氯消毒液拖擦,监护仪等设备定期用消毒液擦拭,患者转出后对所用物品进行终末消毒处理。ICU 应设立隔离病房,以收治特殊感染患者。使用空气层流装置时要定期清理排风口处的污物,以免影响空气质量。定期对 ICU 工作人员进行手消毒效果监测,洗手后细菌数小于 5 cfu/cm^2,并以未检出致病菌为合格。此外,还要进行定期体检,尤其要进行口咽部细菌培养,带有致病菌株者应停止治疗工作或更换工作岗位。

2)保持人工气道的通畅:保持人工气道通畅最有效的方法是根据分泌物的颜色、量和黏稠度等情况,按需进行气管内吸痰。吸痰是利用机械吸引的方法,将呼吸道分泌物经口、鼻或人工气道吸除,以保持呼吸道通畅的一种治疗方法。

吸痰手法:可按照送、提、转手法进行操作。①送:在左手不阻塞负压控制孔的前提下,或先反折吸痰管以阻断负压,右手持吸痰管,以轻柔的动作送至气道深部,最好送至左右支气管处,以吸取更深部的痰液。②提:在吸痰管逐渐退出的过程中,再打开负压吸痰,或左手阻塞吸痰管负压控制孔产生负压,右手向上提拉吸痰管,切忌反复上下提插。③转:注意右手边向上提拉,边螺旋转动吸痰管,能更彻底地充分吸引各方向的痰液,抽吸时间断使用负压,可减少黏膜损伤,而且抽吸更为有效。

吸痰后护理:与呼吸机连接,吸入纯氧。生理盐水冲洗吸痰管后关闭负压。检查气管套管和气囊,听诊。安慰患者取舒适体位,擦净面部,必要时行口腔护理。观察血氧饱和度变化,调节吸入氧浓度(FiO_2)。整理用物、洗手和记录吸痰前后患者面色、呼吸频率的改善情况,痰液的颜色、性质、黏稠度、痰量及口鼻黏膜有无损伤。

3)保持人工气道的湿化:人工气道的建立使患者丧失了上呼吸道对气体的加温和加湿作用,吸入干燥低温的气体未经过鼻咽腔易引起气管黏膜干燥和分泌物黏稠,造成分泌物潴留,发生肺不张,增加了肺部感染的机会。所以,必须保证人工气道充分的湿化。

4)雾化吸入治疗:有些呼吸机本身有雾化装置,使药液雾化成 $3\sim5~\mu m$ 的微粒,可达小支气管和肺泡发挥其药理作用。昏迷患者也可将雾化吸入的面罩直接置于气管切开造口处或固定于口鼻部,每日 $4\sim6$ 次,每次 $10\sim20$ 分钟,患者清醒时嘱其深呼吸,尽量将气雾吸入下呼吸道。常用的药物有 β_2 受体激动剂和糖皮质激素等,以扩张支气管。更换药液前要清洗雾化罐,以免药液混淆。使用激素类药物雾化后,及时清洁口腔及面部。

7.并发症观察及护理

(1)观察有无截瘫:密切观察患者的下肢肌力及感觉,一旦发现异常立即通知医生。胸降主动脉和胸腹主动脉远端的血管置换术,脊髓缺血时间长或者供给脊髓血液的肋间动脉和腰动脉没有重建等因素导致的偏瘫、截瘫等是主动脉夹层动脉瘤术后常见的严重并发症,迄今为止尚未有解决的方法。

(2)观察有无栓塞:主动脉人工血管置换术后,在重建血管吻合口、动静脉腔内易发生血栓和栓塞。为防止人工血管内发生血栓,术后 3 个月内给予抗凝治疗,抗凝药物的应用通常在术后 $6\sim12$ 小时,如果引流多要推迟使用。

(3)预防出血和渗血:主动脉人工血管置换的创伤大,吻合技术难,吻合处多,术中和术后发生出血和弥散性渗血往往能够致命。术后对出血的观察和早期发现尤为重要。勤挤引流,保持引流通畅,观察记录引流的色、质和量,如果发现术后 1 小时引流量>10 mL/kg,或者任何 1 小时的引流量>200 mL,或 2 小时内达 400 mL,都提示有活动性出血,一旦发现要立即报告医生,给予开胸止血。同时术后控制血压也是预防出血的关键,主动脉人工血管置换手术复杂,技术难度大,吻合口多,吻合口出血是术后致死的首要原因。控制血压在 $90\sim120/50\sim80$ mmHg,以保证组织灌注,皮肤温度正常,以尿量为准,保证每小时尿量>1 mL/kg,避免血压过低导致的组织灌注不足。早期引流偏多要排除血液稀释、鱼精蛋白不足、凝血功能障碍等原因,及时给予鱼精蛋白、新鲜血浆、血小板、纤维蛋白等,有效地减少术后渗血。

(4)肾功能监测:肾脏是对缺血最敏感的腹腔脏器,肾衰竭是主动脉术后常见的并发症之一,发生率 $10\%\sim20\%$,常在术后 48 小时内发生。防止血容量不足引起的少尿、无尿,每小时观察并记录尿量、颜色及性质,查肌酐、尿素氮,出现出入量失衡时及时汇报医生。补足血容量,血细胞比容低于35%时适当输血,维持血压稳定,必要时应用硝普钠降压,必须保持稳定的肾动脉灌注压,舒张压不低于60 mmHg。血压过低者可应用小剂量多巴胺、肾上腺素以提高血压,扩张肾动脉,起到强心利尿作用。发生血红蛋白尿时要碱化尿液,防止管型尿形成,保持水电解质酸碱平衡,控制氮质血症,当尿量连续2小时<1mL/kg时,及时报告医生,应用利尿剂,必要时应用肾脏替代疗法。

8.预防感染

主动脉夹层人工血管置换手术时间长、创伤大,人工血管植入和术后带有引流管,中心静脉导管等侵入性导管多,易发生感染。术后各项操作要严格遵循无菌操作原则,应用广谱抗生素,严格按医嘱时间给药,以维持最佳的血药浓度。发热的患者要根据血培养的结果选择应用抗生素。要密切观察体温、痰液的色、量及性质。观察皮肤有无红肿、疼痛,尿液有无浑浊,一旦发现上述症状,要及时找到原因并及时处理。

(三)康复护理

患者病情平稳后可进行各关节的被动运动,清醒脱机后指导患者进行主动关节运动,练习床上坐起进食,为下床活动做准备。从术后第一天起按摩双下肢,每日2次,每次30分钟。翻身叩背促进患者痰液排出,防止呼吸道感染的发生。鼓励患者早期下床活动,促进体力的恢复,初次下床时要注意保护患者安全,以免发生摔伤。

五、健康教育

(一)生活指导

减少家庭生活中的不安全因素,防止跌倒,避免体力活动,从事比较轻松的职业。指导患者养成良好的饮食习惯,给予低盐、低胆固醇、富含粗纤维素且清淡易消化饮食,少量多餐,不食刺激性以及易引起腹胀的食物,如饮料和咖啡等,以免加重心脏负担。限制摄盐量,限制高胆固醇、高脂肪食物,并适量摄取蛋白质饮食,多吃新鲜的蔬菜和水果,戒烟限酒,保持大便通畅,防止发生便秘而引起腹内压增高。根据天气增减衣物,避免发生感冒。

(二)用药指导

按医嘱服药,漏服后不能补服,缓释片不可掰开服用。控制血压,定期监测血压是药物治疗的关键。合理降低血压,保持血压平稳,防止动脉破裂。每日定时、定部位、定血压计、定体位测量血压并记录数值,以便调整药物用量。

(三)卫生保健指导

急性期或恢复期患者都有可能因便秘而诱发夹层范围扩大或破裂。应指导患者养成床上排便的习惯,必要时给予缓泻剂。加强腹部按摩,减轻患者精神和心理上的不安,避免排便时用力屏气,可嘱患者食用蜂蜜、香蕉等,每1~2日排便1次,同时注意及时记录排便情况,排便时应在旁密切观察血压和心电图变化。

(四)病情观察

一旦出现心前区或胸部、腹部等疼痛立即去医院就诊。

(五)复查指导

术后半年内每3个月门诊随访1次,半年复查增强螺旋CT,了解夹层愈合情况,如有不适随时就诊。

第四节　左向右分流型先天性心脏病

一、概述

(一)房间隔缺损

房间隔缺损(ASD,以下简称房缺)是胚胎发育期的原始心房间隔在发生、吸收和融合过程中出现异常,致左、右心房间存在血液分流的先天性畸形,是最常见的先天性心脏病之一。房间隔缺损可以单独存在,也可以与其他畸形一同存在,此病多见于女性,男女发病比例为1:2至1:4。根据发生机制不同分为原发孔房缺和继发孔房缺。原发孔房缺缺损位置位于冠状静脉窦的前下方,缺损下缘靠近二尖瓣瓣环。继发孔房缺,依据缺损发生位置不同分为4种类型,即中央型、上腔静脉型、下腔静脉型、混合型。其中以中央型最常见,占75%,缺损直径一般为2~4 cm,多数为单孔,少数为多孔。

房间隔缺损的主要病理改变是在心室舒张末期心房水平由左向右的分流。分流量的大小取决于缺损的大小、肺血管的阻力和左右心房压力差。继发孔房缺分流量较小者,儿童期多无明显症状,即使中等量以上分流,临床症状也不明显,常在体检时发现。一般到了青年期,才出现劳力性气促、乏力、心悸等症状,生长发育差,活动耐力较同龄人差,易发呼吸道感染和右心衰。长期大量分流,最终发展成肺动脉高压的房间隔缺损患者占15%~20%,随着肺血管阻力和肺动脉压力的增高,右心负担加重,一旦出现肺血管不可逆的改变,即出现咯血、发绀、右心衰等一系列改变,即艾森曼格综合征。

该疾病适宜的手术年龄为3~5岁,出现艾森曼格综合征者是手术禁忌证。治疗上分为手术治疗和介入治疗,手术治疗方法为在全身麻醉、低温体外循环下经胸部正中切口行房间隔缺损修补术,可以直接缝合缺损或采用自体心包片修补。此手术在国内20世纪70年代初就开展外科治疗,近20年发展迅猛,治疗效果已经达到国际先进水平。手术安全性高,术后可获得与正常人一样的生活、工作和寿命。介入治疗不需开胸、体外循环,创伤小,适用于缺损四周边缘完整的病例。近年来很多医院开展介入和手术相结合的方法,即在胸骨旁第4肋间小切口,在食管超声引导下将封堵器置于缺损处,使缺损闭合。此方法与传统的手术相比,不需要体外循环装置,操作简单、创伤小,安全性高,并发症少。与介入导管封堵相比,操作直接、路径短,易于控制封堵器,应用范围更广些。

(二)室间隔缺损

室间隔缺损(VSD)是胚胎期室间隔发育不全形成单个或多个缺损,致左、右心室异常交通。室间隔缺损可以单独存在或与其他畸形并存,占先天性心脏病的12%~20%。发病原因尚不明确,目前认为与遗传、孕母接触放射线、宫内感染有关。依据发生部位的不同分为膜部缺损、漏斗部缺损、肌部缺损,其中膜部缺损占80%。

室间隔缺损病理生理学特征为心室水平产生左向右分流,肺血流量增加,分流量的大小和方向取决于缺损的大小、左右心室间压力差和肺血管阻力。临床上缺损小者,无明显症状,缺损大者婴幼儿期出现喂养困难、发育不良、反复呼吸道感染及充血性心力衰竭。儿童或青少年患者表现为心悸、气促、乏力、活动耐力较同龄人差。随肺动脉压力明显升高，最后形成右向左分流，出现发绀、杵状指（趾）、心力衰竭等，最终导致艾森曼格综合征，失去手术机会。

小缺损发生在膜部，50%可自然闭合，缺损较大和分流量大者，应在婴幼儿期就进行手术治疗。若缺损小，无肺动脉高压，无症状，最佳手术年龄为4~10岁。肺动脉瓣下型VSD伴有主动脉瓣脱垂所致主动脉瓣关闭不全，应尽早手术。显著肺动脉高压，有双向或右向左分流，不宜手术。Lillehei等首先利用交叉循环，在直视下修补室间隔缺损成功。Okamoto和Sloan等进一步将深低温停循环技术用于修复婴幼儿室间隔缺损。我国由苏鸿熙等首先应用体外循环修复室间隔缺损成功。目前主要治疗方法仍是手术治疗，即在全身麻醉、中低温体外循环下进行室间隔缺损缝合或修补手术。导管伞封堵法是目前临床治疗的新方法，Hijiazi等报道了采用美国AGA公司新研制的Amplatzer封堵器治疗室间隔缺损获得满意的临床效果，同年我国引进此技术。该技术创伤小，简捷、安全，但目前仅用于严格选择的病例，远期效果尚待进一步评估。

（三）动脉导管未闭（PDA）

动脉导管是胎儿期连接主动脉峡部和肺动脉根部之间的生理性血流通道。出生后80%的患儿两个月内自行闭合，成为动脉韧带。若过期未闭合称为动脉导管未闭，占先天性心脏病总数的15%~21%，男性多于女性，比例为3:1。根据未闭的动脉导管解剖形态，分为管型、漏斗型、窗型、哑铃型和动脉瘤型5种。其中以漏斗型最多见，窗型较少见。导管通常5~10 mm长，直径从数毫米至1~2 cm不等。动脉导管未闭是由Galen首先描述，并于1628年被Harry首次证实其在胎儿血循环中的作用。

由于未闭的动脉导管存在，构成了出生后婴儿主、肺动脉之间的异常交通。导管的大小及肺血管和体血管的阻力及压力差决定了动脉导管的血流量，造成血液左向右的分流。当肺动脉压力高于或等于主动脉压力时，发生双向或右向左分流，出现发绀，病变已属晚期，即艾森曼格综合征。依据导管的粗细和分流量的大小，会出现不同的临床表现。导管细、分流量小者，无症状或症状轻微。导管粗、分流量大者，劳累后感到心悸、乏力、气促，多汗及反复呼吸道感染、肺炎，儿童可有发育不良、身材瘦小。有严重肺动脉高压者可出现头晕、咯血、活动后发绀和心力衰竭。

动脉导管未闭是外科治疗最早、效果最好的一种先天性血管疾病。Munro提出用外科结扎或堵塞的方法来矫治动脉导管未闭的建议。Gross成功为1例7岁女孩做了动脉导管未闭结扎术，开创了外科治疗新纪元。Powell和DeCancq报道了早产儿动脉导管结扎手术成功。我国吴英恺首先完成动脉导管结扎手术。石美鑫等介绍了动脉导管切断缝合术。目前临床采用外科手术治疗和内科介入治疗两种方法。除早产儿、婴幼儿反复发生肺炎、心力衰竭者需要即时手术外，无症状者手术适宜年龄为4~5岁。外科手术治疗方法包括：①结扎法，适用于新生儿紧急闭合PDA，肺动脉压力轻中度升高的管型PDA；②切断缝合法，适用于成年患者、动脉导管较粗而短且有肺动脉高压的患者；③体外循环下经肺动脉直视闭合手术，主要适用于心功能不全、严重肺动脉高压、病情危重或合并其他心脏畸形的患者；④介入治疗者要求体重≥5 kg，动脉导管内径<1.2 cm，无肺动脉高压、无其他畸形、无感染和活动性出血倾向等，适宜封堵的选择性病例。由于不用开胸，创伤小、安全，因而受到广大患者及医生的欢迎，广泛应用于临床。

（四）主动脉－肺动脉间隔缺损

主动脉－肺动脉间隔缺损（APSD）是胚胎期动脉干分隔为主动脉和肺动脉时发育不全，在升主动脉和肺动脉之间遗留口径不等的缺损，导致半月瓣以上主动脉与肺动脉间的异常交通，也叫主动脉－肺动脉瘘或主动脉－肺动脉窗，是一种罕见的先天性血管畸形，往往合并一些复杂畸形，占先天性心脏病的 0.03%～1%，与 22q11 染色体异常有关。自 Flliotson 首次描述该病以来已有将近 200 年的历史。目前分型方法有多种，Mori 等提出的将主－肺动脉间隔缺损分为 3 型。Ⅰ型：主－肺动脉间隔近端缺损，约占 70%；Ⅱ型：主－肺动脉间隔远端缺损，约占 25%；Ⅲ型：主－肺动脉间隔完全缺损，约占 5%。Richardson 等提出新分型法，其中Ⅰ、Ⅱ型与 Mori 分型法相同，Ⅲ型为右肺动脉异常起源于升主动脉的后壁外方。

主动脉－肺动脉间隔缺损血流动力学改变为血液经过缺损形成左向右分流，多数为巨大的缺损，分流量大，肺动脉血液明显增加，较早出现心力衰竭，并形成肺动脉高压。临床上症状出现早，发展快，在婴幼儿期即出现发育缓慢、身体瘦弱、充血性心力衰竭和反复发生肺炎等表现，随着肺动脉阻力增加，活动后心悸、气急、发绀等症状更明显。

由于本病发展极快，出生后较早出现心力衰竭，一经确诊，应及早实施手术治疗，一般在 3 个月龄以前，临床上出现右向左分流，发绀是手术禁忌证。外科治疗的主要方法：①结扎法或切断缝合法，因并发症多，现已较少采用；②经肺动脉切口修补，肺动脉壁薄，易撕裂，且主动脉瓣和冠状动脉开口显露欠佳，存在损伤危险；③目前多主张经主动脉切口修补，手术方法是在全身麻醉、低温体外循环下经胸骨正中切口行直视修补；④经 APSD 前壁切口修补，能清楚显示局部解剖，同时使切缘和补片成夹片状，一次缝合，不仅牢固、节省时间，还能避免大动脉的狭窄或扭曲；⑤肺动脉前壁作补片重建主动脉后侧壁，心包补片修复肺动脉缺损。此方法由于未用人工材料，大动脉可获正常生长。及时诊断和手术可明显改善患者的生存率和生活质量，预后较好，但若发现较晚，可能丧失手术机会，在儿童期的病死率很高。

（五）主动脉窦瘤破裂（RSVA）

由于主动脉窦壁的环形纤维管状带局部发育不良，缺乏中层弹性组织，长时间承受高压血流冲击，逐渐向外膨出而形成主动脉窦瘤。动脉瘤呈乳头状囊袋，一般长 0.5～3.5 cm，直径为 0.5～1.2 cm，瘤体顶端薄弱处破裂血流至邻近心腔者，称为主动脉窦瘤破裂。破裂多发生于右冠状动脉窦，且破入右心室。其次为无冠状动脉窦，多破入右心房，是一种少见的先天性心脏病，占先天性心脏病的 0.31%～3.56%。多合并其他心脏畸形，其中合并室间隔缺损最多见，亚洲国家发病率高，男性多于女性，年龄在 20～40 岁的占 80%，儿童甚少。极少数主动脉窦瘤由于后天原因所致，多为感染，如细菌、真菌或风湿等侵蚀，后天者不多见，更罕见破裂。

主动脉窦瘤破裂可引起急性大量的左向右分流，引起心脏容量负荷增加，左心代偿性肥大，导致严重的急性心功能不全，并可导致主动脉瓣关闭不全及感染性心内膜炎的发生，约 40% 的患者有突发心前区疼痛病史，随即出现心悸、气促、胸闷症状，甚至迅速出现心力衰竭。确诊为主动脉窦瘤破裂者需积极尽早手术治疗，McGoon 首次在体外循环下成功进行修复术，同年 Lilleihei 也成功进行了外科治疗。我国石美鑫开展了主动脉窦瘤破裂的直视修复术，此后陆续有不少报道。手术方法：患者在全身麻醉、中低体温体外循环下进行，取胸骨正中切口，心外探查进一步明确窦瘤破裂部位及合并畸形,因破口的部位不同,手术方法也不尽相同,但其治疗关键是恰当切除瘤体,闭合主动脉窦瘤口,彻底矫治合并的心脏畸形。

二、术前护理

(一)一般准备

1.入院常规护理

(1)准备床位、用具,并按病情危重程度安排。热情接待患者,态度和蔼可亲,尽快建立护患关系,消除患者的生疏和恐惧感。

(2)介绍病房的内外环境、负责医生、责任护士,同时向家属介绍病区的作息时间、探视制度、四防安全等相关制度。保管好自带物品,非必需品或"危险"玩具请家长带回。防范发生意外事故,禁止爬、坐、靠、倚窗台,以免不慎滑坠楼下。凡是可能造成烫伤、刺割伤、误吸或窒息的物件均应由专人代为保管,告诉家长绝不要给患儿。及时沟通了解患儿的生活习惯、性格特点等,争取家属的理解和配合。

(3)按医嘱定时测量体温、脉搏、呼吸,密切观察和分析病情变化,尽可能找出变化的原因。经常巡视病房,观察液体滴速,严格防止输液过快、入量过多或不足,观察药物的作用及不良反应。

(4)长期卧床的患儿,每日按摩身体受压部位,保持床单、被褥、尿布等清洁、干燥、平整,无渣屑。

(5)患儿的餐具或奶具定期严格消毒,每周为患儿洗澡一次,更换衣裤,危重或卧床患儿可床上擦浴。每日早晚洗脸、洗脚,每周修剪指甲一次。

(6)备齐各种急救物品及药品,组织及安排好实施抢救的人力。

2.评估全身情况

(1)观察患儿的生命体征。①小儿年龄越小,心率越快,在哭闹、不安时心率明显增快,所以心率应在患儿安静状态下测量。小儿体层薄,容易显露异常的搏动,如颈根前部胸骨上窝的异常搏动可能提示有动脉导管未闭、主动脉瓣关闭不全、主动脉缩窄等畸形。②小儿年龄越小,血压越低。婴儿上肢血压多高于下肢,儿童则下肢血压高于上肢血压 $10\sim20$ mmHg。动脉导管未闭的患儿需注意测量四肢血压,对比上下肢血压,以排除可能合并的主动脉弓中断和主动脉缩窄,以确定手术方案。③婴幼儿肋间肌不发达,不同于成人,为腹式呼吸,以浅而快的呼吸作为代偿。体温升高提示有感染、炎症存在或散热不好,体温过低则提示循环功能不良或保温不够。出生呼吸频率一般为 $40\sim44$ 次/分。

(2)发育和营养。手术应准确测量患者的身高和体重,并计算出体表面积。体重应以患者空腹、卸除厚重衣物且排尿后测定。体重和体表面积的测定不可忽视,可评价患者的发育和营养状况。

(3)评估患者面色和表情,熟悉每个患者的症状,有利于根据病情进行治疗及护理。

(4)检查全身各部位情况,包括胸部、腹部、四肢、神经系统、消化系统等,如有异常应明确诊断并确定是否影响心脏手术。

(5)注意询问既往病史、家族史,注意有无药物过敏史,输血史及手术史等。

(6)新生儿需注意评估。出生后 1 周内,应每日评估患儿的基本状态,如皮肤、胎脂、肤温、神经反射、体重等情况。

3.协助患者完善术前相关辅助检查

实验室检查包括全血细胞计数、凝血功能、血清电解质水平、肝肾功能、血气、血糖、心肌酶、尿液分析、血型检测和交叉配血等。

(1)心电图检查:评价心率、心律、心电轴、心肌肥厚、传导异常及心肌梗死等。

(2)X线胸片检查:后前位和侧位 X 线胸片检查是重要的术前检查,可提示心室扩张、肺水肿、主动脉位置。

(3)超声心动图检查:可提供心腔大小和功能,显示血流的方向,并可测出流速及压差,合并肺动脉高压者,可测量肺动脉压力、瓣膜形态和功能,心脏缺损或畸形等。房间隔缺损的患者做此项检查,尤应注意左心室大小,高度警惕左心发育不良。

(4)心脏导管检查:合并肺动脉高压者,右心导管检查可评估肺血管病变程度,作为选择手术适应证的重要参考。

(5)CT 和磁共振成像检查:对于大血管病变、脑部病变、肺内占位病变有诊断意义。

(6)食管超声检查:拟行经皮介入导管封堵术的患者术前需做此项检查。

4.呼吸道准备

保持室内空气清新,温度适宜。温度不宜大于 $30℃$,以免引起患者脱水和出汗。预防和控制感染,合并呼吸道感染者应积极使用抗生素治疗,待感染控制后再手术。术前应指导患者戒烟,冬、春季节保暖,防止感冒和呼吸道感染。避免去公共场所,病室内限制探视。

5.心功能准备

对合并有肺动脉高压而无明显手术禁忌的患者,术前应遵医嘱给予吸氧和血管扩张药的治疗,采用低流量、低浓度鼻导管吸氧,每日 2～3 次,每次 1～2 小时。合并复杂畸形的患者,动脉导管未闭是作为体循环重要的供血来源,在未纠正其他畸形前关闭动脉导管通常是致命的。如果 SaO_2 能维持在 70% 以上,尽量不吸氧,如吸氧浓度低于 40%,静脉持续泵入前列腺素 E_1,保持动脉导管开放。心力衰竭患者先强心利尿来改善心功能,再积极纠正心力衰竭,补足营养,增强体质。心肌酶增高时,可使用心肌营养药物治疗,待结果正常后再进行手术。

6.加强营养状况

指导患者合理调配饮食,进食高热量、高蛋白及含丰富维生素的食物,保证充足的热量和补充足够的营养成分。对食欲差、摄食少、免疫功能低下的患儿指导合理喂养,改善营养状况。喂奶时可用滴管滴入,以减轻患儿体力消耗,喂哺后轻轻拍背后置于侧卧位,以防呕吐时引起窒息。

7.用药护理

指导患者遵医嘱服用药物,不能擅自添加或停服药物,口服地高辛者应注意观察有无恶心、呕吐、黄绿视等不良反应。口服利尿剂的患者,注意观察尿量,及检测离子情况。应用血管扩张剂如硝普钠、酚妥拉明、前列腺素 E_1 等,可降低心脏前后负荷及肺动脉压力,改善循环状况。用药期间要严密观察血压变化,预防低血压的发生。术前纠正各种并发症,如贫血、营养不良、肺动脉高压等。

8.胃肠道准备

出生后 6 个月以下的小儿，术前 4 小时禁奶；6 个月～3 岁小儿，术前 6 小时禁食，但 2 小时前可进糖水；3 岁以上小儿，术前 8 小时禁食，3 小时前可进糖水。成人术前 6～8 小时禁食水。

9.其他准备

术前备血，剃除手术区皮肤毛发并清洁消毒，操作时动作要轻，避免划伤皮肤引起感染，注意保暖，避免受凉。做相关药物过敏试验。术前一日晚间保证充足的睡眠。

10.术前功能训练

（1）深呼吸训练：手术后由于胸部伤口疼痛患者不敢用力呼吸，使用腹式呼吸可提高呼吸效率，吸气时腹部鼓起，呼气时腹部收缩，在深而慢的吸气后缩唇呼气。指导患者在术后拔除气管插管后用以上方法进行深呼吸锻炼，每小时 5～10 次。

（2）咳嗽训练：患者可以取坐位或半卧位，双手交叉按在胸壁切口部位，咳嗽时用手支托伤口，令患者做一个深吸气，在呼气时用力咳嗽 1～2 次。有效的咳痰可促进术后肺扩张，预防肺不张和肺部感染。

（3）腿部运动：收缩小腿和大腿肌肉，持续几秒钟后再放松，如此重复至少 10 次为一组。膝关节弯曲 90°至足掌平踏在床面上，再将腿部伸直置于床上，至少重复 5 次为一组。练习床上翻身和起床。术后身体上有各种管道，身体活动受限，但是翻身可促进呼吸道分泌物引流，促进胸腔引流，促进肠蠕动及预防皮肤压疮。

（4）指导患者利用床挡翻身和坐起。指导患者床上使用便器，经过练习可使患者适应在床上大小便，消除心理压力和思想顾虑。

（二）心理准备

患者及家属对心脏手术均有不同程度的恐惧和焦虑情绪，担心手术的风险、预后、治疗效果、家里经济状况等。护士应根据每个患者的心态和接受能力，用易于接受的语言，形象地讲解该疾病的特点和对身体的影响，详细讲述手术的必要性，手术方法及效果，围术期注意事项。使其了解不手术将会妨碍健康，只有通过外科治疗才能使其康复和继续成长，尽力让患者以平静乐观的心态接受手术，消除恐惧焦虑和紧张心理，增强战胜疾病的信心，配合治疗和护理。与患儿及家属交谈，了解患儿的举动、情绪、态度及患病后的想法和对疾病的认知态度，对心脏手术的顾虑，给予患儿适当的帮助、安抚，使患儿了解心脏手术的目的和效果，取得对手术成功的信心和对医护人员的信任。

（三）术前访视

手术前患者大多对手术产生恐惧心理，使血压升高，体内儿茶酚胺增加，不利于围术期维持稳定的循环状态。因此，手术前一天巡回护士访视患者，根据其年龄特点、文化程度、手术方式，有针对性地做好患者的心理护理。尽量使患者处于最佳的生理和心理状态接受手术。访视时需向患者及家属介绍手术室环境、术前须知、麻醉方式、治疗方法，进出手术室过程及要求，监护室的环境，治疗经过，术后在监护室期间常用的监测设备，医生、护士人力资源的配备情况，要向家属强调术后禁止探视的原因和必要性。在病情及条件允许的情况下，可带领患者参观监护室，了解环境，以消除术后回病室后的紧张恐惧感，预防 ICU 综合征的发生。通过术前访视护士了解患者的身体状况、现病史、既往史、药物过敏史、手术史、家庭史等,便于术后病情的观察和治疗护理工作的进行。接受患者及家属的咨询,讲解以往手术成功的病例可增加亲属对手术的认识和理解,树立信心,减少不安与猜测,避免不必要的担忧。与手术医生沟通,了解手术方式,熟悉手术步骤,必要时参加手术讨论,做好充分的术前准备。特殊的器械和物品准备齐全,以免术中出现差错事故。

三、术中护理

(一)环境准备

做好术前手术间的消毒工作,严格控制手术室内的人员数量和人员进出,严格执行无菌操作技术与消毒隔离制度,室温 18～24 ℃,湿度 50%～60%,手术床上铺好电温毯以备术中升温。

(二)物品和器械准备

器械护士根据患者的病情、诊断、手术方式、年龄等备好相应的手术器械、物品,如器械包、敷料包、不同型号的各类血管缝线、冰屑、补片等,认真清点数量。

(三)配合要点

1.巡回护士

(1)巡回护士与麻醉师共同核对患者的各项信息,由于先天性心脏病患者以未成年居多,如患儿年龄较小,需做好安抚工作,诱导麻醉之前,巡回护士要站于手术床旁扶持,以防患儿坠床。

(2)协助麻醉医生做好辅助工作,严格执行医嘱,核对麻醉药。

(3)根据手术方式摆放好体位,背后垫一软枕,垫高约 30°,颈部不宜过伸、悬空,注意避免因压迫颈部血管而影响脑部血供和导致血管内损伤,而致脑梗。患者两手置于身体两侧,防止上肢受挤压,注意支撑臂部。避免患者直接接触金属物,防止电刀灼伤皮肤,注意保暖。

(4)手术台距离地面高于 1 m,有利于体外循环引流。

(5)先建立一路外周静脉通路,施行麻醉后再进行导尿,动脉、深静脉穿刺,减轻患者痛苦。

(6)手术中注意各监测仪器的变化及手术进展,必须保持静脉通畅,观察各管路是否通畅,及时提供手术中所需药品、物品,详细填写手术护理记录单,如手术开始时间、转机时间、尿量、术中用药等。

(7)体温的监测:婴幼儿体温调节中枢发育不完善,体表面积与体重之比较大,体温容易受到周围环境影响,体温监测与调节在婴幼儿体外循环手术中尤为重要。手术前需要正确放置并固定测温探头,术中根据不同的手术及体外循环方式配合降温,复温过程遵循缓复温、慢复温、复透温的原则。

(8)肝素和鱼精蛋白的应用管理:对于肝素和鱼精蛋白的用量根据术中全血凝固时间(ACT)的测定进行管理,术中应及时监测 ACT 并向灌注医师报告监测结果。体外循环结束时,予以鱼精蛋白中和肝素,一般肝素与鱼精蛋白之比为 1∶1。术前应注意询问患儿有无过敏史,注射鱼精蛋白时注意观察有无气道压力增高等异常反应。

2.器械护士

(1)器械护士应提前 20～30 分钟刷手上台,按照手术步骤备好各种器械物品。电刀、吸引器、胸骨锯等用物,在切皮前应全部就位并测试好。体外循环各种管道也应分别连接好接头,备好骨蜡、冰屑、垫片和各种带垫片的缝针。术中要高度集中注意力,做到忙而不乱、心中有数,预知下一步所需要的器械物品,每一个步骤必须配合准确、迅速、到位,避免不必要的问答。如合并亚急性细菌性心内膜炎或有赘生物,用自体心包补片修补,以免术后感染。器械护士应密切关注手术进程和方式,如需用自体心包,立即告知巡回护士协助配制 0.5% 戊二醛,注意浸泡心包片的时间。

(2)认真清点器械,应特别注意清点橡皮蚊式钳以及上、下腔管上的橡皮是否齐全,如橡皮管松动一定要立即更换,防止术中脱落难以寻找。术中使用的带针缝线较多,要随时清点。

(四)术毕护理

手术室护士和麻醉师一起护送患者回监护室,注意安全与保暖,并与监护室护士详细交接所施手术、麻醉方法、术中用药、手术和麻醉过程中患者的基本情况、麻醉后的注意事项等。

四、术后护理

(一)术后常规护理

1.ICU 常规准备

包括床单位、心电监护仪、呼吸机、除颤仪的准备,根据病情备好各种抢救仪器及药品。

2.体位护理

全身麻醉未清醒患者取去枕平卧位,头偏向一侧。气管插管期间,头颈保持平直位,防止扭曲。

3.各种管道管理

患者返回 ICU 后护士需与麻醉师共同检查气管插管的位置是否正确,听诊肺部,判断气管插管是否在气道内。测量气管插管距门齿及鼻尖的距离,便于及时发现气管插管是否脱位。必要时拍 X 线胸片,了解气管插管在气道内的位置。妥善固定,松紧要适度,如过紧可造成人为的气道梗阻,过松则起不到固定作用。其他管道包括输液管、测压管、深静脉置管、引流管、尿管、胃管等管路,应保持管路的通畅,勿打折、扭曲、脱出、受压,严密观察各引流液的颜色、性质和量,如有变化及时报告医生。动脉导管未闭的患者术中损伤胸导管可产生乳糜胸,胸液呈典型的乳白色乳糜样。为减少乳糜的产生,应禁食或进低脂饮食。胸液引流 <20 mL/(kg·d),采取非手术治疗,保持胸腔闭式引流通畅,提供良好的营养支持及维持电解质、酸碱平衡。如胸液引流 >20 mL/(kg·d),可考虑开胸结扎胸导管。

4.呼吸道管理

良好的呼吸支持是术后顺利恢复、减少各类并发症发生的关键环节。

(1)插管患者:当呼吸机与患者连接后,需观察胸廓起伏的幅度、节律及双侧是否对称,机械通气期间应密切观察呼吸的频率、幅度,胸廓运动的对称性,有无鼻翼扇动、口唇发绀等。通过观察末梢皮肤、黏膜的色泽和温度,了解是否存在气体交换障碍。注意呼吸机管道的湿化,及时清除呼吸道分泌物。合并有肺动脉高压的患者,需延长呼吸机使用时间,患者需定时膨肺,避免恒定的潮气量导致限制性肺不张,及时检测血气分析,根据血气分析结果调整呼吸机参数。同时患者应充分保持镇静,可间断使用镇静剂、肌松剂(吗啡、地西泮、哌库溴胺等),避免因躁动损伤气管黏膜,减少拔管后的喉头水肿,减少回心血量,改善心功能。

（2）拔管后呼吸道管理：气管插管拔除后采用鼻塞或面罩吸氧，密切观察患者有无呼吸困难的表现和缺氧征象。嘱患者做深呼吸和自行咳痰，同时配合体疗，叩击和震颤胸背部，每侧不少于 10 分钟，使肺泡膨胀，预防肺不张。一般情况下不行气管内吸痰，以免刺激过度诱发气道痉挛，导致缺氧，引起呼吸暂停，或心搏骤停，适当清理喉鼻道分泌物即可。不会咳嗽的婴幼儿可定时按压胸骨上凹刺激咳嗽。如进行气管内吸痰，需有负责医生在床旁，并准备面罩加压给氧装置。吸痰时间选择餐前或餐后 2 小时为宜，以免引起患儿呕吐误吸。新生儿拔管后 4 小时可喂水，喂水时注意有无呛咳，喂后及时抱起或托起患儿拍背，将胃内气体排出，取半卧位头偏向一侧，防止患儿呕吐、溢奶、误吸，甚至窒息。

5.心功能监测

（1）维持有效的循环血量：持续监测 LAP、CVP、有创动脉压和尿量。在术后早期，有效血容量减少、前负荷降低是低心排血量综合征（LCOS）最常见的原因，为预防或纠正 LCOS，应适当补充胶体液，以提高胶体渗透压，输入清蛋白或血浆，以利于循环稳定和减轻组织水肿。常规使用降低心脏前后负荷药物及正性肌力药物，改善心功能，如硝普钠、多巴胺、多巴酚丁胺、米力农。循环稳定的情况下 CVP<8 cmH$_2$O，LAP<5 mmHg，补充晶体液量为 2 mL/（kg·h）以免液体输入过多而增加心脏负担。所有静脉通路均采用微量泵 24 小时泵入，同时帮助患者经口摄入。

（2）房间隔缺损修补术后出现的心律失常：常见有房性或室性期前收缩、心房颤动，较少有房室传导阻滞。应严密监测心律、心率变化，心动过缓者，需备好异丙肾上腺素，必要时使用临时心脏起搏器支持。

（3）及时纠正电解质紊乱和酸碱失衡：特别注意保持正常的血钾水平，当血清钾<3.5 mmol/L 时可配制 3% 或 6% 的氯化钾溶液用微量泵从中心静脉内补入。

6.中枢神经系统观察及护理

（1）瞳孔：观察和记录患者双侧瞳孔的大小、是否对称、对光反射是否存在。如发现异常，应及时报告医生，并密切观察病情变化。

（2）意识：观察和记录患者清醒的时间，清醒后对周围事物、时间、人物、位置的定向力的表现，是否有头痛、头昏。注意检查患者有无肌张力减退、肢体运动功能障碍、抽搐、惊厥等临床表现。

7.尿量监测

尿量是反映循环功能是否良好的指标之一，婴幼儿越小，未成熟的肾单位越多，肾脏对水钠调节功能越差，肾小球对水分再吸收和浓缩功能差，加之术后心功能差，左心静脉压高而导致水肿，应积极利尿，以维持血管内外水平衡。术后维持尿量 1～2 mL/（kg·h），观察尿量、尿色、尿比重和血钾的变化。

8.体温监测

防止体温过高或过低，小儿的体温调节中枢发育不成熟，对外界环境的适应能力差，容易随着环境温度及病情的变化而变化，适宜的温度环境是令小儿保持最低新陈代谢水平的重要因素，因此要做到以下两点。

（1）监护室应保持室内恒温 26～28 ℃。

（2）患儿回监护室后，要注意盖好被子，特别是四肢末端，可用特制的棉套或锡纸保暖，进行各种护理操作时应尽量减少暴露时间。当肛温<36 ℃要积极复温，当肛温>39 ℃时应采取降温措施，如酒精湿敷或凉水袋置婴儿颈下。对于 5 kg 以下的婴幼儿禁用酒精，温水擦浴即可。

9.口腔护理

受手术影响，同时为预防细菌感染应用了大剂量的抗生素，气管插管时间较长，故患儿极易患口腔的真菌感染，因此要进行口腔护理，不给或少给甜味的饮料。每 4 小时用 0.9％氯化钠或 5％碳酸氢钠清洁口腔，以免发生鹅口疮。对已出现鹅口疮的患儿，除涂 5％碳酸氢钠外，还可以用制霉菌素粉剂或液体涂口腔。

10.皮肤护理

术后要约束四肢，以防患儿用手抓气管插管。需做好皮肤护理，尤其发育较差、瘦弱者，平卧位易于出现压疮，经常按摩骨隆突部位，并在肩胛骨、臀部、足跟等处垫以常温水袋。

11.疼痛护理

疼痛如不能减轻将导致不良的身体和心理影响，而且疼痛使呼吸急促、心动过速、肺膨胀不全、活动减弱以及组织缺血。充分的止痛是必要的，可使患儿舒适和防止有害的机体反应。在使用传统药物止痛的同时，应鼓励用非药物的止痛方法。对婴儿可使用安抚奶嘴、抚慰、摇晃、抱、低调的声音等；对年长儿可根据年龄选择适合的游戏、活动、深呼吸、放松技术和抚摸以帮助和控制疼痛。

（二）术后并发症的观察与护理

1.低心排血量综合征

患者可表现为血压低、心率快、脉搏细弱、面色苍白、口唇发绀、皮肤花斑、尿少等。术前应积极改善心肌功能，术中尽量缩短心肌缺血时间，术后注意积极纠正低血容量，维持满意的中心静脉压，改善内环境，控制液体入量，并遵医嘱给予正性肌力药物支持。

2.肺动脉高压危象

肺动脉高压危象是房间隔缺损患者最常见的并发症，处理不及时可危及生命。表现为患儿清醒或吸痰刺激后，突然出现低氧、低血压、外周低灌注。治疗措施包括镇静、肌松、呼吸机辅助通气、吸入 NO 支持等。护士需注意减少对患儿的刺激，吸痰操作轻柔，根据痰液多少决定吸痰间隔时间，保证充分给氧。

3.残余漏

听诊有无残余分流的心脏杂音，一经确诊房间隔缺损应尽早手术，术后心功能良好，无慢性心力衰竭，即使有较小的残余分流但无血流动力学意义，无须再次手术，小的残余漏隙常可自行闭合。极少数较大的残余分流需要再次手术。

4.心律失常

注意观察心律变化，维持好输入抗心律失常药物的静脉通路。

5.应激性溃疡

是消化系统常见的并发症，为发生于胃、十二指肠的急性表浅性黏膜糜烂和溃疡。临床主要表现为出血，可通过放置胃管观察胃液的颜色、性质和量等，了解是否有此并发症的发生。

6.其他

动脉导管结扎术后需注意观察有无喉返神经损伤。

全身麻醉清醒后同患者对话,观察有无声音嘶哑和呛咳。如发现声音嘶哑,应报告医生处理。进食时头偏向一侧,以免进食时呛咳,食物误入气管。同时应用维生素 B_{12}、谷维素等营养神经药物。由于导管离断后内脏血液重新分配的反应,术后早期出现短暂高血压,应及时处理。密切观察血压变化,遵医嘱及时使用降压药物,如硝普钠等。用药后密切观察血压变化,遵医嘱随时调节药物用量。更换药液要迅速、准确,避免因更换不当引起患者的血压波动。如收缩压高于 120 mmHg,脉搏超过 140 次/分,应立即报告医生处理。

(三)术后康复护理

1.动脉导管未闭

需注意左上肢的功能锻炼,避免失用综合征。

2.术后拔除气管插管

可适当床上翻身,坐起,逐渐过渡到床旁活动。

3.加强营养供给

进食有营养的新鲜水果、蔬菜,少量多餐,忌食生、冷、硬、刺激性食物。

五、健康教育

(一)药物指导

指导患者严格按照医嘱按时服药如卡托普利、地高辛、氢氯噻嗪等。不可随意停药及增减药物用量。注意观察尿量,以免发生危险。

(二)饮食指导

儿童应加强营养供给,饮食以高蛋白、高纤维素饮食为主,少量多餐,勿暴饮暴食,避免胃部抬高而影响心脏功能,建议一天至少用餐 5 次。加强对家属的培训指导,术后应告诉家属婴幼儿喂养注意事项,以及喂奶的体位。告知如何防止窒息,如何分时喂养,防止引起心功能不全,告知回家后如何喂药。

(三)活动指导

出院后 3～6 个月内要限制剧烈活动和重体力劳动,逐步增加活动量,以免发生心衰。

(四)保健指导

注意气候变化,防止受凉,尽量避免到公共场合,预防感染。术后 1 年内尽量平卧,不宜侧卧,以至于胸骨畸形愈合。

(五)复查指导

术后 3～6 个月去医院复查心电图、胸部 X 线片、心脏彩超等。

第五节　右向左分流型先天性心脏病

一、概述

(一)法洛四联症

法洛四联症(TOF)是常见的先天性心脏病之一,Stenson 首先发现此病,Fallot 全面阐述了该疾病的 4 种心脏畸形,即肺动脉狭窄、室间隔缺损、主动脉骑跨和右心室肥厚,故此病称为法洛四联症。本病在先天性心脏病中约占 10%,在儿童发绀型心脏畸形中占 50%～90%。其病因尚不清楚,可能有少数病例与母亲妊娠期感染和遗传有关。

法洛四联症的病理生理改变主要取决于右心室流出道和肺动脉系统的狭窄程度、体循环阻力和室间隔缺损的大小。典型临床表现为发绀,表现在唇、指(趾)甲、耳垂、鼻尖、口腔黏膜等毛细血管丰富的部位,蹲踞(特征性姿势),缺氧发作,呼吸急促,生长受限,杵状指。其中缺氧发作多见于早晨,或受外界不良刺激之后。表现为烦躁、发绀严重、呼吸急促,如不及时处理,可发展为呼吸窘迫,最终意识丧失,反复或严重的缺氧发作可有不同程度的大脑损害,轻则智力减退,重则发生偏瘫等严重神经系统并发症,甚至死亡。

本病的自然预后主要取决于右心室流出道阻塞程度,平均寿命为 12 岁。据统计有 25%～35%未手术患者死于 1 岁以内,40%～50%死于 3 岁以内,70%～76%死于 10 岁以内,95%死于 40 岁以内。法洛四联症患者确诊后应早治、根治,降低死亡率。Blalock 首次对此症应用锁骨下动脉与肺动脉分流术,Potts 和 Waterston 分别进行降主动脉与左肺动脉分流术和升主动脉与右肺动脉分流术。在我国,石美鑫首先采用左锁骨下动脉与肺动脉转流术。随着心血管外科的迅猛发展,手术效果明显增高。目前临床主张尽早施行手术治疗,绝大多数肺动脉及左、右分支发育正常的患儿,争取在 1 岁以内行根治术。手术方法为在全身麻醉、低温体外循环下行右室流出道疏通,修补室间隔缺损。出生后病情严重,不宜行根治术者,可先行姑息性手术,主要为在全身麻醉、低温体外循环下行左锁骨下动脉与肺动脉吻合术,或用人工血管在锁骨下动脉与肺动脉之间架桥。

(二)右室双出口

右室双出口(DORV)是指主动脉和肺动脉均起自右心室,室间隔缺损是左心室唯一的出口,无主动脉瓣和二尖瓣纤维连接的一组复杂心脏畸形。Withiam 将此畸形命名为右心室双出口,是一种少见的先天性心脏病,占先天性心脏病的 1‰～2‰。该疾病的分型方法很多,临床常见的 3 种类型有艾森曼格型、法洛四联症型、Taussing-Bing 型。

绝大多数右心室双出口患者有非限制性室间隔缺损,室间隔缺损位于主动脉下或双动脉下者易合并肺动脉狭窄,罕见无室间隔缺损者。DORV 伴有主动脉下室间隔缺损,不伴有肺动脉狭窄,血流动力学变化主要为左向右分流,肺循环血流量增加,表现为充血性心力衰竭,有心悸、气短和呼吸道感染,无发绀。合并肺动脉狭窄者,有不同程度的发绀,严重狭窄出生后即出现明显的发绀、生长发育迟缓、活动后呼吸困难和蹲踞症状。

Kirklin 首次应用心内隧道修复右心室双出口伴主动脉下室间隔缺损获得成功。Lincoln

和 Danielson 等先后报道 SDL 型解剖性矫正大动脉异位施行右心室双出口心内隧道和右心室到肺动脉心外管道获得成功。Yacoub 首次开展 Taussig-bing 心脏畸形大动脉调转术,手术效果明显提高。江曾炜开展了心内外双管道治疗右心室双出口伴有远离两大动脉室间隔缺损和 Taussig-bing 综合征,手术死亡率为 12.5%,并在全国推广。右室双出口的类型众多,产生的血流动力学变化各不相同,其手术时间和方法应根据室间隔缺损的位置、有无肺动脉狭窄、是否合并其他畸形而决定。目前临床最常用的方法为心室内隧道修复治疗右室双出口;伴有肺动脉下室间隔缺损,可行大动脉调转术;合并主动脉狭窄者,可做 Damus-Kaye-Stansel 手术;主动脉发育不良改做 Norwood 手术。

(三)单心室

单心室是指一个共同的心室腔同时接受左右心房的血液,可能存在两组房室瓣或共同房室瓣,两大动脉均起自一个泵血功能的单心室。占先天性心脏病的 1.5%～3%,是一种罕见、复杂的先天性心脏畸形,男女发病比为(2～4):1。根据 VanPraagh 分类法分为 4 类。A 类:只有左室发育,无右室窦部残腔与单独左室相连;B 类:单纯右室,无左室窦部;C 类:室间隔未发育或仅有残余室间隔组织;D 类:左右心室窦部及室间隔均未发育。

单心室的病理生理取决于体循环和肺循环静脉血液在单心室腔内混合的程度,单心室腔向肺动脉和主动脉排血的阻力,以及肺血管程度,有无房室瓣反流等。婴幼儿期即可出现发绀,杵状指(趾),肺动脉瓣区可听到收缩期杂音。对肺循环血量较多的患者,早期常不易发现。不经治疗,单心室患者的自然寿命较短,据统计 64% 患者出现死亡,其中 50% 死于出生后 1 个月内,74% 死于出生后 6 个月内。死因主要是充血性心力衰竭、心律失常和原因不明的猝死等。

外科治疗分为生理矫治(Fontan 类手术、全腔静脉-肺动脉连接术)、姑息手术(Blalock-Taussing 分流手术和体-肺动脉分流手术、双向 Glenn 手术、肺动脉环缩术)、解剖矫治术三类。

(四)完全大动脉转位

完全大动脉转位(TGA)是一种心房与心室连接一致、心室与大动脉连接不一致的圆锥动脉干畸形。是一种较常见的发绀型心脏病之一,发病率仅次于法洛四联症,占先天性心脏病的 5%～8%。治疗不及时,50% 会在出生后 1 个月死亡,80%～90% 的病例死于 1 岁以内,在 22 岁以内全部死亡。病因尚未完全清楚,胚胎学家认为由于胚胎期心球与其间隔吸收及旋转发生障碍,主、肺动脉与左、右心室的正常连接关系倒置。Baillie 首次阐述此畸形的病理解剖。主要特点为主动脉起自于解剖右心室,位于肺动脉前方,偏右。肺动脉起自解剖左心室,位于主动脉后方,偏左。主动脉与肺动脉也可呈正前正后排列。大部分患者合并动脉导管未闭、房间隔缺损或卵圆孔未闭,如无此通路则难以生存。还可能存在其他心脏畸形包括主动脉弓缩窄或中断、冠状动脉畸形等。此畸形分为单纯型和复杂型两种。主要临床表现为发绀、低氧血症和充血性心力衰竭。

治疗应尽早手术,出生后 3 周内可行:①解剖矫治大动脉调转术(动脉 Switch 术);②Lecompte 和 Rastelli 手术;③生理矫治心房内调转术 Senning 和 Musrard 手术。近 10～20 年由于婴幼儿和新生儿心血管外科的迅猛发展,大动脉调转术的近期和远期治疗效果越来越好,现治疗首选为手术。手术死亡率为 2%～5%。

(五)永存动脉干

永存动脉干(PTA)又名共同动脉干或主动脉肺动脉共干。它是胚胎发育期,原始的动脉干发育过程中早期停顿,未能正常分隔为主、肺动脉而遗留下的共同动脉干,是一种非常少见的先天性心脏畸形。发病率占先天性心脏病的 0.5%～3%。Collett 和 Edwards 根据肺动脉的起源及主动脉的关系分为 4 种类型。Ⅰ型:左右肺动脉通过共同的肺动脉干起自共干,此型为最多见的类型(47%)。Ⅱ型:左右肺动脉起于肺动脉干后壁(29%)。Ⅲ型:左、右肺动脉分别起于动脉干侧壁(11%)。Ⅳ型:共干上没有左、右肺动脉,肺循环由降主动脉发出的支气管动脉供血。

永存动脉干的主要病理生理改变,一为心室水平和动脉瓣水平氧合血和非氧合血的完全混合;二为在大血管平面半月瓣以上的非限制性左向右双期分流,早期容易出现肺血管梗阻性病变。临床症状随着肺动脉发育情况及肺血管阻力而不同。在出生后的几周内肺血管阻力较高,症状并不明显。随着肺血管阻力的降低,常出现呼吸急促、多汗、烦躁、乏力、喂养困难、发育迟缓、反复呼吸道感染及不同程度的发绀、充血性心力衰竭表现。

本病的自然预后极差,如不及时手术,75%于出生后早期死亡。一旦确诊,应考虑手术治疗。Behrendt 等成功应用室间隔缺损修补术和无瓣膜导管建立右室肺动脉通道的方法治疗此病。McGoon 进一步应用带瓣管道纠治获得满意效果。Lecomptel 报道应用单瓣补片矫治永存动脉干的方法,Barbero Marcial 等加以改进,使单瓣补片矫治术进一步获得较好效果。目前主张对患者尽早行根治手术,年龄原则上越小越好。手术方法有主动脉重建、带瓣管道连接右心室和肺动脉、共干瓣成形或置换。

(六)三尖瓣闭锁

三尖瓣闭锁(TA)是指右心房与右心室之间没有血流通道,取而代之的是隔膜组织,多数病例合并房间隔缺损或卵圆孔未闭和室间隔缺损,是一种较少见的先天性心脏病。Kreysig 首次发现该畸形的病理解剖。Schuberg 首次命名为三尖瓣闭锁。此病的病因尚不清楚,往往发现该畸形胎儿的羊水过多和母亲患毒血症有关。三尖瓣闭锁分为 5 种类型:①肌肉型(占 76%～84%);②隔膜型(占 8%～12%);③Ebstein 畸形(占 6%);④房室间隔缺损型(占 2%);⑤瓣膜型(占 6%)。

三尖瓣闭锁的病理生理学特征:一是右心房的血液只能通过房间隔缺损到左心房,左心房成为体、肺循环静脉血液混合的心腔,患儿有不同程度的动脉血氧饱和度降低;二是由于右心室发育不全,左心室承担两循环的动力血泵。临床上患儿出生后即可出现发绀,并进行性加重,缺氧发作,往往有运动性呼吸困难、反复呼吸道感染,以及右心衰竭的症状,口唇可有严重发绀,杵状指(趾)。

三尖瓣闭锁的患者自然预后不佳,50% 6 个月内死亡,66% 1 岁内死亡,90% 10 岁内死亡。Blalock 和 Waterston 应用手术治疗可以消除或减轻发绀。Meshakin 和 Glenn 先后为三尖瓣闭锁患者应用上腔静脉与右肺动脉分流术,后人称为 Glenn 分流术。Azzolina 首次应用双向腔肺动脉分流术,又称双 Glenn 分流术。在我国江曾炜首次报道传统改良 Fontan 手术,全腔静脉与肺动脉连接手术治疗三尖瓣闭锁获得成功,并向全国推广。近几十年三尖瓣闭锁的外科治疗发展很快,应用双向腔肺动脉分流术和全腔静脉与肺动脉连接手术。

(七)Ebstein 畸形

德国人 Ebstein 根据尸体解剖资料,首次阐述了该畸形的病例解剖,故后人称为 Ebstein 畸形(又称为三尖瓣下移畸形)。是一种少见的累及三尖瓣和右心室的复杂先天性心脏病。主要病理特征为三尖瓣隔瓣或后瓣起源处不同程度下移至右心室,部分心室壁心房化。在先天性心脏病中占 0.5%~1%。本病的发病原因尚不清楚,现查明母亲在妊娠早期服用锂者,出生的婴儿发病率高。Ebstein 畸形分为 3 型。A 型:前叶位置正常无下移,后瓣、隔瓣下移,右心室房化部分不大,功能右心室容量大。B 型:前瓣下移、发育不良、瓣叶活动受限,后瓣、隔瓣下移,但瓣叶面积减少不严重。C 型:瓣叶面积严重减少,如隔瓣和后瓣仅为膜样残迹甚至缺如,前瓣下移、瓣叶、腱索及乳头肌严重发育不全,前瓣仅为条索状膜样组织且阻塞右心室流出道,右心室房化部分明显扩大,功能右心室发育不良,心脏显著扩大。

许多患有该畸形的患者在新生儿期即出现严重的呼吸困难、发绀、心律失常和右心衰竭,如不及时抢救,往往夭折。在儿童和成人患者中,表现为活动后心悸、气短、疲乏,50%以上的患者可出现发绀,运动性呼吸困难。10%~15%患者合并预激综合征,产生阵发性室上性心动过速和心房颤动或心房扑动,更加加重右心室功能障碍和心力衰竭。

Barnard 首次采用三尖瓣置换术治疗,获得成功。Hardy 和 Danielson 应用不同术式的房化心室折叠术和三尖瓣环成形术治疗,得到推广和广泛使用。凌宏深首次报道 3 例应用生物瓣做三尖瓣置换术获得成功的案例。随着我国心脏外科治疗迅速发展和生物瓣不断改进,Ebstein 畸形的瓣膜置换术效果逐渐提高。该疾病的手术适应证取决于三尖瓣叶前叶活动度及隔叶下移的严重度,严重发绀伴红细胞增多症及心律失常者应尽早做手术。A、B 型可做瓣膜成形术,C 型可行三尖瓣成形加双向 Glenn 手术或全腔静脉肺动脉连接术,或者进行瓣膜替换术或心脏移植术。

二、术前护理

(一)一般准备

1.入院常规护理

详见"左向右分流型先天性心脏病"中的入院常规处置。本病患儿表现为缺氧、心力衰竭、休克等,往往很危重,随时有死亡的危险,可根据病情,入院后即可收入 ICU,进行监护及紧急处理。

2.评估全身情况

详见"左向右分流型先天性心脏病"中的术前评估全身情况。观察患儿生命体征时需注意以下内容。

(1)呼吸:呼吸加快时应注意是否有缺氧、心力衰竭或呼吸道感染;呼吸浅慢时应注意是否有呼吸抑制或呼吸衰竭。

(2)体温:体温升高提示有感染、炎症或散热不好,体温过低则提示循环功能不良或保温不够。

(3)脉搏:心率过快应注意是否有发热或心力衰竭;过缓则应注意心律失常、药物影响等。

(4)血压:监测上下肢血压,血压过低应注意心力衰竭的可能。

3.协助患者完善术前相关辅助检查,尽快做出诊断,明确治疗方案

向患者及家属讲解相关辅助检查,包括胸部 X 线检查、心电图检查、超声心动图检查、右心导管检查、右心造影检查、磁共振检查等。

主要根据病史、体征和超声心动图检查作出初步诊断,超声心动图检查可初步了解动脉的位置关系,各个心腔的位置、大小,各瓣膜功能及合并畸形情况。心导管检查和心血管造影也是术前必需项目,需测定心室腔内压力及肺血管阻力,进一步明确心内畸形及肺血管发育情况。Ebstein 畸形右心造影可见增大的右心房、发育及功能不良的右心室、三尖瓣反流、右室房化部分的反常活动等。

4.呼吸道准备

保持病区空气清新,通风不少于每日 2 次,每次 15 分钟。预防和控制感染,加强呼吸道护理,定时给患者拍背、雾化吸入,鼓励患者咳嗽,必要时吸痰,有利于术后缩短辅助通气时间,减少呼吸道并发症。新生儿免疫系统发育不够成熟,极易引起感染,应保持病室整洁卫生,每日空气消毒两次,桌面及物表用500 mg/L含氯消毒剂擦拭。室内温度应保持在 24 ℃左右。危重患者或早产儿应置入保暖箱中严密监护。医务人员严格遵守无菌操作规程,护理新生儿前后必须洗手,有呼吸道感染者禁止进入病室,减少探视人群,同时避免与呼吸道感染者同居一室。奶瓶每日消毒,奶粉现配现用。脐带未脱落前每日行脐部护理。必要时使用足量有效的抗生素,加强对感染的控制。术前 1 周对患者进行有效的咳嗽训练,以及减轻切口疼痛的咳嗽方法。

5.改善心功能,预防和控制缺氧发作

减轻心脏负荷,遵医嘱给予强心利尿药,用心脏营养液或极化液保护心脏,提高心脏的耐受力。患儿术前均有不同程度发绀,在小儿啼哭、进食及活动后气喘及缺氧发作时,发绀加重,呼吸急促,同时有不同程度的意识改变。预防缺氧发作,常规给予低流量吸氧,每次 1～2 小时,每日 3 次,分别于清晨、中午、晚上患儿入睡后进行。只要患儿出现哭闹、屏气或异常紧张等状态应警惕缺氧发作,需及时将患儿直立抱于大人的肩膀上,屈曲膝关节,并让膝关节紧贴于患儿的胸腹部,即膝胸位团抱,给予 4～6 L/min 高流量吸氧,安抚患儿,可根据医嘱给予肌内注射吗啡 0.1～0.2 mg/kg。发作时间较长者,需遵医嘱给予 5%碳酸氢钠3～5 mg/kg静脉注射纠正酸中毒,必要时应气管插管,辅助通气。经常发作的患儿给予普萘洛尔1～2 mg/(kg·d),每日 3 次口服。同时尽量避免患儿哭闹,必要时应用镇静剂。重症患者应卧床休息,限制活动,避免寒冷等环境刺激因素。

6.预防血栓形成

发绀型先天性心脏病患儿因长期动脉血氧饱和度过低,血红蛋白较高,血液黏稠,容易发生栓塞,表现为头痛、烦躁不安、厌食、呼吸困难等,所以鼓励患儿多饮水,小儿 3～4 小时喂糖水或淡奶一次,如喂水困难可考虑静脉输液,婴幼儿可以留置胃管,鼻饲前应确定胃管的位置,喂奶速度不宜过快。每次喂奶量10～30 mL,每 3 小时 1 次。喂奶前观察吸收情况,若吸收不良应延迟喂奶。

7.改善营养状况

提高和改善患儿的营养状况,精心喂养,正确添加辅食,减少零食摄入,少量多餐,保证足

够的热量及补充必要的营养成分,必要时进行静脉高营养,达到尽可能好的营养状态以迎接手术。

8.用药护理

严重发绀的患儿,可用前列腺素 E_1 提高动脉血氧饱和度,一般 $0.01\sim0.02~\mu g/(kg\cdot min)$,应用微量泵输入。此药物对血管的刺激性大,易导致静脉炎,应深静脉单一管道输注。

9.胃肠道准备

详见"左向右分流型先天性心脏病"术前护理的胃肠道准备。

10.其他准备

详见"左向右分流型先天性心脏病"术前护理的其他准备。

(二)心理准备

由于本病患儿一般年龄小,无法用语言进行心理护理和指导,医护人员应有意识地多与患儿接触,全心爱护和关怀患儿,减少其陌生感,使之能获得像母亲一样的温暖、爱抚、安全感和舒适感,以较好的心态配合治疗。医护人员也应同情和理解患儿家长的处境,帮助其面对现实,主动、耐心地协助家长了解病情,讲解疾病的病理改变、对身体的影响,充分理解手术的迫切性和必要性。鼓励家长提问题,解除各种疑虑和担心,使他们与医护人员密切配合,共同争取给予孩子最好的治疗。

(三)术前访视

术前诊断重症先天性心脏病多为疑难病症,患儿家长多焦急地想给孩子尽早做手术,挽救孩子的生命,同时又担心手术的风险,因此特别要注重术前访视。护士应用多媒体或图片向患儿家长讲解手术室环境。详见"左向右分流型先天性心脏病"中的术前访视。

三、术中护理

(一)物品准备

手术室护士须参加术前讨论,并进行详细记录,了解手术程序,熟悉手术步骤,以及手术中所需的特殊物品,并提前做好准备,备好所需要的物品、器械等,以免延误手术。手术开始前要认真清点各种物品的数量,包括无损伤缝线、起搏器、心外膜起搏导线、除颤器、心电监护仪、氩气刀等,术前将各种仪器摆放到位,进行调试,消毒灭菌待用。Switch 手术特殊物品准备:备心内精细镊子,角度剪,执笔式针持,小儿阻断钳,细小直角钳及术中用的 5×12 无损伤缝线,5-0、6-0、7-0 Prolene 缝线,起搏导线及延长线,止血用的止血纱布,凝胶海绵,生物蛋白胶。

为了提高手术质量,器械护士要具有处理心脏外科手术意外的应急能力。当心脏手术术式与术前诊断不符的情况发生时,对于瞬间变化的术式要尽快理顺配合思路,及时将术式变更后所需物品、器械准备齐全,能随机应变地跟上手术配合的步骤,传递器械要稳、准、快,配合工作要做到主动、积极,争分夺秒。手术中要注意眼观手术野,耳听医生讨论手术方案,快速准备好手术需要的器械及缝线,与手术医生默契配合,不延误手术时机。术中使用电刀止血和游离组织时,为防止电刀头过长而灼伤周边组织,需套上一段硅胶管在电刀头上,使前端露出 3 mm 左右。由于新生儿的心肌发育很不成熟,术中操作应轻柔,避免过度牵拉。合理选用精细、易于操作的器械,并做好精细器械的检查工作,保证锐利、咬合好、无脱扣,并在手术过程中注意维护,避免前端的硬性接触,确保手术成功。

(二)巡回护士配合

1.体位

将患者置于仰卧位,肩背部(心脏区域)用软枕垫高10°左右,以利于手术视野暴露,便于操作。两上肢平放于身体两侧,并加以固定。由于新生儿或婴幼儿皮肤娇嫩、深低温低流量体外循环、手术时间长等因素,易发生压疮,故放置手术体位时体位垫要求平整柔软,在枕下、臀部、足跟放置海绵垫。

2.尽快建立静脉通道

协助麻醉师完成麻醉诱导,全身麻醉后配合气管插管、锁骨下静脉或颈内静脉的深静脉穿刺以及留置尿管。

3.温度调节

术前依据手术方式的要求调节室温及变温毯温度,在患儿鼓膜与直肠两处分别放置测温探头,此两处温度分别代表脑部和内脏的温度。低温一般分为两种,一种为常规低温即肛门温度25～28℃(水毯温度为10℃),另一种为深低温即肛门温度18～20℃(水毯温度为4℃)。待心脏手术结束复温时,根据体温回升情况,提高室温和变温毯温度,直至体温恢复到正常范围。

4.建立全程多项生命体征监测

主要有心电图、血氧饱和度、体温、动脉压、左房压和尿量等。术中应密切观察各参数变化,随时与手术医生、麻醉师、体外循环工作人员联系。注意保护患者,防止坠床,注意保暖。注意保护患者的眼睛,采用眼部保护罩。

(三)术毕护理

手术结束认真清点针、线、纱布、器械等物品。详见"左向右分流型先天性心脏病"的术毕护理。

四、术后护理

(一)术后常规护理

1.患者的交接及评估

患儿手术结束返回病室前30分钟,监护室医师应向手术医师了解手术过程,并指导呼吸机治疗师调试好呼吸机,护士准备好监护仪,配置必要的血管活性药物。患者返回监护室后,按先接呼吸后接循环的顺序交接。快速连接好呼吸机,妥善固定同时观察呼吸情况,听诊双侧呼吸音是否对称,特别注意婴幼儿因上呼吸道较短,气管插管过深可刺激隆突,诱发急性呼吸、循环衰竭。护士需与麻醉师共同检查气管插管的位置是否正确,必要时重新调整气管插管位置。循环按心电－血压－血氧－液路顺序进行。各管道保持通畅,妥善固定。安置好患者后,可与手术医师和麻醉师了解患者术中过程,体外循环时间,术中用药情况,注意有无心律失常、出血或其他意外情况。

2.体位护理

术后3～5日内取V字形体位,即上身抬高45°、下半身抬高30°,利用重力关系,有利于静脉血液回流,血液顺利由腔静脉达肺动脉,使肺血增多,改善循环,促进氧合,同时也利于胸腔积液引流。

3.呼吸系统监测

保证呼吸机工作正常,每班交接时测量气管插管暴露部分长度,以防止脱出或移位,气管导管的气囊,每 6 小时放气一次。维持动脉血气于偏碱状态,PCO_2 为 20~30 mmHg。法洛四联症患儿术后禁用呼气末正压(PEEP),以减少肺血管痉挛,有助降低肺血管阻力,避免增加胸腔内力而影响上腔静脉血液回流。对合并肺动脉高压及肺血管发育差的患儿,可应用 NO吸入和适当过度换气,以降低体-肺循环阻力。保持呼吸道通畅,15~30 分钟听诊双肺呼吸音 1 次,2~4 小时吸痰 1 次。及时清除呼吸道分泌物,吸痰前充分吸氧,膨肺,吸痰时严格无菌操作。呼吸机辅助呼吸期间加强翻身拍背,良好的护理可缩短呼吸机使用时间。

术后 48~96 小时拔管时机的选择,在心、肺功能及体液平衡调整满意的基础上,拔管前先停用各种镇静、镇痛、肌松药物,使患儿恢复正常的呼吸和肌力,重点观察心率(律)变化,左、右心房压、尿量及呼吸机参数变化。若出现心率增快或左房压明显增高,提示心、肺储备功能尚不足,需要延迟脱机,1~2 日后再评估。

拔管后保证充分的中流量吸氧,对于成人或可配合的患儿督促做有效的深呼吸和咳嗽,取半卧位,2~4 小时拍背一次,刺激咳嗽或深呼吸,不会咳嗽的婴幼儿可定时按压胸骨上凹刺激咳嗽。延长吸氧时间 3~5 日,持续雾化吸入,每日 3 次,可采用面罩雾化吸氧,如进行气管内吸痰,须有负责医生在床旁。密切观察患儿呼吸情况并监测血氧饱和度,监测血气分析结果,定时听诊呼吸音并记录。若烦躁严重可给予少量镇静剂,如水合氯醛或地西泮。拔管后 4 小时可给予 5 mL 5% 的葡萄糖注射液口服,观察是否有呛咳。

4.循环系统监测

持续监测患者的生命体征,中心静脉压、动脉血压、左房压、肺动脉压、血氧饱和度,每30~60 分钟记录一次。观察心律、心率的变化。Fontan 类术后 CVP 可允许提高到 25 cmH_2O,患儿的 CVP 维持在20~25 cmH_2O,以增加右心室舒张末期容量,提高心排血量。为提高 CVP,除应补充术后出血、渗血及引流液丢失的量外,还需输注大量血浆、清蛋白等。Switch 术后患儿血压不宜过高,平均动脉压不低于 6 kPa 即可,持续监测左房压,严格控制在 0.8~1.07 kPa或 5~8 mmHg。根据患儿体重计算入量,记录每小时出入量及 24 小时总量,应用微量泵输入血管活性药物,扩血管药物硝酸甘油 0.5~1.5 $\mu g/(kg \cdot min)$ 或硝普钠 0.5~1.0 $\mu g/(kg \cdot min)$。正性肌力药物,如多巴胺 2~5 $\mu g/(kg \cdot min)$、米力农 0.5 $\mu g/(kg \cdot min)$、肾上腺素0.05~0.2 $\mu g/(kg \cdot min)$,保证管路通畅,如药物浓度过大时,应泵对泵更换,尽量减少换药对循环系统的影响。注意观察患儿面色、口唇颜色及末梢肢体温度、湿度,毛细血管充盈度。有心脏临时起搏器的患者,应妥善固定好导线,查看起搏器的设置,电源电量等。Switch 手术需注意观察,及早发现有无冠状动脉供血不足和低心排血的表现,严密监测心电图,注意心率和心律的变化。

5.消化系统监测

应用呼吸机期间持续镇静,常规留置胃管,注意观察胃液及颜色,如有咖啡色胃液,及时给予奥美拉唑、西咪替丁或麦滋林。术后第 2 天开始保证患儿每天大便通畅,必要时给予开塞露灌肠,观察大便性状,如发现黑便则提示发生消化道溃疡,需及时处理。拔管后鼓励经口进食,如进食欠佳可给予胃管鼻饲奶30~40 mL,每 3~4 小时 1 次及小儿氨基酸静脉输入。每次喂奶前先抽吸胃液,观察其颜色,如有咖啡色胃液需禁食,若有未消化的奶瓣需将每次喂奶量减少或改喂藕粉。

6.泌尿系统监测

严密监测每小时尿量,计算累计尿量,正常尿量>1 mL/(kg·h),若尿量<0.5 mL/(kg·h),诊断为少尿,临床上发现少尿或无尿应结合患者全身情况进行处理。观察尿液的颜色、性质,若出现严重的血红蛋白尿或肉眼血尿,应报告医生处理,用5%碳酸氢钠碱化尿液,防止酸性血红蛋白尿阻塞肾小管。测量尿比重了解肾功能情况,若尿量少而且尿比重低时,可能是急性肾衰竭的表现,应提高警惕。准确记录24小时出入量,注意出入量是否平衡。

7.神经系统监测

患儿返回ICU后,观察和记录双侧瞳孔的大小、是否对称、对光反射是否存在。如两侧瞳孔不对称、对光反射迟钝或消失,提示有脑损害的可能,应及时向医生报告,并观察病情变化。记录患者清醒的时间,对周围事物、人物、时间、位置的定向力以及是否有头痛或再次出现嗜睡、昏迷、谵妄等临床表现,注意检查患者有无颈项强直、肌肉张力减退、单侧肢体运动障碍等表现。拔除气管插管后患者有无异常举动,或小儿异常哭闹。

8.胸腔引流的观察和护理

患儿术前低氧血症、侧支循环丰富以及术中抗凝等,容易造成凝血功能紊乱,术后应妥善固定并严密观察胸腔引流量、颜色及性质。术后4小时内每15～20分钟挤压引流管1次,如发现血性引流液2～4 mL/(kg·h),连续2小时以上,应警惕是否有活动性出血,立即报告医生并做好二次开胸准备。

9.体温监测

详见"左向右分流型先天性心脏病"术后护理的体温监测。

10.维持水、电解质和酸碱平衡

观察患儿囟门、眼睑、球结膜、皮肤皱褶,判断患儿体内水分分布情况。液体应用微量输液泵输入,严格控制输液量,冲洗管道肝素液记入总入量,胃管引流量记入总出量。

(二)术后并发症的观察与护理

1.低心排血量综合征

是复杂先天性心脏病术后常见的并发症,是术后死亡的高危因素之一。低心排血量综合征的治疗包括:优化心肌收缩力,改善舒张功能,维持足够的心脏前负荷,减轻后负荷。应用正性肌力药物和扩血管药物来重建适宜的心肌功能,增加心排血量,降低体、肺血管阻力,改善心室舒张功能。及时应用儿茶酚胺类药物:多巴胺、多巴酚丁胺3～10 μg/(kg·min),肾上腺素0.01～0.05 μg/(kg·min),米力农0.1～0.5 μg/(kg·min)支持循环功能,减轻后负荷。在护理上严密监测各项生命体征指标,包括体温、心率、心律、血压、四肢末梢温度、尿量、血气分析,及时纠正酸碱失衡,保持水、电解质平衡。及时输入全血、血浆,使中心静脉压维持在10 cmH$_2$O以上。

2.灌注肺

法洛四联症患者由于丰富的侧支循环,体外循环期间可引起体循环血液向肺循环的分流,导致术后灌注肺综合征,表现为急性进行性呼吸困难、发绀、血水样痰和难以纠正的低氧血症,处理原则是延长呼吸机辅助时间,注意气道压变化,及时吸出呼吸道分泌物。严格控制液体入量,强心利尿。尽早应用肾上腺皮质激素,可抑制肺血管内血小板聚集,防止微血栓形成。保证患儿充分镇静,防止躁动。

3.肺动脉高压及肺高压危象

临床表现为低氧血症,X线胸片表现为肺血明显减少且分布不均匀、透光度增加。患儿可因体疗、烦躁等各种刺激导致急性肺血管痉挛、支气管痉挛。肺动脉压力持续升高导致右心衰竭。术后早期应用芬太尼持续镇静,尽量避免不必要的刺激,减少体疗、吸痰时间与次数。在进行各项操作前保持镇静,如气道内吸引,动、静脉穿刺,拔心内测压管等,气道内吸引前后用呼吸皮囊纯氧加压,使患儿处于短时高氧过度通气状态,吸引时间<15秒,同时监测肺动脉压力变化。适当延长呼吸机辅助时间,吸入一氧化氮(NO),降低肺阻力,提高肺血流量,改善肺通气-血流比例。在应用NO治疗期间,严密监测高铁血红蛋白水平<3%,以减轻NO的不良反应。在停用时,应逐渐减低NO浓度,直至微量吸入至停用,以防肺动脉压力反跳并使患者内源性NO产生逐渐恢复至接近正常水平,渡过术后危险期。

4.心律失常

多见于术后48小时,多与传导组织的破坏及手术损伤窦房结有关。在护理中,要严密观察心率、心律,避免各种诱发因素,及时发现,及早干预。

(三)术后康复护理

(1)在患者渡过手术危险期、意识清醒后,生命体征稳定,各项监测指标趋于平稳状态,即转回普通病房进一步康复治疗,并做好出院前各项检查的复查工作。

(2)保持病室环境清新,注意监测生命体征,观察病情变化,如发现异常及时采取积极的治疗和护理措施。

(3)饮食原则上以清淡、少盐为主,进食蛋白质适中、富含维生素的易消化食物。服利尿药时可多吃含钾的水果、蔬菜,如香蕉、橘子、番茄等,以改善因服用利尿药而引起的低钾血症。教会家长母乳喂养方法。

(4)活动:遵循个性化、兴趣性、全面性、持之以恒的原则,鼓励练习床上坐起和翻身,进行关节主、被动运动,床边站立开始,先克服直立性低血压,站立无问题后开始步行,先在病房内走动,逐渐到走廊内走动,走动时要扶着东西。感觉没有困难时,可以开始散步,最开始行走的速度、步伐以感觉舒适为标准,以后逐渐加快步伐。早期下床活动时,注意体力的恢复情况,先平台慢步行走,适应后再走楼梯。

(5)预防感染:指导注意休息,保证充足睡眠。

五、健康教育

(一)用药指导

严格按医嘱服用强心利尿药,强调服药的重要性,不可随意停药或增减药量,并注意观察尿量,以免发生危险。

(二)预防和控制呼吸道感染

注意气候变化,尽量避免到公共场所,如发生急性感染,需合理使用抗生素治疗,必要时需要住院、吸氧、输液等治疗。

(三)饮食指导

以高蛋白、高纤维素饮食为主,少量多餐,勿暴饮暴食,避免胃部抬高而影响心脏功能,建议一天至少进食5次。加强对家属的培训指导,手术后应告诉家属婴幼儿喂养注意事项,喂奶的体位,如何防止窒息,如何分时喂养,防止引起心功能不良的注意事项及正确喂药方法。

(四)运动指导

大多数先天性心脏病患儿智力和运动发育正常。有充血性心力衰竭或由于低氧血症显示出运动能力和发育能力很差的患儿不爱说话,要父母保护。鼓励家长尽早对高危患儿进行治疗,以促进患儿发育,达到理想的智力和运动能力。

(五)活动指导

出院后3～6个月内要限制剧烈活动和重体力劳动,逐步增加活动量,以免发生心衰。术后1年内尽量平卧,不宜侧卧,避免胸骨畸形愈合。

(六)免疫接种指导

一般在手术前后1个月内避免免疫接种。

(七)复查指导

术后3～6个月去医院复查心电图、胸部X线片、心脏彩超等。

第八章　泌尿外科护理

第一节　泌尿系统梗阻

尿路任何部位发生梗阻都可导致肾积水、肾功能损害,重则肾衰竭。泌尿系统梗阻最基本的病理变化是尿路扩张,从代偿到失代偿,诱发肾积水、尿潴留,肾脏滤过率和浓缩能力受损,最终导致肾功能障碍。

一、前列腺增生症

良性前列腺增生症主要是前列腺组织及上皮增生,简称前列腺增生,是老年男性常见病,50 岁以后发病,随着年龄增长发病率不断升高。

(一)病因

目前前列腺增生病因不十分清楚,研究认为与体内雄激素及雌激素的平衡失调关系密切,睾酮对细胞的分化、生长发生作用,雌激素对前列腺增生也有一定影响。

(二)病理

前列腺分两组,外为前列腺组,内为尿道腺组。前列腺增生有两类结节,包括由增生的纤维和平滑肌细胞组成的基质型和由增生的腺组织组成的腺泡型。增生的最初部位多在尿道腺组,增生的结节挤压腺体形成外科包膜,是前列腺摘除术的标志。前列腺增生使尿道弯曲、受压、伸长、狭窄,出现尿道梗阻。

(三)临床表现

1.尿频

尿频是最常见的症状,夜间明显,逐渐加重。早期由膀胱颈部充血引起,晚期因增生前列腺引起尿道梗阻,膀胱内残余尿增多,膀胱有效容量减少。

2.进行性排尿困难

进行性排尿困难是最重要的症状,表现为起尿缓慢,排尿费力,射尿无力,尿线细小,尿流滴沥,分段排尿及排尿不尽等。

3.尿潴留、尿失禁

前列腺增生晚期,膀胱残余尿增加,收缩无力,发生尿潴留,当膀胱内压力增高超过尿道阻力时,发生充盈性尿失禁。前列腺增生常因受凉、劳累、饮酒等诱发急性尿潴留。

4.其他表现

常因局部充血、出血发生血尿。合并感染或结石,可有膀胱刺激征。

(四)辅助检查

1.尿流动力学检查

尿道梗阻时,最大尿流率小于每秒 15 mL;当尿流率小于每秒 10 mL 时,表示梗阻严重。

2.残余尿测定

膀胱残余尿量反映膀胱代偿衰竭的严重程度,不仅是重要的诊断步骤之一,也是决定手术治疗的因素。

3.膀胱镜检查

膀胱镜检查可以直接观察前列腺各叶增生情况。

4.B超检查

B超检查可以测定前列腺的大小和结构,测量残余尿量。

(五)诊断

1.临床表现

老年男性出现夜尿频、进行性排尿困难表现就应考虑前列腺增生,排尿后直肠指检,可触及增大的腺体,光滑、质韧、中央沟变浅或消失。

2.辅助检查

尿动力学、膀胱镜、B超等检查有助于确定前列腺增生程度及膀胱功能。

(六)治疗

1.急性尿潴留的治疗

急性尿潴留是前列腺增生常见急症,需紧急治疗。选用肾上腺素受体阻滞剂、留置导尿管或耻骨上膀胱穿刺造瘘术等,解除潴留。

2.药物治疗

药物治疗适用于尿道梗阻较轻,或年老体弱、心肺功能不全等而不能耐受手术的患者。常用药物有特拉唑嗪、哌唑嗪等。

3.手术治疗

前列腺摘除术是理想的根治方法,手术方式有经尿道、经耻骨上、经耻骨后及经会阴4种,目前临床常用前两种。

4.其他治疗

尿道梗阻严重而不宜手术者,冷冻治疗、微波和射频治疗、激光治疗、体外超声治疗、金属耐压气囊扩张术等都能产生一定疗效。

(七)护理评估

1.健康史

评估患者的年龄、诱因,既往病史。

2.身体状况

(1)症状及体征:注意是否有夜尿频、进行性排尿困难的表现,是否合并尿潴留、尿失禁。

(2)辅助检查:包括尿流动力学、膀胱镜、B超检查。

3.心理—社会状况

评估患者对疾病和手术的心理反应及对并发症的认知程度,患者及家属对术后护理配合及有关康复知识的掌握程度。

(八)常见的护理诊断/问题

(1)恐惧/焦虑:与认识不足、角色改变、对手术和预后的担忧有关。

(2)排尿型态异常:与尿道梗阻、残余尿量增多、留置导管等有关。

(3)有感染的危险:与尿路梗阻、导尿、免疫力低下、伤口引流有关。

(4)潜在并发症:出血。

(九)护理目标

(1)患者的恐惧/焦虑减轻。

(2)患者能够正常排尿。

(3)患者感染危险性下降或未感染。

(4)患者术后未发生出血。

(十)护理措施

1.非手术治疗的护理

(1)饮食护理:为防止尿潴留,不可在短期内大量饮水,忌饮酒及摄入辛辣食物,有尿意勤排尿,适当运动,预防便秘。

(2)观察疗效:药物治疗3个月之后前列腺缩小,排尿功能改善。

(3)适应环境:前列腺增生患者多为老年人,行动不便,对医院环境不熟悉,加之夜尿频,入院后帮助患者适应环境,确保舒适和安全。

2.术前护理

(1)观察生命体征,测量各项生理指标。

(2)做好重要脏器的功能检查,了解患者能否耐受手术。

(3)术前已有造瘘管或留置导尿管的患者,保证引流通畅。

3.术后护理

(1)病情观察:观察记录24小时出入量,判断血容量有无不足。观察意识状态和生命体征。

(2)体位:平卧2天后改为半卧位,固定各种导管的肢体不得随意移动。

(3)饮食与输液:术后6小时无不适即可进流质饮食,鼓励多饮水,1~2天后无腹胀即可恢复饮食,以易消化、营养丰富、富含纤维素的食物为主,必要时静脉补液,但要注意输液速度。

(4)预防感染:早期预防性应用抗生素,保持切口敷料的清洁与干燥,置管引流者常规护理尿道外口。

(5)膀胱冲洗:术后用生理盐水持续冲洗膀胱3~7天。保持引流通畅,必要时高压冲洗抽吸血块。根据尿液颜色控制冲洗速度,色深则快、色浅则慢。

(6)不同手术方式的护理。①经尿道切除术(TUR):观察有无TUR综合征的发生,即术后几小时内出现恶心、呕吐、烦躁、抽搐、昏迷或严重的脑水肿、肺水肿、心力衰竭等。可能是冲洗液被吸收,血容量剧增,稀释性低钠血症所致,护理时应减慢输液速度,遵医嘱应用利尿剂、脱水剂,对症处理。②开放手术:固定各种引流管,观察记录引流液量、颜色,保持引流通畅。及时拔除引流管,如耻骨后引流管,术后3~4天拔除;耻骨上引流管,术后5~7天拔除;膀胱造瘘管多在术后10~14天排尿通畅后拔除,瘘口无菌堵塞或压迫,防止漏尿,一般2~3天愈合。③预防并发症:出血是常见并发症。术后1周,患者可逐渐离床活动,禁止灌肠、肛管排气,同时避免腹压升高的诱因。

(十一)护理评价

(1)患者的恐惧/焦虑是否减轻。

(2)患者能否正常排尿。

(3)患者感染未发生或得到及时治疗。

(4)患者术后是否出血,或出血后是否得到有效处理。

(十二)健康教育

(1)讲解手术、术式及手术前后护理的注意事项。

(2)术后1～2个月避免剧烈活动,忌烟酒,防感冒。

(3)指导患者学会提肛肌锻炼,以尽快恢复尿道括约肌的功能。

(4)指导患者定期复查尿流率及残余尿量。

二、肾积水

结石、肿瘤、结核等原因导致尿液排出受阻、肾内压力增高、肾盂肾盏扩张、肾实质萎缩、肾功能减退,称为肾积水。成人积水超过 1000 mL,小儿超过 24 小时的正常尿量,为巨大肾积水。

(一)临床表现

1.腰痛

腰痛是重要症状。慢性梗阻仅为钝痛,急性梗阻出现明显腰痛或肾绞痛。

2.腰部肿块

慢性梗阻形成肾脏肿大,长期梗阻者在腹部可扪及囊性肿块。

3.多尿和无尿

慢性梗阻致肾功损害表现为多尿,而双侧完全梗阻、孤立肾完全梗阻可发生无尿。

4.其他表现

因结石、肿瘤、结核等继发肾积水时,原发病表现掩盖了肾积水征象。肾积水并发感染或肾积脓时,出现全身中毒症状。

(二)辅助检查

1.实验室检查

血尿常规,必要时做尿细菌检查,化验血生化、电解质等了解肾功能情况。

2.影像学检查

(1)B超:是鉴别肾积水和腹部肿块的首选方法。

(2)X线造影:排泄性尿路造影可了解肾积水程度和对侧肾功能。

(3)CT、MRI检查:明确腰部肿块的性质,对确诊肾积水有重要价值。

(三)诊断

根据原发病史、典型症状、腰腹部肿块以及B超等辅助检查结果可明确诊断,确定原发病对诊断有重要意义。

(四)治疗

1.病因治疗

最理想的治疗是根除肾积水的病因,保留患肾。

2.肾造瘘术

原发病严重或肾积水病因暂不能去除者,先行肾引流术,病情好转或稳定后行去除病因的手术。

3.肾切除术

肾积水后功能丧失或并发肾积脓,对侧肾功能良好者,可切除患肾。

(五)护理评估

1.健康史

评估患者是否有肾结石、肿瘤、结核等原发病史。

2.身体状况

(1)症状及体征:原发病基础上是否出现腰痛、腰腹部肿块,是否有肾功能减退表现。

(2)辅助检查:血、尿常规检查,B超、X线等影像学检查。

3.心理—社会状况

评估患者对肾积水及治疗的认知程度,对术后康复知识的掌握程度。家人及社会的心理和经济支持程度。

(六)常见的护理诊断/问题

1.排尿型态异常

常与尿路急慢性梗阻有关。

2.有感染的危险

与尿路梗阻、免疫低下、肾造瘘引流有关。

3.潜在并发症

尿漏。

(七)护理目标

(1)患者排尿型态正常。

(2)患者感染危险性下降或未感染。

(3)患者未发生尿漏。

(八)护理措施

1.饮食护理

多食含纤维较高的食物,多饮水。

2.活动护理

鼓励患者加强床上活动,定时协助患者变换体位。

3.感染护理

遵医嘱使用抗生素;用 0.1% 新苯扎氯铵清洗尿道口,每日 2 次;每日更换引流袋;及时更换浸湿的切口敷料。

4.引流管护理

妥善固定,引流通畅,观察记录引流量与颜色,冲洗肾盂引流管,每日 2 次。若无尿漏,肾周围引流物一般术后 3～4 日拔除;肾盂输尿管支架引流管一般于术后 3 周拔除;肾造瘘管在吻合口通畅后拔除。

（九）护理评价

（1）患者排尿型态是否正常。

（2）患者感染是否得到治疗或术后有无感染发生。

（3）患者有无发生尿漏。

（十）健康教育

（1）向患者讲解手术及术后引流的重要性。

（2）指导患者养成良好的排便习惯。

（3）指导患者正确进行摄水、饮食搭配。

三、尿道狭窄

尿道因损伤、炎症使尿道壁形成瘢痕，瘢痕萎缩导致尿道扭曲、狭窄。

（一）病因及分类

1.先天性尿道狭窄

先天性尿道狭窄如尿道外口狭窄、尿道瓣膜狭窄等。

2.炎症性尿道狭窄

炎症性尿道狭窄如淋病性尿道狭窄，留置导尿管引起的尿道狭窄。

3.外伤性尿道狭窄

外伤性尿道狭窄最常见，尿道损伤严重，初期处理不当或不及时所致。

（二）病理生理

与尿道狭窄的程度、深度及长度有关。淋病性狭窄为多处狭窄，狭窄易继发感染，形成尿道憩室、周围炎、前列腺炎、附睾睾丸炎。尿道梗阻如长期不能解除，导致肾积水。肾功能损害，出现尿毒症。

（三）临床表现

1.排尿异常

最常见的是排尿困难，重者出现尿潴留。

2.继发疾病表现

尿道长期狭窄继发膀胱炎、睾丸附睾炎等，出现膀胱刺激征、血尿症状。

3.并发症表现

由于排尿困难而使腹内压长期增高，并发疝、痔、直肠脱垂等，并出现相应症状。

（四）辅助检查

1.尿道探子检查

尿道探子检查可确定狭窄部位、程度。

2.B超检查

B超检查明确尿道狭窄长度、程度及周围瘢痕组织的厚度。

3.膀胱尿道造影

膀胱尿道造影可以确定尿道狭窄的部位、程度及长度。

（五）诊断

根据尿道外伤史、感染史及典型的排尿困难，尿潴留表现，结合尿道探子检查、B超检查、膀胱尿道造影结果,诊断尿道狭窄一般不困难。

(六)治疗

1.尿道扩张术

尿道扩张术是防止和治疗尿道狭窄的有效措施。尿道狭窄的原因不同,扩张时间不同。

2.耻骨上膀胱造瘘术

耻骨上膀胱造瘘术适用于慢性尿潴留或已有肾功能损害的患者。

3.尿道内切开术

尿道内切开术是目前临床治疗的主要术式,术后放置网状合金支架管于狭窄部位扩张,一般放置4～8周,术后不需尿道扩张。

4.开放手术

切除尿道狭窄部及周围瘢痕后,行尿道端端吻合术。

(七)护理评价

1.健康史

儿童尿道狭窄多为先天性,成人有外伤、感染病史者,多为继发性狭窄。

2.身体状况

(1)症状及体征:原发病基础上是否出现排尿困难、尿潴留,是否继发感染、结石。

(2)辅助检查:尿道探子检查、B超检查、膀胱尿道造影检查的结果。

3.心理—社会状况

评估患者对尿道狭窄的严重性及手术治疗的认知程度,对术后康复知识的掌握程度。

(八)常见的护理诊断/问题

1.排尿型态异常

与尿道狭窄、梗阻有关。

2.有感染的危险

与尿道梗阻、免疫力低下、膀胱造瘘引流、手术等有关。

3.潜在并发症

尿失禁。

(九)护理目标

(1)患者排尿型态正常。

(2)患者感染危险性下降或未感染。

(3)患者未发生尿失禁。

(十)护理措施

1.尿道扩张术护理

指导患者定时进行尿道扩张。术后观察尿量及尿色,注意有无尿道出血。疼痛明显者给予止痛处理。

2.尿道内切开术护理

严密观察血尿转清情况。留置导尿管1个月左右,保持通畅,遵医嘱行尿道冲洗,及时拔出尿管,防止狭窄复发。

3.开放手术护理

遵医嘱应用抗生素。及时更换切口浸湿的敷料,确保各种引流管通畅。

4.并发症护理

术后尿失禁常为暂时性,用较细导尿管引流数天后可恢复。如不能恢复,指导患者进行肛门括约肌收缩练习。

(十一)护理评价

(1)患者排尿型态是否正常。

(2)患者是否感染或感染后是否得到控制。

(3)患者是否发生尿失禁。

(十二)健康教育

(1)指导患者定时进行尿道扩张。

(2)讲解尿道扩张的意义及护理配合注意事项。

(3)鼓励患者多饮水。适当运动,进食纤维素多的食物,防止便秘。

第二节　泌尿系统感染

泌尿系统感染又称尿路感染(UTI),主要是由病原微生物侵入泌尿系统繁殖而引起的炎症。尿路感染是最常见的感染性疾病之一,目前已是仅次于呼吸道感染的第二大感染性疾病。病原微生物大多为革兰阴性杆菌。由于解剖学的特点,泌尿道与生殖道关系密切,且尿道外口与外界相通,两者易同时引起感染或相互传播。

一、病因

尿路感染的病原微生物主要是细菌,极少数为厌氧菌、真菌、支原体、病毒和滴虫等。诱发感染的因素主要有以下 4 个方面。

(一)机体防御功能下降

局部抗感染能力及免疫功能下降都易诱发泌尿系统感染,如糖尿病、营养不良、肿瘤、妊娠及先天性免疫缺陷或长期应用免疫抑制剂治疗等。

(二)尿路结石及梗阻因素

结石、梗阻、感染三者常相互促发,互为因果。如先天性泌尿生殖系统异常、结石导致尿液引流不畅,引起尿液滞留,降低尿路及生殖道上皮防御细菌的能力。

(三)医源性因素

如留置导尿管、造瘘管、尿道扩张、前列腺穿刺活检、膀胱镜检查等操作,都可能不同程度损害尿路上皮的完整性,易引入致病菌而诱发或扩散感染。

(四)女性易感因素

由于女性尿道较短,容易招致上行感染,特别是经期、更年期、性交时更易发生。

二、发病机制

正常人的尿道口皮肤和黏膜有一些正常菌群停留,在致病菌未达到一定数量及毒力时,正常菌群对于致病菌起到抑制平衡的作用,而膀胱的排尿活动又可以将细菌冲刷出去,所以正常人对感染具有防御功能。尿路感染主要是尿路病原体和宿主之间相互作用的结果,尿路感染在一定程度上是由细菌的毒力、接种量和宿主的防御机制不完全造成的,这些因素对于决定细菌定植水平以及尿路损伤的程度也会起到一定作用。

三、感染途径

尿路感染途径主要有4种,最常见为上行感染和血行感染。

(一)上行性感染

致病菌经尿道进入膀胱,还可沿输尿管腔内播散至肾。占尿路感染的95%,大约50%下尿路感染病例会导致上尿路感染。病原菌也可沿男性生殖管道逆行感染引起细菌性前列腺炎、附睾炎及睾丸炎。

(二)血行感染

较为少见,在机体免疫功能低下或某些因素促发下,某些感染病灶如皮肤疖、痈、扁桃体炎、龋齿等细菌直接由血行传播至泌尿生殖系统,常见为肾皮质感染。病原菌多为金黄色葡萄球菌、溶血性链球菌等革兰阳性菌。

(三)淋巴感染

较为少见,致病菌多为金黄色葡萄球菌。

(四)直接感染

由于邻近器官的感染直接蔓延所致或外来的感染,致病菌经肾区瘘管和异物的感染等。

四、临床表现

临床表现以尿路及受累的器官为基础,重者出现全身感染表现。膀胱刺激征是最常见的表现。

(一)细菌性膀胱炎

可表现为尿频、尿急、尿痛,严重时出现发热、寒战、血尿。

(二)急性肾盂肾炎

可有高热、寒战等全身症状。双侧腰痛,多呈胀痛。有尿频、尿急、尿痛等膀胱刺激征,多伴有急性期患侧肾区压痛,疼痛往往较为明显,可出现肌紧张。

(三)慢性肾盂肾炎

临床表现复杂,易反复发作。症状与急性肾盂肾炎相似,症状相对较轻,有时可表现为无症状性菌尿和脓尿。

五、辅助检查

(一)实验室检查

1.尿常规

尿常规包括尿生化检查和尿沉渣检查。尿中白细胞显著增多,出现白细胞管型提示肾盂肾炎。

2.尿培养

临床根据标本采集方式不同而应用不同的"有意义的细菌"计数来表示尿路感染。同时治疗前的中段尿标本培养是诊断尿路感染最可靠的指标。

3.血液检查

上尿路感染多出现白细胞计数和中性粒细胞占比升高。

（二）影像学检查

影像学检查包括 B 超、尿路 X 线平片、静脉尿路造影、膀胱或尿道造影、CT、放射性核素和磁共振水成像（MRU）等。其中 B 超检查无创、简单，可作为首选，CT 有助于确定感染诱因、尿路 X 线平片有助于发现结石。影像学检查在慢性泌尿系统感染和久治不愈的患者中有重要意义。

六、诊断

泌尿系统非特异性感染需与泌尿系统结核相鉴别，尤其是反复出现尿路感染症状者。另外女性有尿路感染症状时应排除妇科疾病。

七、治疗

（一）一般治疗

急性期注意休息、营养，避免性生活。给予饮食指导，多饮水，保持每天尿量在2000 mL以上，有助于细菌的排出。

（二）抗感染治疗

选用适当抗生素。单纯性尿路感染应持续使用敏感抗生素，直至症状消失，尿常规检查恢复正常，尿细菌培养转阴。

（三）对症治疗

使用解热镇痛药缓解高热、疼痛，使用碱性药物如碳酸氢钠降低尿液酸性，缓解膀胱刺激症状。

（四）纠正基础疾病

需积极纠正引起局部和全身免疫功能下降的疾病，如糖尿病、营养不良等。

（五）去除诱发因素

非单纯性尿路感染需针对合并的危险因素采取相应治疗措施。

八、临床护理

（一）评估要点

1.健康史

了解患者基本情况，包括年龄、职业、生活环境、饮食饮水习惯等。

2.相关因素

了解患者的既往史和家族史，包括每天排尿的次数、尿量，询问尿频、尿急、尿痛的起始时间，有无发热、腰痛等伴随症状，有无导尿、尿路器械检查等明显诱因，有无泌尿系统畸形、前列腺增生、妇科炎症等相关疾病病史；询问患病以来的治疗经过，药物使用情况，包括名称、剂量、用法、疗程及其疗效。有无发生不良反应。

3.心理—社会状况

本病起病急，易反复发作，伴有尿路刺激征、血尿、乏力等，应评估患者有无紧张、焦虑等不良心理反应。

（二）护理诊断/问题

1.排尿异常

与尿频、尿急、尿痛有关。

2.体温过高

与炎症有关。

3.焦虑/恐惧

与患者疾病迁延不愈,担心预后有关。

4.舒适的改变

与疼痛有关。

5.睡眠型态紊乱

与焦虑、恐惧、疼痛不适、排尿异常等有关。

6.潜在并发症

精索静脉曲张、精索炎、前列腺炎、肾炎等肾脏疾病。

（三）护理目标

（1）患者自述尿频、尿急、尿痛减轻。

（2）患者恢复正常的体温。

（3）患者了解相关疾病知识及预防知识。

（4）患者痛苦减轻,舒适度增加。

（5）患者睡眠情况得到改善。

（6）积极预防潜在并发症发生。

（四）护理措施

1.疼痛护理

向患者解释疼痛的原因、机制,讲解有关疾病发展及预后的相关知识,缓解负面情绪及疼痛压力。遵医嘱使用止痛药物,或进行封闭治疗。合理运用冷、热疗法减轻局部疼痛。分散患者注意力。尽可能满足患者对舒适的需求,如变换体位、减少压迫等。用物放于患者易取用处。

2.发热护理

遵医嘱应用药物进行降温,可用温水擦浴、冰袋降温及乙醇擦浴等。维持水、电解质平衡,必要时静脉补充液体、电解质等。增进舒适,预防并发症,高热时绝对卧床休息,做好基础护理。

3.用药护理

联合用药时,注意药物配伍禁忌。遵医嘱正确选择抗生素,指导患者勿擅自停药。

4.心理护理

关心了解患者感受,给予患者心理上的安慰和支持,针对患者个体情况进行心理护理。鼓励患者积极参与感兴趣的活动,学会自我放松法,保持乐观情绪。同时做好家属的工作,争取家属的支持和配合,鼓励家属及朋友给予患者心理上的支持。

（五）健康教育

1.疾病预防指导

多饮水、勤排尿是预防尿路感染最简便而有效的措施。保持规律生活，避免劳累，注意个人卫生，尤其女性在月经期、妊娠期、产褥期应注意。学会正确清洁外阴部的方法。与性生活有关的反复发作者，注意性生活后立即排尿。

2.疾病知识指导

告知患者疾病的病因、疾病特点和治愈标准，使其理解多饮水、保持个人卫生的重要性，确保其出院后仍能严格遵从。教会患者识别尿路感染的临床表现，一旦发生尽快到医院诊治。

3.用药指导

嘱患者按时、按量、按疗程服药，勿擅自停药并遵医嘱定期随访。

第三节　肾结核

一、概述

泌尿系统结核中肾结核最为常见，也最早发生，以后由肾脏蔓延至整个泌尿系统，因此肾结核实际上具有代表泌尿系统结核的意义。肾结核多在成年人发生，我国综合统计 75％ 的病例发生在 20～40 岁，但幼年和老年也可发生。男性的发病率略高于女性。

二、诊断

（一）症状

1.膀胱刺激征

膀胱刺激征是肾结核最重要、最主要，也是最早出现的症状。当结核杆菌对膀胱黏膜造成结核性炎症时，患者开始出现尿频，排尿次数在白天和晚上都逐渐增加，可以由每天数次增加到数十次，严重者每小时排尿数次，直至出现类似尿失禁现象。75％～80％患者都有尿频症状。在尿频的同时，可出现尿急、尿痛、排尿不能等待，必须立即排出，难以忍耐。排尿终末时在尿道或耻骨上膀胱区有灼痛感。膀胱病变日趋严重，这些症状也越显著。

2.血尿

血尿是肾结核的第二个重要症状，发生率为 70％～80％，一般与尿频、尿急、尿痛等症状同时出现。血尿大多来自膀胱病变，但也可来自肾脏本身。血尿的程度不等，多为轻度的肉眼血尿或为显微镜血尿，但有 3％的病例为明显的肉眼血尿并且是唯一的首发症状。

血尿的出现多数为终末血尿，是膀胱的结核性炎症和在排尿时膀胱收缩引起溃疡出血。若血尿来自肾脏，则可为全程血尿。

3.脓尿

由于肾脏和膀胱的结核性炎症造成组织破坏，尿液中可出现大量脓细胞，同时在尿液内可混有干酪样物质，使尿液浑浊不清，严重者呈米汤样脓尿。脓尿的发生率为 20％左右。

4.腰痛

肾脏结核病变严重者可引起结核性脓肾，肾脏体积增大，在腰部存在肿块，出现腰痛。国内资料提示发生率为 10%。若有对侧肾盂积水，则在对侧可出现腰部症状。少数患者在血块、脓块通过输尿管时可引起肾部绞痛。

5.全身症状

由于肾结核是全身结核病的组成部分，因此可以出现一般结核病变的各种症状，如食欲减退、消瘦、乏力、盗汗、低热等，可在肾结核较严重时出现，或因其他器官结核而引起。

6.其他症状

由于肾结核继发于其他器官的结核或者并发其他器官结核，因此可出现一些其他器官结核的症状，如骨结核的冷脓肿，淋巴结核的窦道，肠结核的腹泻、腹痛，尤其是伴发男性生殖道结核时附睾有结节存在。

(二)体征

在体格检查时应注意全身的结核病灶，尤其是男性生殖道，检查前列腺、输精管、附睾有无结节。在泌尿系统方面应检查肾区有无肿块，肋脊角有无叩痛。

(三)辅助检查

1.实验室检查

(1)尿常规：呈酸性尿，含少量蛋白，可见红细胞和白细胞。

(2)尿普通细菌培养：应为阴性，即所谓"无菌性脓尿"，需进一步行肾结核的相关检查。

(3)结核杆菌检查：①尿沉渣涂片找抗酸杆菌，连续留 3 次 24 小时尿或晨尿，取沉渣涂片找抗酸杆菌，此方法简单，结果迅速，阳性率可达 50%～70%；②尿结核菌培养，阳性率可高达 90%，但常规培养时间长；③尿结核菌动物接种，阳性率高达 90%以上，但费时更长，需 8 周才能得到结果。

(4)尿液结核 IgG 抗体测定：阳性率可达 90%，此项检查具有一定的特异性和敏感性。

(5)PCR 检测结核杆菌：具有快速、准确、灵敏度高等特点，但有一定的假阳性表现。

(6)红细胞沉降率：红细胞沉降率加快，据此可了解结核的活动情况。

2.特殊检查

(1)X 线检查。①KUB 可见肾脏输尿管钙化影。②IVU 典型的表现为肾盏破坏，边缘模糊不整如蛀状，严重时形成空洞。如病变纤维化狭窄或完全堵塞时，可见空洞充盈不全或肾盏完全不显影；局限性结核脓肿可使肾盏、肾盂变形或出现压迹；输尿管结核溃疡和狭窄，表现为输尿管僵直、虫蛀样边缘、管腔狭窄呈串珠状。如全肾广泛破坏时，IVU 由于肾功能低下或完全丧失，常表现为不显影。③逆行性尿路造影显示空洞性破坏阴影。

(2)B 超、CT 检查。对肾结核早期诊断价值不大，但对中晚期病变可显示扩大的肾盏或肾盂呈空洞、钙化样改变，还可观察到肾实质的厚度和肾周围的病变，反映结核破坏的程度。

(3)放射性核素肾图检查：患侧肾破坏严重时，呈无功能低平线。肾结核导致对侧肾积水时，则呈梗阻曲线。

(4)膀胱镜检查：在直视下可见膀胱黏膜充血或结核结节、溃疡，严重者黏膜广泛充血、结构不清，可取活组织检查。晚期膀胱容量太小，不宜做此检查。

(四)诊断

(1)青壮年长期进行性尿频和慢性膀胱刺激征，一般抗感染治疗无效。

（2）脓血尿，尿液中找到结核杆菌。

（3）IVU、逆行性尿路造影及膀胱镜等辅助检查。

（五）鉴别诊断

1.慢性肾盂肾炎

尿频、尿急、尿痛等膀胱刺激征，多呈间歇性发作，时轻时重，而肾结核所致的膀胱炎则是持续性进行性加重，抗菌药物治疗无明显疗效，结合尿液及血清学结核菌检查可鉴别。

2.肾或膀胱肿瘤

主要特点是无痛性间歇性肉眼全程血尿，而肾结核为持续性尿频、尿急、尿痛及终末血尿，结合影像学检查可鉴别。

3.泌尿系统结石

血尿的出现多与患者的活动、疼痛相关联。结合病史、临床症状和影像学检查可鉴别。

4.急性前列腺炎

急性前列腺炎也表现为明显的尿频、尿急、尿痛，伴有发热。但常发病急促，有排尿困难或排尿淋漓，且直肠指检时前列腺有明显压痛。尿和前列腺液中有大量白细胞，用抗生素治疗后症状常迅速减轻。

5.肾积脓

慢性病程肾积脓表现为反复腰痛，常伴盗汗、贫血和消瘦。尿液中有大量脓细胞，但普通细菌培养呈阳性，尿中无抗酸杆菌。CT肾扫描则可显示肾实质中有边缘模糊的混合密度肿块。

三、治疗

（一）药物治疗

诊断肯定、病变范围明确、肾功能以及是否存在尿路梗阻等情况已查明的患者应尽早给予抗结核药物治疗。用药原则为早诊断、早用药、联合运用、持续足够疗程。

1.主要抗结核药物的特点

（1）链霉素（SM）：①对细胞外快速生长繁殖的结核菌杀灭作用较强，尤其在pH为7.8时作用最强，pH<6.0时作用明显降低，故治疗时宜加服碳酸氢钠；②用药稍久（10～15日）即易产生抗药性，如联合用药可稍改善；③易使病灶倾向纤维化，如病变在排尿系统则易造成局部梗阻，加重病情；④其毒性作用为前庭损害；⑤个别患者可出现过敏性休克，一旦发生，抢救较为困难，也难以采用皮试预测；⑥每日1g肌内注射，连续30～60g，后改为每3日1g，总量达120g以上。

（2）异烟肼（INH）：①业已证明疗效与血清高峰浓度有关，而与持续浓度无关，故采用一次顿服为优；②INH在细胞内外均可达到MIC的10倍以上，因而可杀死细胞内外结核杆菌；③其神经方面的毒性作用可用较小剂量的维生素B_6（每天5～10 mg）加以防止，维生素B_6大剂量（每天50 mg）可能中和INH的杀菌活性；④INH与RFP合用较INH与EMB合用时肝功能障碍的发生率虽增加3倍，但考虑其疗效非常好，这种配伍仍多采用，在服用过程中要定期复查肝功能；⑤口服后吸收迅速并渗入组织，对纤维化甚至干酪化组织也可透过；⑥每天0.38 g顿服。

(3)对氨基水杨酸钠(PAS):①目前似有被 RFP、EMB 取代的趋势;②在每天 8～10 g 剂量下有一定疗效,但此药排泄快,故宜分次用;③单独应用疗效较差,联合应用可加强 Sm 及 INH 抗结核疗效并减少抗药性,故目前皆为联合用药;④可降低 RFP 的效价,不宜与 RFP 合用;⑤对胃肠道有刺激作用,即胃部不适和恶心,有时有腹泻,与碳酸氢钠同服或进餐时服用可减少反应;⑥每日 8～12 g,分 3～4 次口服,静脉滴注 PAS 可以提高血浓度,减轻胃肠道反应,方法是用 5%～10% 葡萄糖注射液,将 8～12 g PAS 稀释成 3%～4% 的溶液,静脉滴注,在 3～5 小时内滴完,注意避光以防药物分解。药液变色则不能再继续使用。

(4)利福平(RFP):①在细胞内外均有杀菌效力,对静止期细菌也有较强作用,为 INH 所不及,故认为是最有效的杀菌剂;②RFP 易与食物中蛋白质结合而降低疗效,故宜空腹服药,半小时后再进食;③使用中很少出现耐药性;④其毒性反应主要有肝脏功能损害和血小板减少症等,因此,在用药时每月需做肝功能检查和血小板计数;⑤成人体重 50 kg 以下全天量 450 mg,50 kg 以上全天量 600 mg,分 1～2 次空腹服用。

(5)乙胺丁醇(EMB):①它的抗结核作用主要是抑菌,虽然过去主要用于对第一线药物有耐药性的患者,但近年来 EMB 越来越多地被用于初次治疗中,作为 PAS 的替代药物,常与 RFP 配伍;②在疗效上虽然略逊于 PAS,但不良反应较轻,主要引起球后神经炎,若成人一日剂量为 15 mg/kg(一般每日 600～900 mg)很少有上述不良反应;③一般治疗剂量每日 600～1200 mg,分 3 次或 1 次服,治疗过程中应定期检查视野和辨色力。

(6)吡嗪酰胺(PZA):①PZA 是一种新用老药,20 世纪 70 年代后,发现口服 PZA 经吸收后产生嗪酸,可杀死深藏在细胞内的顽固菌;②联合应用此药,对巩固治疗、减少复发大有效用,所以 PZA 又得到了再度重视;③PZA 与 RFP、INH 合用可缩短疗程,故也用于短程化疗;④主要毒性反应是肝脏损害,可引起黄疸和谷丙转氨酶升高和高尿酸血症,应定期复查肝功;⑤用量为 500 mg,每日 3 次口服。

除上述药物外,还有卷曲霉素、氨硫脲、卡那霉素等,这类药物的共同点是杀菌力较低或不良反应较大,故仅作为候选药物。选用上述药物时,必须坚持早期、足量、联合、足期和规律用药 5 项基本原则,才能获得最好的疗效,否则将功亏一篑。

2.药物配伍方案

(1)异烟肼每日 300 mg;利福平体重 <50 kg 者每日 450 mg,>50 kg 者每日 600 mg;吡嗪酰胺 25 mg/(kg·d),或 <50 kg 者每日 1.5 g,>50 kg 者每日 2 g。2 个月后停用吡嗪酰胺,再服用异烟肼、利福平 4 个月,总疗程为 6 个月。

(2)异烟肼每日 300～600 mg,利福平每日 0.9 g,乙胺丁醇每日 0.9 g,连用 3 个月后停用乙胺丁醇,再服半年,如尿菌转阴、症状消失,继续服异烟肼 1 年以上。

现提倡药物为早饭前半小时顿服,可使药物在体内达到较高浓度,有较好的消灭结核菌和防止耐药菌株产生作用。用药期间应定期做尿常规、结核菌培养、结核菌耐药试验及 IVU 检查,以观察疗效。如用药 6～9 个月仍不能控制者应手术治疗。

3.抗结核药物停药标准

(1)全身症状明显改善,红细胞沉降率正常,体温正常。

(2)排尿症状完全消失。

（3）反复多次尿常规检查正常。

（4）尿浓缩法找抗酸杆菌长期多次阴性。

（5）IVU 示病灶稳定或已愈合。

（6）尿结核菌培养和动物接种阴性。

（7）全身无其他结核病灶。

（二）手术治疗

手术治疗的病例在手术前后均需配合药物治疗。肾切除前需用药物治疗 11 个月；保留肾组织的手术，如肾病灶清除术、肾部分切除术、肾并发症的修复手术、输尿管梗阻的整形术、膀胱扩大术及膀胱瘘修复术等，术前需用药物治疗 3～6 个月。有急需情况方能例外处理。术后应继续药物治疗 1 年以上。

肾结核手术前应对整个泌尿生殖系统做全面检查，了解肾功能情况和并发症，以便拟订一个全面的治疗和手术计划。手术方式包括肾切除术、肾部分切除术、肾病灶清除术和肾盂、输尿管狭窄整形术。手术方式的选择决定于病变范围、破坏程度和对药物的治疗反应。

1. 肾切除术

适用于一侧肾结核已遭广泛破坏或已无功能，而对侧肾功能正常的病例。双侧肾结核一侧广泛破坏而另侧病变轻微，足以代偿时，可将重病侧肾切除。钙化无功能肾应切除，如无症状，也可在严密观察下必要时切除。

肾结核发展到晚期，结核病变可以蔓延到肾周围。在 X 线片上外形不清或肾蒂附近有钙化淋巴结阴影时，手术常较困难。对这种病例做肾切除术，应特别注意避免对肾附近脏器的损伤。右侧有可能损伤下腔静脉及十二指肠，左侧应注意脾脏和胰腺，因此在特殊情况下可采用肾包膜下切除术。肾蒂的处理有时也有困难，为此必须有良好的手术野显露。

在进行患肾切除时，输尿管也需切除，但切除的长度需视输尿管的病变程度及范围而定。①输尿管病变范围广泛而严重，如输尿管粗大如指，管壁甚厚，腔内有干酪样组织，估计在肾、输尿管部分切除后，残留在体内的输尿管残端在术后必定导致重新发病，则应在肾切除的同时一并将输尿管全部切除，直至膀胱入口处。②输尿管病变不严重，术后不会重新致病，则做常规部分切除即可。但应注意，如果输尿管残端的腔内存在结核组织，则会影响肾脏切口的愈合，造成切口感染，窦道形成。因此，术中应用碳酸烧灼残端，再以乙醇中和，生理盐水清洁，丝线结扎，然后用残端周围的后腹膜脂肪组织覆盖包埋，使残端与肾切口隔开，以减少对肾脏切口的影响。③从去除结核病灶方面考虑，输尿管切除的水平应越低越好，但一般的肾脏切除手术切口，不可能将输尿管全部切除。对于输尿管病变并不严重的病例，残留输尿管的长短关系并不很大；但对于节段病变且管口尚未闭锁的患者，则病肾切除后仍可长期出现下尿路症状和低热，因此需要第二次将残留的输尿管切除。在这种情况下，如在肾切除时将输尿管于较低水平切除，可给第二次手术带来方便。

2. 肾部分切除术

适用于肾结核病灶局限在一极或双肾盂之一。这种手术较复杂，且易发生并发症，近年已很少应用。

3.肾病灶清除术

这种手术是药物治疗的补充治疗手段,既可以最大限度保留肾组织,又能使药物治疗发挥最大作用。适用于闭合性的结核性脓肿,与肾盏不相通,有无钙化者均可手术,但病灶与肾盏相通或下尿路有梗阻者不宜手术。手术去除脓肿顶部,除尽干枯坏死组织和有结核病变的肾组织,局部放入链霉素,术后伤口引流3～4日。此手术方法简单、安全、出血少。在唯一肾患有结核性脓肿时,切开空洞减压和病灶清除可使受压周围组织恢复功能。空洞与肾盂相通者易形成尿瘘。近年由于X线诊断技术改进,有可能在荧光屏观察下或超声指导下穿刺排脓,代替病灶清除术。

4.肾盂、输尿管狭窄整形术

这种手术也是药物治疗的辅助手术。结核病灶引流不畅可影响药物治疗效果,而药物治疗又可以使病灶纤维愈合而加重梗阻。近年来结核病变有狭窄时,在狭窄部位行整形手术。狭窄多数在输尿管下端,肾盂输尿管连接部和中段输尿管狭窄较少见,输尿管下端狭窄可行输尿管膀胱再吻合术。

四、病情观察

(1)观察药物治疗效果,患者膀胱刺激征有无改善,观察尿常规中细胞、白细胞数量变化,晨尿找抗酸杆菌。

(2)观察抗结核药物的不良反应,如视力、视野、食欲变化。

(3)观察术后引流情况、患者的生命体征及肺部情况。

五、护理措施

(一)术前护理

1.心理护理

与患者沟通交流,消除患者的焦虑情绪,树立战胜疾病的信心,保持良好的心理素质对结核病的康复有重要作用。

2.用药指导

坚持早期、联合、足量和规律用药的原则,向患者及其家属讲明坚持服药的意义,取得合作。

3.术前准备

(1)戒烟、酒及刺激性饮食,多饮水,多吃蔬菜及粗纤维食物。

(2)防止受凉和呼吸道感染。

(3)根据医嘱做抗生素皮试,备皮,交叉配血。

(4)术前禁饮、禁食,常规禁食10小时,禁饮4小时。

(5)术前晚灌肠。

(二)术后护理

1.术后体位

肾切除患者术后取去枕平卧位,头偏向一侧,血压平稳4～6小时后取半卧位,床上活动,2～3天即可下床活动。

2.吸氧

持续低流量吸氧 3 L/min,持续心电监测,并做好护理记录。

3.病情观察

监测生命体征的变化,准确记录出入量。

4.伤口护理

保持切口敷料干燥。

5.管路护理

观察引流液的颜色、性状及量,定时挤管,预防堵塞,妥善固定,避免管道扭曲折压,防止脱落,保持引流通畅。应用抗反流引流袋,每周更换 1 次。保持导尿管通畅,记录尿量及颜色、性状,并记录 24 小时尿量。

6.并发症预防及护理

(1)坠积性肺炎:鼓励患者深呼吸,按时翻身、叩背,每 2~4 小时 1 次,协助咳嗽咳痰,必要时雾化吸入。

(2)下肢静脉血栓、肺栓塞:鼓励早期下床活动,卧床期间加强双下肢的活动。

(3)泌尿系统感染:保持尿管通畅,外阴清洁,肛门排气后,鼓励大量饮水,每天 2000 mL以上,以增加尿量,达到内冲洗的作用。

(4)出血:若伤口引流管持续引流血性液体>100 mL/h,连续 2 小时,应及时通知医师给予处理。

7.心理护理

多关心和体贴患者,采用安慰、鼓励、解释等方式,帮助患者减轻焦虑,使其在平静的心态下接受治疗。

(三)健康教育

1.休息与运动

适当活动和锻炼身体,增强机体抵抗力。

2.饮食指导

宜摄入高蛋白质、高维生素饮食,适量脂肪,补充含钙、铁丰富的食物。

3.用药指导

(1)用药要坚持联合、规律、全程,不可随意间断或减量、减药。

(2)用药期间若出现恶心、呕吐、耳鸣、听力下降等症状,及时就诊。

(3)勿用和慎用对肾脏有害的药物。

4.心理指导

(1)向患者讲明全身治疗可增强抵抗力,合理的药物治疗及必要的手术治疗可消除病灶、缩短病程。

(2)消除患者的焦虑情绪,保持愉快心情对结核病的康复有重要意义。

5.康复指导

(1)加强营养,注意休息,适当活动,避免劳累,增强机体抵抗力,促进恢复。

(2)有肾造口者注意自身护理,防止继发感染。

6.复诊须知

(1)每个月检查尿常规和尿结核杆菌。

(2)连续6个月尿中无结核杆菌称为稳定阴转。

(3)5年不复发可认为治愈。

第四节 膀胱和尿道先天性畸形

一、概述

(一)膀胱外翻

膀胱外翻是一种较为罕见的泌尿系统畸形,表现为下腹壁和膀胱前壁的完全缺损,裸露的膀胱黏膜色泽鲜红,易擦伤出血,伴有剧痛,且因慢性炎症和长期机械性刺激,可使黏膜上皮发生溃烂、变性,甚至恶变。膀胱后壁膨出部分可见输尿管开口及间隙喷尿。尿液外流浸湿下腹部、会阴和大腿内侧周围皮肤,引起皮疹或湿疹。男性患者常伴有完全性尿道上裂,阴茎短小、背屈,海绵体发育差,阴茎头扁平。多数患儿在幼年因泌尿道上行性感染而死亡。膀胱外翻几乎均合并尿道上裂和耻骨联合分离,或伴有髋关节脱位,还可并发腹股沟疝、隐睾、脐膨出、脊柱裂等多种畸形。膀胱外翻凭典型的临床表现和体征可明确诊断,但应注意是否合并其他畸形。治疗目的是保护肾功能,控制排尿,修复膀胱、腹壁及外生殖器。一般采用的手术方法有:①缝合膀胱,重建尿道括约肌,修补前腹壁缺损,但能获得控制排尿功能者不多;②切除外翻膀胱,修补前腹壁缺损,同时施行尿流改道术。

(二)尿道上裂

尿道上裂常与膀胱外翻并存,表现为阴茎体短小,阴茎向背侧弯曲,包皮悬垂于阴茎腹侧,阴茎头扁平,尿道口位于阴茎背侧呈一沟槽,严重尿道上裂可伴有膀胱外翻和腹部缺陷。尿道上裂根据畸形程度和尿道口的位置不同,可以分为阴茎头型、阴茎体型及完全性尿道上裂三类。男性较多见,婴儿约占1/30 000。一般施行尿道上裂整形手术,包括阴茎伸直和尿道成形术。但伴有尿失禁的患者,如括约肌成形术失败,则再考虑尿流改道手术。

(三)尿道下裂

尿道下裂是男性儿童泌尿生殖系统最常见的先天畸形之一。由于生殖结节腹侧形成的纵行尿生殖沟,沟槽自后向前闭合而形成尿道。如闭合过程停止闭合,就会发生不同程度的尿道下裂。

一般认为尿道下裂的形成是因胚胎睾丸产生雄激素不足,而使左右尿道褶不能正常融合所致。它的畸形特征如下:①尿道开口异常,阴茎头正常位置无尿道开口,仅见一稍有凹陷的浅窝;②阴茎向腹侧屈曲畸形;③阴茎背侧包皮正常而阴茎腹侧包皮缺乏;④尿道海绵体发育不全。

尿道开口异常可分为4种类型:①阴茎头型,最常见,尿道外口位于包皮系带部,系带本身常缺如;②阴茎型,尿道口位于阴茎腹面,阴茎不同程度向腹侧弯曲;③阴囊型,尿道口位于阴茎根部与阴囊交界处,阴茎发育不良并向腹侧严重弯曲;④会阴型,尿道口位于会阴部,阴茎高度弯曲,阴茎短小,发育不全的阴茎被头巾样包皮和分裂的阴囊所遮盖,生殖器酷似女性。阴茎型、阴囊型、会阴型这三型可影响到性功能和性行为,排尿时需取坐位,洗澡时回避别人以防看见畸形生殖器等问题而给患者带来心理障碍。会阴型尿道下裂,会阴部外表类似女性,需要在婴儿期确定性别,以免被误认而到成年期造成更严重的心理和生理障碍。

手术治疗是矫治尿道下裂唯一有效的手段。手术目的是矫正弯曲的阴茎,修复缺失尿道,使尿道口恢复或接近在阴茎头的正常位置,阴茎外观满意接近正常人,成年后有正常的性生活和生育能力,睾丸有生精功能者还可获得生育能力,并恢复站立排尿,尿线正常。手术年龄既往多偏重学龄期儿童,应早做手术为宜。手术可一次完成,也可分期进行,即先行阴茎弯曲矫正术,待瘢痕软化后,再做尿道成形术。

二、护理诊断/问题

(一)预感性的悲哀

与患者对预期治疗目标担心有关。

(二)社交生活孤独

与患者无正常的社交生活有关。

(三)有皮肤受损的危险

与术后严格卧床有关。

(四)潜在并发症

出血、感染、尿道狭窄、漏尿等。

三、护理目标

(1)患者对治疗充满信心,减轻悲观情绪,配合治疗及护理。

(2)患者能够主动融入社会,有正常的社交。

(3)患者皮肤受压部位血液循环良好,皮肤完整有弹性。

(4)患者未发生并发症,或并发症能够得到及时发现和处理。

四、护理措施

(一)术前护理

1.心理护理

患者是先天性生殖器畸形,排尿姿势与他人不同,心理压力过大,表现为性格孤僻,有些患者在入院后甚至不让医务人员检查其阴茎、阴囊。在护理过程中,对年龄小的患者要给予特别的关怀和照顾。对于年龄较大的患者要主动与其交流沟通,讲述疾病有关知识,让患者及家属了解疾病及转归,给予心理疏导的同时耐心向患者及家属介绍术后注意事项。解除其恐惧、焦虑等不安心理,增强患者战胜疾病的信心,使其配合治疗。建立良好的护患关系。保持室内安静舒适,避免各种不良刺激。针对个体情况进行针对性心理护理。

2.会阴部皮肤准备

检查术区的皮肤有无炎症、溃烂,并进行相应的处理。

(1)备皮:术前 3 天每天备皮一次,范围前起耻骨联合,后至肛门周围皮肤。

(2)清洁:每次备皮后用清水清洗会阴部,注意洗净阴囊皱襞、包皮等处,并更换干净内裤。

(3)局部浸泡:用温盐开水与 5‰聚维酮碘按 10∶1 稀释后浸泡局部手术区,术前 3 天开始,每次浸泡 3~5 分钟,直到术晨为止。

(4)排便的管理:术前应尽量减少排大便次数,避免多次排便对会阴部皮肤的污染,每次大便后用清水洗净肛门及周围皮肤。

3.胃肠道准备

(1)饮食:术前3天进食少渣饮食,术前1天进食流质饮食,术前禁食水8小时。

(2)灌肠:术前1天及术晨清洁灌肠。使患者在术后3~5天内能够控制排便次数,保持会阴部清洁干燥。

4.术前准备

协助完善相关术前相关检查。术前1天采集血样。遵医嘱带患者术中用药。戴好腕带,遵医嘱进行术前补液。与手术室人员进行患者、药物等相关信息核对后,送患者进入手术室。

(二)术后护理

1.病情观察

(1)了解麻醉及手术方式、切口,尿管情况等,持续心电、血压、血氧监测,吸氧,定时记录测量的心率、血压、血氧饱和度、呼吸数值,并观察其变化。

(2)观察各管道情况及护理,保持尿管通畅,观察尿液的颜色、性质、量的变化。留置尿管的患者,做好尿管护理,每天至少2次会阴护理。

(3)做好患者的基础护理,保持皮肤清洁、干燥,定时翻身,做好口腔及会阴护理、皮肤护理等工作。

(4)观察伤口有无渗血、渗液情况,若有应及时更换敷料。

(5)评估患者疼痛情况,尽量安慰鼓励患者,必要时遵医嘱给予镇痛药物,保证环境安静、舒适。

2.体位与活动护理

(1)患者麻醉清醒前,取平卧位,头偏向一侧。

(2)患者麻醉清醒后,一般术后6小时后可采取平卧位。

(3)术后1~5天应严格卧床,严禁下床活动,床头不宜过高,以15°~30°为宜,卧床期间协助患者活动下肢。

(4)术后6~28天,应以卧床为主,可轻微活动。

3.健康宣教

(1)饮食规律,尽量少食多餐、营养丰富,多食富含粗纤维的食物,忌刺激性食物、坚硬食物、易胀气食物及烟酒。

(2)术后28天内主要以卧床为主,逐步可轻微散步及站立,可以单侧臀坐,3周内避免重体力劳动,避免增加腹压的活动及性生活。

(3)注意会阴部清洁,每天温水坐浴,勤换内裤,防止感染,保持会阴部温暖。

(4)出院1周左右来医院复查,如有必要则行预防性尿道扩张。若出现尿线变细,及时行尿道扩张术。

第五节　阴囊及睾丸损伤

一、概述

睾丸位于阴囊内、体表外,是男性最容易被攻击的部位。阴囊与睾丸损伤常同时存在。闭合性损伤较多见,如脚踢、手抓、挤压、骑跨等。开放性损伤除战争年代外,平时较少,如刀刺、枪弹伤等。睾丸损伤的程度可以是挫伤、破裂、扭转、脱位,严重时睾丸组织完全缺失。阴囊皮肤松弛,睾丸血液回流丰富,损伤后极易引起血肿、感染。此外睾丸或其供应血管的严重损伤可导致睾丸萎缩、坏死,可能并发阳痿或其他性功能障碍。有阴茎损伤时要注意有无合并尿道损伤,阴囊皮肤撕脱伤应尽早清创缝合,若缺损过大可行植皮术。阴茎、阴囊损伤的治疗原则与一般软组织损伤相似。睾丸损伤最常见,本节主要介绍睾丸损伤的护理。

二、护理评估

(一)损伤的类型及临床表现

阴囊及睾丸损伤时常出现疼痛、肿胀,甚至晕厥、休克,有时可危及生命。

1.阴囊损伤

阴囊皮肤瘀斑、血肿,开放性损伤阴囊撕裂,睾丸外露。

2.睾丸损伤

(1)睾丸挫伤:睾丸肿胀、硬、剧痛与触痛。

(2)睾丸破裂:剧痛甚至昏厥,阴囊血肿,触痛明显,睾丸轮廓不清。

(3)睾丸脱位:指睾丸被挤压到阴囊以外的部位,如腹股沟管、股管、会阴等部位的皮下,局部剧痛、触痛,痛侧阴囊空虚。

(4)睾丸扭转:是指睾丸或精索发生扭转,造成睾丸急性缺血。近年报告此病在青少年中有逐渐增多趋势,睾丸下降不全或睾丸系带过长时容易发生扭转。临床表现为突然发作的局部疼痛,可以向腹股沟及下腹部放射,可伴有恶心及呕吐。其主要体征是阴囊皮肤局部水肿,患侧睾丸上缩至阴囊根部;睾丸轻度肿大并有触痛;附睾摸不清;体温轻度升高。不及时治疗,睾丸会发生缺血性坏死,颜色发黑,逐渐萎缩以致功能丧失。

(二)辅助检查

1.体格检查

阴囊在体表外,损伤的部位、程度可以直接判断。

2.B超检查

彩色超声检查可以判断睾丸及其血管损伤的程度,能鉴别睾丸破裂与睾丸挫伤,及睾丸内血肿的存在,因而可为手术探查提供客观的检查依据。

(三)护理问题

1.疼痛

与外伤有关。

2.舒适改变

与疼痛及手术后卧床有关。

3.部分生活自理缺陷

与外伤及手术有关。

4.知识缺乏

缺乏疾病相关知识。

三、护理措施

(一)生活护理

(1)做好基础护理,协助患者完成清洁工作。

(2)保持会阴部皮肤的清洁,避免排尿、排便污染。

(3)满足患者的护理需求,让患者感到舒适,遵医嘱应用止痛剂。

(4)加强病房管理,创造整洁安静的休养环境。

(二)心理护理

巡视患者或做治疗时多与患者交流,用通俗易懂的语言向患者讲解损伤的治疗及保健知识,缓解患者对突如其来的损伤产生的恐惧和焦虑,认真倾听患者主诉,及时帮助患者解决问题,做好基础护理,满足患者的合理需求,向患者解释每项检查及治疗的目的,使患者能积极配合治疗及护理。

(三)治疗配合

1.阴囊闭合性损伤

阴囊无明显血肿时应动态观察,卧床休息,将阴囊悬吊,早期局部冷敷;血肿较大时应抽吸或切开引流,放置引流条以充分引流渗液、渗血,给予抗生素预防感染。

2.阴囊开放性损伤

局部彻底清创,除去异物还纳睾丸,注射破伤风抗毒素,给予抗生素预防感染。

3.睾丸损伤破裂

止痛,减轻睾丸张力,控制出血,当有精索动脉断裂或睾丸严重破裂无法修复时,可手术切除睾丸,阴囊放置引流条,减少局部感染。

4.睾丸扭转

睾丸固定术是可靠、有效的治疗方法,术中可将扭转的睾丸松解后,观察血液循环恢复情况。半小时以内,如果血液运行逐渐恢复,睾丸颜色逐渐变红,提示睾丸功能已经恢复,可以保留。如果术中睾丸颜色呈黑紫色,则表示已经坏死,应该切除。

(四)护理措施

(1)患者卧床休息,注意观察伤口周围的渗出,及时更换敷料,防止感染。

(2)观察生命体征变化,及时发现出血倾向。

(3)遵医嘱给予止痛剂,缓解疼痛不适;给予抗生素治疗,预防感染。

(4)观察局部血运情况,保持尿管和引流管通畅,多饮水。

四、健康教育

(1)手术近期避免剧烈活动,禁房事。

(2)按时复诊,有不适及时来医院,不能随便自行用药。

参考文献

[1]张霞,崔艳,朱利,等.临床常见疾病护理[M].哈尔滨:黑龙江科学技术出版社,2023.

[2]胡玲玲,杨旭,王筱溪,等.新编实用临床护理指南[M].武汉:湖北科学技术出版社,2023.

[3]胡斌春.护理管理与临床护理技术规范[M].杭州:浙江大学出版社,2021.

[4]韩金萍,宋丽,李梅,等.基础护理技术与疾病护理[M].北京:科学技术文献出版社,2023.

[5]马普红,王艳娟.护理临床与实践[M].长春:吉林科学技术出版社,2020.

[6]张东方,朱先荣,赵晴,等.临床全科疾病护理[M].哈尔滨:黑龙江科学技术出版社,2023.

[7]章志霞.现代临床常见疾病护理[M].北京:中国纺织出版社有限公司,2021.

[8]刘永华,姜琳琳,谈菊萍.基础护理技术[M].武汉:华中科技大学出版社,2020.

[9]周霞,杜金泽.护理教学与临床实践[M].北京:中国纺织出版社有限公司,2021.

[10]张书霞.临床护理常规与护理管理[M].天津:天津科学技术出版社,2020.

[11]许家明.实用临床护理实践[M].北京:中国纺织出版社有限公司,2020.

[12]宋彬,孟甜,訾艳红,等.常见护理技术与临床应用[M].北京:科学技术文献出版社,2023.

[13]那娜.实用临床护理与管理[M].南昌:江西科学技术出版社,2020.

[14]王虹.实用临床护理指南[M].天津:天津科学技术出版社,2020.

[15]陈肖敏,张琼,王华芬.临床护理技术规范[M].杭州:浙江大学出版社,2022.

[16]邓金笑.临床护理技术规范与方法[M].天津:天津科学技术出版社,2022.

[17]刘楠楠,王小明.内科护理[M].北京:人民卫生出版社,2021.

[18]陈翠莉,张立艳,梁允芹,等.临床常见疾病护理实践解析[M].北京:科学技术文献出版社,2023.

[19]徐爱霞,张平,王志敏,等.现代护理实践与规范[M].天津:天津科技翻译出版有限公司,2023.

[20]李成芹,王文平,朱萌,等.临床护理技术与操作要点[M].天津:天津科技翻译出版有限公司,2023.